高职医学类系列教材

生理学

SHENGLI XUE

主　　编　吴　俊

编写人员（以姓氏笔画为序）

丁正霞　宋　欢

吴　俊　钟　浩

中国科学技术大学出版社

内 容 简 介

生理学是研究正常状态下机体功能活动规律的科学，生理学课程是护理专业的一门重要的职业能力必修课程。本书主要涉及细胞的基本功能、血液、血液循环、呼吸、消化与吸收、能量代谢和体温、肾的排泄功能、感觉器官的功能、神经系统的功能、内分泌、生殖等。

本书适合作为大中专院校护理、助产等专业相关课程的配套教材。

图书在版编目(CIP)数据

生理学/吴俊主编. —合肥：中国科学技术大学出版社，2017.8
ISBN 978-7-312-04266-9

Ⅰ.生… Ⅱ.吴… Ⅲ.人体生理学—医学院校—教材 Ⅳ.R33

中国版本图书馆 CIP 数据核字(2017)第 160981 号

出版 中国科学技术大学出版社
安徽省合肥市金寨路 96 号，230026
http://press.ustc.edu.cn
https://zgkxjsdxcbs.tmall.com
印刷 合肥市宏基印刷有限公司
发行 中国科学技术大学出版社
经销 全国新华书店
开本 787 mm×1092 mm 1/16
印张 15.5
字数 397 千
版次 2017 年 8 月第 1 版
印次 2017 年 8 月第 1 次印刷
定价 35.00 元

前　言

生理学是研究正常状态下机体功能活动规律的科学，生理学课程是护理专业中一门重要的职业能力必修课程，属于医学基础课程。通过本书的学习，学生将具备系统而实用的生理学知识，即掌握生理学的基本概念、基本规律、基本数据，满足学习后续基础课程和临床课程必须掌握一定的生理学知识的要求，拓宽其对现代生理科学前沿进展的知识面，从而为其理解领会常见病、多发病的病理生理机制打下坚实的理论基础，并培养其从事临床医疗、社区卫生保健、健康教育等工作的实践技能。

本书适应当前国家医疗卫生体制改革的要求，突出思想性、科学性、先进性、启发性和适应性，按照护士工作岗位对知识、能力、素质的要求，参照护士执业资格标准，并考虑学生职业能力可持续发展的需求而选取教学内容。同时，根据护士临床岗位工作任务设计系统化的理论知识体系，突出对护士护理职业能力的培养。本书深化“以就业为导向、以能力为本位、以发展技能为核心”的职业教育理念，理论知识方面强调“必需、够用”以及符合护理职业教育生源特点和就业需求；注意理论联系实际，贴近社会、贴近岗位、贴近学生；注重工学结合，加强与临床和生活实践相互渗透。通过以上努力，最终实现理论教学与实验教学的统一、实验教学与临床实践的统一、实践技能培养与专业培养目标的统一。

本书的各位编者均为“生理学”课程的一线教师。吴俊编写了第一、四、八章，钟浩编写了第二、三、十一、十二章，宋欢编写了第五、六、七、十章，丁正霞编写了第九章。在编写过程中参考了相关作者及研究者的教研成果，在此表示衷心的感谢！

由于编写时间紧张，编写水平有限，疏漏之处在所难免，恳请广大师生批评指正，以便不断完善。

吴　俊

2017 年 4 月

目　录

第一章　绪　　论

第一节　生理学的任务和研究方法

一、生理学及其任务

生理学是研究机体及其各组成部分正常功能活动规律的一门科学。机体是自然界中有生命的物体的总称。人由不同的系统、器官、组织和细胞所组成，各系统和器官具有不同的功能，如呼吸、消化、排泄、血液循环、肌肉收缩等，并在神经系统和内分泌系统的调节下相互协调、相互配合、相互制约，共同维持整个机体的生命活动。生理学的任务是阐明机体及其各组成部分所表现的各种正常的生命现象、活动规律及其产生机制，以及机体内、外环境变化对这些功能性活动的影响和机体所进行的相应调节，并揭示各种生理功能在整体生命活动中的意义。

二、生理学和医学的关系

生理学是一门重要的基础医学课程。疾病和健康都是生命的表现形式。人体出现各种疾病，都是正常生命活动发生量变和质变的结果。只有掌握了人体正常功能活动规律，才能认识疾病发生、发展规律，从而掌握防治疾病、促进康复的理论和技能，提高生命质量。同时，在认识和处理临床实践中所遇到的许多实际问题中，生理学的基本理论和基本方法也是科学的思维方式和重要的研究手段。

三、生理学的研究方法

生理学是一门实验性科学，它的所有知识都来自临床实践和实验研究，因此实验是生理学研究的基本方法。17 世纪，英国医生 Harvey 首创动物活体解剖的方法，发现了血液循环的途径，使生理学成为了一门独立的学科。实验分为动物实验和人体实验，生理学实验主要在动物身上进行。动物实验可分为急性动物实验和慢性动物实验，其中急性动物实验又可分为离体实验和在体实验。

四、生理学研究的不同水平

(一)细胞和分子水平

细胞和分子水平的研究在于探索细胞及其所含生物大分子的活动规律。例如,细胞兴奋时,细胞膜上通道蛋白通透性的改变和离子的跨膜移动;骨骼肌收缩时的肌丝滑行等。

(二)器官和系统水平

器官和系统水平的研究主要包括各器官和系统的活动规律、调节机制及其影响因素等。如心脏的射血、小肠的消化和吸收等。

(三)整体水平

整体水平的研究主要包括机体内各器官、系统之间的相互联系和相互影响,内、外环境变化对机体生理功能的影响,以及机体对环境变化所做出的各种相应的应答。例如,体内神经系统、内分泌系统对其他器官和系统活动的调节;运动、创伤、紧张、恐惧等生理和心理因素,或地理、气候、社会等环境因素对机体生理功能的影响等。

第二节 生命活动的基本特征

一、新陈代谢

新陈代谢是指机体与周围环境之间不断地进行物质交换和能量交换,以实现自我更新的过程,包括合成代谢和分解代谢。合成代谢是指机体不断从外界摄取营养物质,并将其合成、转化为自身的物质,同时储存能量的过程;分解代谢是指机体不断分解自身的物质,同时释放能量满足生命活动的需要,并将其分解产物排出体外的过程。因此,新陈代谢包含着物质代谢和能量代谢。

新陈代谢是生命活动的最基本特征,机体的一切生命活动都是在新陈代谢的基础上实现的。新陈代谢一旦停止,生命也随之终结。

二、兴奋性

兴奋性是指机体或组织对刺激发生反应的能力或特征。

（一）刺激与反应

能被机体或组织感受到的环境变化称为刺激。刺激的种类很多，按其性质可分为：① 物理性刺激，如声、光、电、机械、温度、放射线等；② 化学性刺激，如酸、碱、药物等；③ 生物性刺激，如细菌、病毒、寄生虫等；④ 社会心理刺激，如语言、文字、思维、情绪等。

机体或组织接受刺激后所发生的一切变化，称为反应。如骨骼肌受外力牵拉后引起收缩；外界气温升高后汗腺分泌汗液等。不同组织对刺激发生反应的形式不同，归纳起来有两种基本表现形式，即兴奋和抑制。兴奋是指机体或组织接受刺激后，由相对静止变为活动状态或活动由弱变强。如电刺激动物的交感神经，可引起动物心跳加强、加快，就是一种兴奋反应。抑制是指机体或组织接受刺激后，由活动变为相对静止状态或活动由强变弱。如电刺激动物的迷走神经，引起动物心跳减慢、减弱，就是一种抑制反应。

（二）兴奋性的指标

实验证明，任何刺激要引起机体或组织发生反应必须具备 3 个条件，即足够的刺激强度、足够的刺激持续时间和一定的强度-时间变化率（单位时间内强度变化的幅度）。如果将刺激持续时间、强度-时间变化率固定不变，那么刺激必须达到一定的强度，才能引起组织发生反应。把引起组织发生反应最小刺激强度，称为阈强度，简称阈值。强度等于阈值的刺激称为阈刺激，强度小于阈值的刺激称为阈下刺激，强度大于阈值的刺激称为阈上刺激。阈值可反映组织兴奋性的高低，它与兴奋性呈反变关系，即阈值越大说明组织的兴奋性越低，阈值越小说明组织的兴奋性越高。所以，阈值是衡量组织兴奋性高低的指标。

三、生殖

生物体发育成熟后，能够产生与自己相似的子代个体，这种功能称为生殖。任何生物个体的寿命都是有限的，只有通过生殖活动产生新的个体才能使生命得以延续、种族得以繁衍。所以，生殖是生命活动的基本特征之一。

第三节　机体的内环境和稳态

一、体液及其组成

机体内的液体称为体液。正常成年人的体液量约占人体总重量的 60%，其中约 2/3（约占人体总重量的 40%）分布于细胞内，称为细胞内液；其余约 1/3（约占人体总重量的 20%）分布于细胞外，称为细胞外液。细胞外液中约 3/4（约占人体总重量的 15%）分布于细胞间隙内，称为组织间液或组织液；其余约 1/4（约占人体总重量的 5%）则在血管中不断地循环流动，即为血浆。此外，还有少量的淋巴和脑脊液等。

二、内环境

人体内绝大多数细胞并不与外界环境相接触，而是浸浴于机体内部的细胞外液中，因此细胞外液是细胞直接接触和赖以生存的环境。生理学中将围绕在多细胞动物体内细胞周围的体液，即细胞外液，称为机体的内环境，以区别于整个机体所处的外环境。机体在外环境不断变化的情况下仍能很好地生存，内环境的相对稳定是机体能自由和独立生存的首要条件。

三、内环境的稳态

稳态也称自稳态，是指内环境的理化性质，如温度、pH、渗透压和各种液体成分等的相对恒定状态。稳态的维持是机体自我调节的结果，内环境理化性质的相对恒定并非固定不变的，而是可在一定范围内变动但又保持相对稳定的状态，简言之，是一种动态平衡。例如，人的正常体温可在37℃上下波动，但每天的波动幅度不超过1℃；血浆pH可在7.35～7.45之间波动。稳态具有十分重要的生理意义，稳态的破坏将影响细胞功能活动的正常进行，会引发疾病，甚至危及生命。因此，稳态是维持机体正常生命活动的必要条件。

第四节　机体生理功能的调节

人体各组成部分是按一定的形式组织起来的。作为一个有序的整体，人体具有较完备的调节系统和控制系统，能对各系统、器官、组织和细胞的各种生理功能进行有效的调节和控制，维持机体内环境乃至各种生理功能活动的稳态；也能适时地对外界环境变化做出适应性反应，调整机体各组成部分的活动，以应对外界环境所发生的改变。

一、生理功能的调节方式

（一）神经调节

神经调节是通过反射而影响生理功能的一种调节方式，是人体生理功能调节中最主要的形式。反射是指机体在中枢神经系统的参与下，对内、外环境刺激所做出的规律性应答。反射的结构基础是反射弧，由感受器、传入神经、中枢、传出神经和效应器5个部分组成（图1.1）。感受器是指接受某种刺激的特殊装置；效应器则为产生效应的器官；中枢是指位于脑和脊髓灰质内的调节某一特定功能的神经元群；传入神经是从感受器到中枢的神经通路；传出神经则为从中枢到效应器的神经通路。反射须在反射弧的结构和功能完整的基础上才得以正常进行;反射弧的任何一个环节被阻断,反射将不能完成。

神经调节的特点是作用迅速、短暂、准确,范围较为局限。

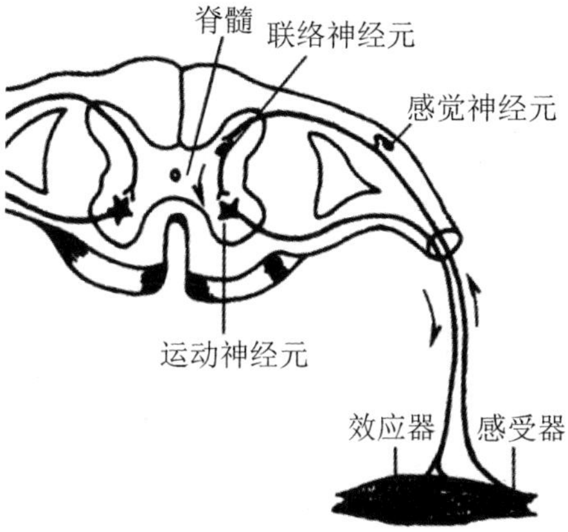

图 1.1　反射弧

(二) 体液调节

体液调节是指体内某些特殊的化学物质通过体液途径而影响生理功能的一种调节方式。一些内分泌细胞分泌的激素作用于全身各处的靶细胞,产生一定的调节作用。例如,甲状腺激素分泌后由血液运送到全身组织,对体内几乎所有细胞都有调节作用,主要是促进细胞的物质代谢和能量代谢,也能促进机体的生长发育。人体内多数内分泌腺或内分泌细胞接受神经的支配,在这种情况下,体液调节成为神经调节反射弧的传出部分,这种调节称为神经-体液调节。如肾上腺髓质受交感神经节前纤维的支配,交感神经兴奋时,可引起肾上腺髓质释放肾上腺素和去甲肾上腺素,从而使神经与体液因素共同参与机体的调节活动。

体液调节的特点是反应缓慢、范围广泛、作用持久。

(三) 自身调节

自身调节是指组织细胞不依赖于神经或体液因素,自身对环境刺激发生的一种适应性反应。例如,肾动脉灌注压在80～180 mmHg范围内变动时,肾血流量基本保持稳定,从而保证肾泌尿活动在一定范围内不受动脉血压改变的影响。

自身调节的特点是调节幅度小、反应较局限。

二、反馈控制系统

在反馈控制系统中,控制部分发出指令控制受控部分的活动,而控制部分自身的活动又接受来自受控部分返回信息的影响(图 1.2)。由受控部分发出的信息反过来影响控制部分的活动,称为反馈。反馈有负反馈和正反馈两种形式。

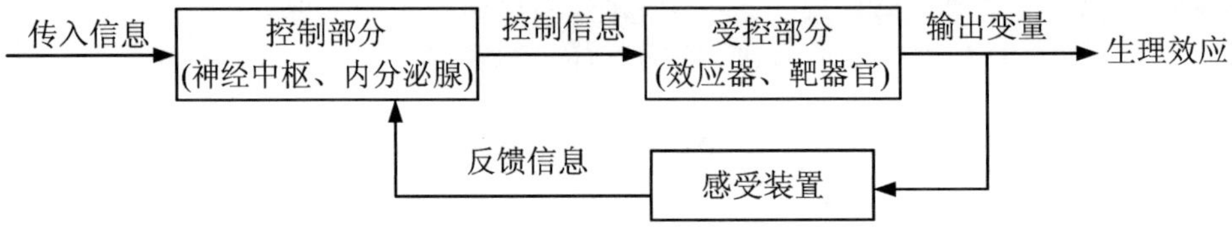

图 1.2 反馈控制系统

(一) 负反馈

受控部分发出的反馈信息调整控制部分的活动,最终使受控部分的活动朝着与它原先活动相反的方向改变,称为负反馈。人体内的负反馈极为多见,在维持机体生理功能的稳态中具有重要意义。例如,动脉血压的压力感受性反射。当动脉血压升高时,可通过反射抑制心脏和血管的活动,使心脏活动减弱,血管舒张,血压便回降;相反,当动脉血压降低时,也可通过反射增强心脏和血管的活动,使血压回升,从而维持血压的相对稳定。

(二) 正反馈

受控部分发出的反馈信息促进与加强控制部分的活动,最终使受控部分的活动朝着与它原先活动相同的方向改变,称为正反馈。正反馈远不如负反馈多见,其意义在于促使某一生理活动过程很快达到高潮并发挥最大效应。如排尿反射、排便反射、分娩、血液凝固等正常生理情况。在病理情况下出现的恶性循环也是一种正反馈,如发生心衰时,由于心脏射血无力,心室搏出量减少,射血后残留在心室内的血量增多,结果导致心室扩大和心肌耗氧量增多,心脏因负担加重,收缩力进一步减弱。如此反复,最终将导致死亡。

课后复习题

一、名词解释

1. 阈值
2. 兴奋性

二、单项选择题

1. 维持人体某种功能的稳态主要依赖于(　　)。
   A. 神经调节　B. 体液调节　C. 自身调节
   D. 正反馈　E. 负反馈
2. 下列生理过程中,属于正反馈调节的是(　　)。
   A. 减压反射　B. 血糖浓度调节　C. 排尿反射
   D. 体温调节　E. 正常呼吸频率维持
3. 神经调节的基本方式是(　　)。
   A. 反射　B. 反应　C. 适应
   D. 正反馈　E. 负反馈

4. 内环境稳态是指(　　)。
   A. 细胞内液的理化性质保持相对稳定
   B. 细胞外液的各种理化性质保持相对稳定
   C. 细胞内液的化学成分相对稳定
   D. 细胞外液的化学成分相对稳定
   E. 细胞内液的物理性质相对稳定

5. 机体的内环境是指(　　)。
   A. 组织液　B. 血浆　C. 淋巴液
   D. 细胞内液　E. 细胞外液

6. 生命活动最基本的特征是(　　)。
   A. 兴奋性　B. 生殖　C. 新陈代谢
   D. 兴奋　E. 抑制

7. 阈值越大,说明组织(　　)。
   A. 兴奋性越高　B. 兴奋程度越低　C. 兴奋程度越高
   D. 兴奋性越低　E. 没有兴奋性

三、多项选择题

1. 神经调节的特点有(　　)。
   A. 定位准　B. 作用持久　C. 迅速
   D. 作用短暂　E. 作用广泛

2. 下列生理过程哪些属于负反馈?(　　)
   A. 血糖浓度　B. 分娩　C. 凝血过程
   D. 体温调节　E. 血压相对稳定

四、填空题

1. 神经调节的基本方式是__________。反射活动的结构基础是__________,由__________、__________、__________、__________、__________ 5个部分组成。

2. 生命活动的基本特征有__________、__________、__________、__________。

五、问答题

1. 简述正反馈、负反馈及其生理意义。
2. 简述机体生理功能调节的种类及其特点。

参考答案

一、名词解释

1. 指能引起组织发生反应的最小刺激强度。
2. 指机体或组织细胞接受刺激产生反应的能力或特性。

二、单项选择题

1. E　2. C　3. A　4. B　5. E　6. C　7. D

三、多项选择题

1. ACD　2. ADE

四、填空题

1. 反射、反射弧、感受器、传入神经、中枢、传出神经、效应器
2. 新陈代谢、兴奋性、生殖、适应性

五、问答题

1. 答:(1) 负反馈:反馈信息减弱或制约控制部分的活动;使机体生理功能维持稳态。
   (2) 正反馈:反馈信息促进、加强控制部分的活动;促进生理过程。
2. 答:

	神经调节	体液调节	自身调节
特点	作用迅速、短暂、准确,范围较局限,自动控制	反应较缓慢、范围广泛、作用持久	调节幅度小、反应较局限

第二章　细胞的基本功能

细胞是人体最基本的结构与功能单位。人体的生理功能是在细胞活动的基础上完成的。因此，只有了解细胞的结构和功能，才能对机体各个系统、器官的生命活动规律有更深的了解和认识。人体细胞数量种类繁多，不同的细胞具有不同的功能，但绝大多数细胞仍具有某些共同的特点，如细胞膜的物质转运功能、细胞的跨膜信号传导功能、细胞收缩功能以及细胞的生物电现象等。

第一节　细胞膜的物质转运功能

机体的每个细胞都被一层薄膜所包被，称为细胞膜。细胞膜主要由脂质和蛋白质组成，此外还有少量的糖类物质。Singer 和 Nicholson 于 1972 年提出液态镶嵌模型(图 2.1)，即膜的基架由液态的脂质双分子层构成，其中镶嵌着许多具有不同结构和功能的蛋白质。

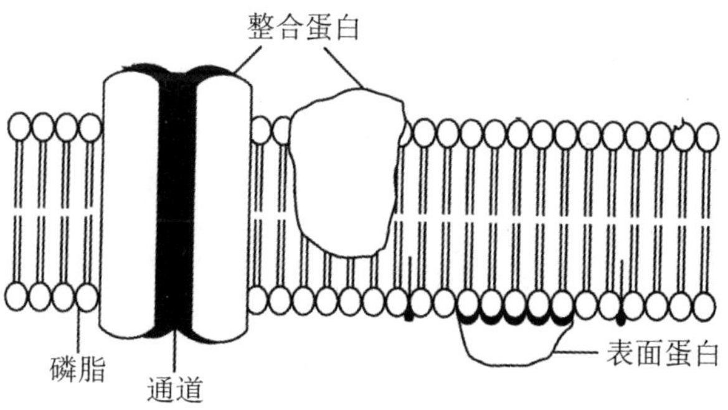

图 2.1　细胞的液态镶嵌模型

细胞膜的脂质以磷脂为主，以双层形式整齐地排列，因脂质熔点较低，在体温条件下呈液态，从而使细胞膜具有流动性。细胞膜的蛋白根据在膜上存在的形式不同，可分为表面蛋白和整合蛋白两类。表面蛋白主要位于膜的外表面或内表面，其数量较少；整合蛋白的肽链一次或多次跨越脂质双分子层，数量较多，主要承担物质的跨膜转运工作，如载体蛋白、通道蛋白，都属于整合蛋白。

一、单纯扩散

单纯扩散是指脂溶性小分子物质由膜高浓度一侧向低浓度一侧转运的过程，称为单纯扩散。如氧气(O_2)、二氧化碳(CO_2)、氮气(N_2)等的跨膜转运。其特点是既不需要蛋白质帮助，也不消耗能量，是一个被动过程。

影响单纯扩散的因素：某物质通过膜的难易程度取决于它们的脂溶性和分子大小，扩散的方向和速度取决于膜两侧该物质的浓度差和膜对该物质的通透性。

二、易化扩散

易化扩散是指某些非脂溶性或者脂溶性很低的小分子物质，在膜蛋白的帮助下，由高浓度一侧向低浓度一侧转运的过程。易化扩散和单纯扩散的公共点均不需要能量，但是易化扩散需要膜蛋白的参与，根据膜蛋白的不同可将易化扩散分为两种类型：一种是以载体介导的跨膜转运，简称载体转运；另一种是通道介导的跨膜转运，简称通道转运。

（一）载体转运

载体转运是在载体蛋白的帮助下完成的。载体蛋白上有与某些物质特异性结合的位点，当某物质在膜的高浓度一侧与载体蛋白特异性结合位点结合后，通过载体蛋白空间构象的变化，使结合位点转向细胞膜低浓度一侧并解离出该物质，由此完成该物质的跨膜转运。载体蛋白与物质分离后，恢复原来的空间构象，又可实现其物质转运功能。载体转运的物质主要有葡萄糖、氨基酸、核苷酸等小分子有机物。

载体转运有以下显著的特点：① 转运速率存在饱和现象；② 载体与溶质的结合具有结构特异性；③ 结构相似的溶质经同一载体转运时有竞争抑制。

（二）通道转运

通道转运是在通道蛋白的帮助下完成的。通道蛋白是一类贯穿细胞膜中央并带有亲水性孔道的膜蛋白，其对离子有高度的亲和力，允许比通道直径小的离子顺浓度差快速通过。如 Na^+、K^+、Ca^{2+}、Cl^- 等顺浓度差或电位差通过细胞膜就是以这种方式进行的，转运这些离子的通道分别称为 Na^+ 通道、K^+ 通道、Ca^{2+} 通道和 Cl^- 通道

这种跨膜转运的特征是：① 高速度：每秒可转运 10^6～10^8 个离子。② 离子选择性：每种通道都对一种或几种离子有较高的通透能力，而对其他离子的通透性很小或不通透。③ 门控性：即通道的开放或关闭是由闸门来控制的，所谓闸门实际上就是通道蛋白中带电荷的分子或基团。通道的开放或关闭是由通道的构象改变引起的。根据对不同刺激的敏感性，离子通道通常可分为化学门控通道、电压门控通道以及机械门控通道等。

单纯扩散和易化扩散转运物质时，转运的动力来自膜两侧物质的浓度差(或电位差)，它不需要细胞本身代谢提供能量，所以将这两类转运统称为被动转运。

三、主动转运

主动转运指细胞通过本身的某种耗能过程，将某种物质的分子或离子由膜的低浓度一侧移向高浓度一侧的过程。主动转运可分为原发性主动转运和继发性主动转运两种形式。

（一）原发性主动转运

原发性主动转运是指细胞直接利用代谢产生的能量，逆浓度差（或电位差）跨膜转运物质的过程。原发性主动转运必须在细胞膜上特殊蛋白质的帮助下才能完成。该特殊蛋白质是细胞膜上的一种膜蛋白，具有ATP酶活性，能分解ATP并利用其分解所释放的能量将物质逆浓度差（或电位差）跨膜转运。由于这种特殊蛋白转运的物质通常是一些离子，因此通常又称为离子泵，如转运Na^+和K^+的Na^+-K^+泵，转运Ca^{2+}的Ca^{2+}泵，转运H^+的质子泵，转运I^-的碘泵等。细胞膜上的蛋白种类众多，其中Na^+-K^+泵存在最为广泛，作用最重要，对其研究也最充分。

Na^+-K^+泵（简称Na^+泵）实际上是一种Na^+-K^+依赖式ATP酶，当细胞内Na^+浓度增高和（或）细胞外K^+浓度增高时，Na^+泵被激活，将细胞内Na^+泵出细胞外，同时将细胞外K^+泵入细胞内。在一般的生理情况下，每分解一个ATP分子可以将3个Na^+泵出细胞外，将2个K^+泵入细胞内（图2.2）。以神经和肌细胞为例，正常时膜内K^+浓度约为膜外的30倍，膜外的Na^+浓度约为膜内的12倍；这种明显的离子浓度差的形成和维持，主要是依靠Na^+泵的活动。钠泵具有十分重要的生理意义：① Na^+泵活动造成的细胞内高K^+是许多代谢反应进行的必要条件；② Na^+泵将细胞内的Na^+转运出细胞外，可维持细胞质、细胞外液渗透压与细胞容积的相对稳定；③ 建立Na^+的跨膜浓度梯度，为继发性主动转运的某些物质（如葡萄糖、氨基酸）提供势能储备；④ Na^+泵活动造成的跨膜浓度梯度，是细胞发生电活动的前提条件。

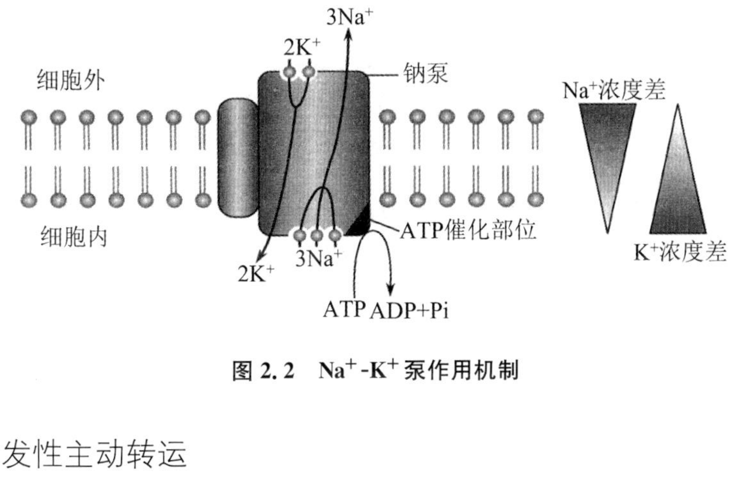

图2.2　Na^+-K^+泵作用机制

（二）继发性主动转运

继发性主动转运是指某些小分子物质在跨膜转运时，并不是直接利用细胞代谢产生的能量，而是依靠Na^+泵主动转运时在膜两侧形成的Na^+浓度势能，将其逆浓度差（或电位差）

进行的跨膜转运。葡萄糖在小肠主动转运所需的能量不是直接来自 ATP 的分解，而是来自膜外 Na^+ 的高势能；但造成这种高势能的钠泵活动是需要分解 ATP 的，因而糖的主动转运所需的能量还是间接地来自 ATP，故小肠黏膜上皮细胞吸收葡萄糖是通过继发性主动转运来实现的。

继发性主动转运分为同向转运和反向转运。与 Na^+ 转运的方向相同的称为同向转运，如上述的小肠黏膜上皮细胞对葡萄糖的吸收过程；与 Na^+ 转运的方向相反的称为反向转运或交换，如心肌膜上的 Na^+-Ca^{2+} 交换。

四、出胞和入胞

上述几种物质转运的共同点是所转运的物质都是小分子或离子物质，而体内一些大分子物质或团块物质的转运，则需要通过细胞膜的更复杂的结构和功能的变化，使之能进、出细胞，这种物质转运的方式称为入胞或出胞。入胞和出胞过程需要细胞提供能量。

（一）入胞

入胞又称胞吞，是指大分子或团块物质由细胞外进入细胞内的过程。如血浆中的脂蛋白颗粒、某些激素、细菌、异物进入细胞。如果进入细胞内的是固态物质，则称为吞噬；如果进入细胞的物质为液态，则称为吞饮。

（二）出胞

出胞又称胞吐，是指大分子或团块物质由细胞内转运到细胞外的过程。如消化腺细胞分泌消化酶、内分泌腺细胞分泌激素、神经末梢释放递质等。其具体过程是大分子内容物在细胞内形成后，被一层膜性物质包裹形成囊泡，分泌活动开始时，这些囊泡向细胞膜方向移动，囊泡膜与细胞膜融合并破裂，内容物排出细胞，而囊泡膜最后成为细胞膜的组成部分。

第二节 细胞的跨膜信号转导功能

细胞外液中的各种化学分子，并不需要自身进入靶细胞后才能起作用，它们大多数是选择性地同靶细胞膜上具有特异的受体相结合，再通过膜信号转导系统，将细胞外物质所携带的信息传递到细胞内，从而引起细胞相应功能活动的改变，这一过程称为跨膜信号转导。根据膜受体类型的不同，细胞跨膜信号传导途径可分为离子通道型受体介导的信号转导、G 蛋白耦联受体介导的信号转导和酶耦联型受体介导的信号转导 3 种方式。

一、离子通道型受体介导的信号转导

离子通道型受体属于化学门控通道，也称递质门控通道或促离子型受体，同时具有受体

和离子通道两种功能。当信号分子与离子通道耦联受体结合后，可引起通道的开放或关闭，进而引起相应的离子跨膜流动，改变膜电位而实现信号跨膜转运过程。如骨骼肌终板膜上的 N_2 型胆碱受体就是一种离子通道耦联受体，当其与运动神经末梢释放的乙酰胆碱（ACh）结合后，受体构象发生改变，使膜上化学门控通道开放，引起 Na^+ 和 K^+ 经通道跨膜流动，使膜产生去极化，引发骨骼肌细胞的兴奋和收缩，从而实现 ACh 的信号跨膜转导。离子通道型受体介导信号转导的特点是路径简单、速度快，但对外界作用出现反应的位点较局限。

二、G 蛋白耦联受体介导的信号转导

G 蛋白耦联受体也称促代谢型受体，这类受体与信号分子结合通过 G 蛋白即激活 GTP 结合蛋白，发挥生物学效应。G 蛋白耦联受体与信号分子结合后，先激活细胞膜上的 G 蛋白进而激活 G 蛋白效应器酶（如腺苷酸环化酶），G 蛋白效应器酶再催化三磷酸腺苷（ATP），生成具有生物活性的小分子信号物质即第二信使（如环磷酸腺苷、三磷酸肌醇等），第二信使再通过结合蛋白激酶或离子通道而发挥生物学效应。G 蛋白耦联受体介导的信号转导的特点是效应出现较慢，但反应较灵敏、作用较广泛。

三、酶耦联型受体介导的信号转导

酶耦联型受体也是一种跨膜蛋白，但每个受体分子只穿膜 1 次。它往往既有与信号分子结合的位点，起受体的作用，又具有酶的催化作用，通过它们的这种双重作用完成信号转导。较重要的有酪氨酸激酶受体、酪氨酸激酶结合型受体和鸟苷酸环化酶受体。

第三节　细胞的生物电现象

一切活细胞无论处于安静或活动状态都存在电的活动，这种电的活动称为生物电。人体和各器官表现的电现象，是以细胞水平的生物电现象为基础的，而细胞生物电又是细胞膜两侧带电离子的不均匀分布和一定形式的跨膜移动的结果。

一、静息电位及其产生机制

（一）静息电位的概念

安静状态下细胞膜两侧存在着外正内负的电位差称为静息电位（RP）。它是一切生物电产生或变化的基础。记录静息电位需要一种特殊的装置，主要包括能显示电位变化的示波器、尖端很细（$<1\ \mu m$）且能插入细胞内的微电极。实验时将示波器的两个测量电极均处于细胞膜外时，示波器不显示电位变化，提示细胞膜外表面任何两点之间不存在电位差。但

是，如果把其中一个电极插入细胞内，另外一个电极仍留在细胞外表面，示波器上随即显示电位下降，从零电位下降到一定水平，并继续做横向扫描。这说明细胞膜两侧存在着电位差，即静息电位。静息电位表现为膜外电位水平比膜内高，通常将膜外电位视为零，则膜内电位为负值。一般以膜内电位表示静息电位，所以静息电位是负值。

大多数细胞的静息电位为－100～－10 mV，如哺乳动物骨骼肌细胞的静息电位约－90 mV，神经纤维静息电位为－90～－70 mV，平滑肌细胞静息电位为－60～－50 mV。

生理学中，通常把安静时细胞膜两侧处于“外正内负”的稳定状态称为极化。以静息电位为基准，膜内负电位绝对值增大称为超极化；膜内负电位绝对值减小称为去极化（又称除极）；细胞发生去极化后，膜电位再向静息电位水平恢复，称为复极化。

（二）静息电位产生的机制

早在1902年，Bernstein就提出膜学说，他根据当时关于电离和电化学的理论成果提出了经典的膜学说，用以解释当时用粗劣的电测量仪器记录到的生物电现象。他认为生物电产生有两个前提条件：① 细胞内外各种离子的浓度和分布不均衡；② 在不同状态下，细胞膜对各种离子的通透性不同。由于细胞膜上 Na^+ 泵的活动使膜两侧的 Na^+ 和 K^+ 分布显著不均匀，细胞内分布大量的 K^+，细胞外存在大量的 Na^+。如哺乳动物神经轴突内 K^+ 浓度高于细胞外 K^+ 浓度28倍，而细胞外 Na^+ 的浓度约为细胞内的13倍（表2.1）。细胞处于静息状态时膜对 K^+ 的通透性较大，对 Na^+ 的通透性很弱，细胞膜对膜内有机负离子几乎没有通透性。在浓度差的驱使下，细胞内的 K^+ 向细胞外扩散。由于细胞内带负电位的蛋白质分子不能通过细胞膜，被阻挡在膜的内侧面，所以带正电荷的 K^+ 外流使膜内电位变负，而膜外电位变正。随着 K^+ 的继续外流，所形成的内负外正的电位差阻止了 K^+ 外流。当浓度差产生的促使 K^+ 外流的动力与电位差产生的阻碍 K^+ 外流的阻力达到平衡时，K^+ 的外流停止，此时膜两侧的电位差即为静息电位。由于静息电位主要是由 K^+ 的外流形成的，故非常接近于 K^+ 的平衡电位。

表2.1 哺乳动物神经轴突内外离子的浓度(mmol/L)

	K^+	Na^+	Cl^-
细胞内	140	10	4
细胞外	5	130	120
细胞内外浓度比	28∶1	1∶13	1∶30
离子流动趋势	外向流	内向流	内向流

影响静息电位的因素：① 细胞外 K^+ 浓度的改变，当细胞外液 K^+ 浓度增高时（如高血钾症），可使细胞内外的 K^+ 浓度差减小，向外扩散的驱动力减小，静息电位也随之减小；② 膜对 K^+ 和 Na^+ 的相对通透性，如膜对 K^+ 的通透性相对增大，静息电位则增大；③ Na^+ 泵活动的水平，如活动增强将使膜发生一定程度的超极化。

二、动作电位及其产生机制

（一）动作电位的概念及其特征

1. 动作电位的概念

在静息电位的基础上，给细胞一个适当的刺激，可触发其产生可传播的膜电位波动，称为动作电位（AP）。动作电位的产生是细胞兴奋的标志。在生理学中，动作电位和兴奋是同义词。对可兴奋细胞来说，兴奋性就是指细胞受到刺激后产生动作电位的能力。

2. 动作电位的变化过程

不同细胞的动作电位的变化过程、幅度和持续时间都有较大差异，但所有动作电位都包括两个基本过程，即去极化和复极化过程。下面以神经纤维为例介绍动作电位的变化过程（图 2.3）。

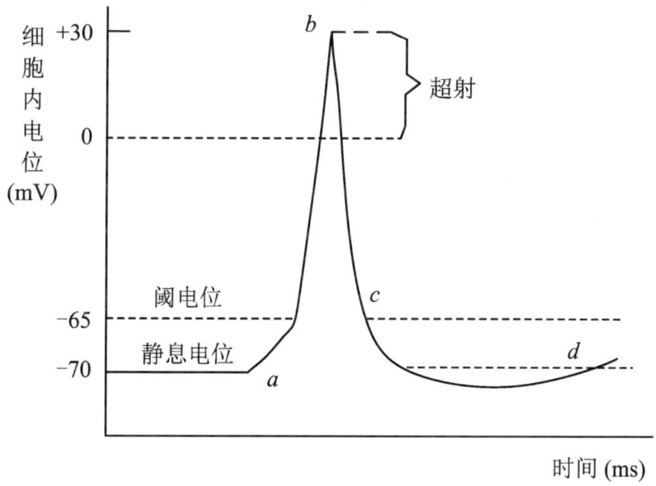

图 2.3　神经纤维动作电位

（1）去极化。神经纤维在安静情况下受到一次阈刺激或阈上刺激时，膜内电位由静息时的－70 mV迅速上升至0 mV，再上升至＋30 mV，构成动作电位变化曲线的上升支，这个过程称为去极化时相，其中膜电位从0 mV达到＋30 mV的部分，称为超射。此时，膜电位转变为内正外负的状态，出现了反极化。

（2）复极化。膜电位去极化至＋30 mV后，膜内电位迅速下降至静息电位水平，构成了动作电位的下降支，这个过程称为动作电位的复极化时相。迅速除极的升支和迅速复极的降支共同形成尖锋状的电位变化，称为锋电位，锋电位持续一般不超过 2.0 ms。在锋电位后膜电位呈现低幅度的缓慢的波动，称为后电位，包括负后电位和正后电位。

3. 动作电位的特征

动作电位的特征：

(1)“全或无”现象。动作电位要么不产生,一旦产生就达到最大值,其幅度不会因刺激的加强而增大。

(2) 不衰减性传导:动作电位一旦在细胞膜的某一部位产生,它就会立即向整个细胞膜传导,不会因为传导距离的增加而减小。

(3) 脉冲式:由于每个动作电位都有不应期,不可能发生重合,故连续的刺激引起的动作电位之间总有一定的间隔,形成脉冲样动作电位波形。

(二) 动作电位产生的机制

神经纤维动作电位的产生也可用离子流学说来解释,细胞外液 Na^+ 浓度比细胞内液高 13 倍左右。因此,Na^+ 有从细胞外向细胞内扩散的趋势。当细胞受到刺激时,受刺激的局部细胞膜上少量 Na^+ 通道开放,Na^+ 会顺着浓度差少量内流,引起细胞膜去极化;当去极化达到某一程度时,膜上大量 Na^+ 通道开放,于是细胞外的大量 Na^+ 顺浓度差和电位差向细胞内迅速扩散,导致膜内负电位减小,直至膜内电位比膜外高,形成内正外负的反极化状态。当促使 Na^+ 内流的浓度差和阻止 Na^+ 内流的电位差相等时,Na^+ 的净内流停止,此时膜电位达到峰值。因此,可以说动作电位的峰值相当于 Na^+ 内流所形成的电-化学平衡电位,简称 Na^+ 平衡电位,这是动作电位上升支形成的机制。

当膜电位达到峰值时,细胞膜的 Na^+ 通道迅速关闭,而 K^+ 通道开放,于是细胞内的 K^+ 顺浓度差向细胞外扩散,导致膜内负电位增大,直至恢复到静息时的数值,这是动作电位下降支形成的机制。

如此一来,一部分 Na^+ 在去极化中扩散到细胞内,还有一部分 K^+ 在复极过程中扩散到细胞外。这样就激活了 Na^+- K^+ 依赖式 ATP 酶即 Na^+- K^+ 泵,于是 Na^+ 泵加速运转,将胞内多余的 Na^+ 泵出胞外,同时把胞外增多的 K^+ 泵进胞内,以恢复静息状态的离子分布,保持细胞的正常兴奋性。

三、局部兴奋及其特性

当细胞受到刺激时,首先是受刺激局部的细胞膜上少量的 Na^+ 通道开放,引起少量的 Na^+ 内流,使细胞膜缓慢地去极化,只有当膜去极化达到某一电位水平时,才会使大量 Na^+ 通道激活,从而引起 Na^+ 大量内流,使细胞膜快速去极化,形成动作电位的上升支,即细胞兴奋。我们把能使细胞膜上 Na^+ 通道大量开放的临界膜电位称为阈电位。阈电位的数值通常比静息电位小 10～20 mV。一般来说,细胞兴奋性的高低与静息电位和阈电位的差值呈反比的关系,即两者的差距越大,细胞越难兴奋,兴奋性就越低,而两者的差距越小,细胞越易兴奋,兴奋性就越高。

如果刺激造成的电位变化达不到阈电位水平,细胞就不能产生动作电位,仅仅只在受刺激局部的细胞膜产生一种幅度较小的去极化反应,我们称之为局部反应(local response),通常由阈下刺激引起。局部反应的特点:不是“全或无”式的,局部反应的大小可随阈下刺激的增强而增大；可以总和；电位幅度小呈衰减性传导，其幅度能随着传播的距离而逐渐衰减，甚至消失。

四、兴奋在同一细胞上的传导

动作电位（即兴奋）一旦在细胞膜上某一点产生，就会沿着细胞膜传播，直到整个细胞膜都产生动作电位，这种动作电位在同一个细胞膜上的传播称为传导。如果动作电位在神经纤维上传导，则称为神经冲动。动作电位在同一细胞膜上的传导机制可用局部电流学说来解释。下面以神经纤维为例阐明动作电位在同一细胞膜上的传导机制。

（一）动作电位在无髓神经纤维上的传导

静息时神经纤维表现为内负外正的极化状态，当受到刺激产生兴奋时，即该处出现了膜两侧电位的暂时性倒转，由静息时的内负外正变为内正外负，但和该段神经相邻接的神经段仍处于安静时的极化状态；由于膜两侧的溶液都是导电的，于是在已兴奋的神经段和与它相邻的未兴奋的神经段之间，将由于电位差的存在而有电荷移动，称为局部电流。它的运动方向是：膜外有正电荷由未兴奋段移向已兴奋段，膜内有正电荷由已兴奋段移向未兴奋段（图 2.4）。这样流动的结果，是造成未兴奋段膜内电位升高而膜外电位降低，亦即引起该处膜的去极化；这一过程开始时，就相当于电紧张性扩布。根据上述关于兴奋产生的机制的分析，当任何原因使膜的去极化达到阈电位的水平时，都会大量激活该处的 Na^+ 通道而导致动作电位的出现。因此，当局部电流的出现使邻接的未兴奋的膜去极化到阈电位时，也会使该段出现它自己的动作电位。所谓动作电位的传导，实际是已兴奋的膜部分通过局部电流“刺激”了未兴奋的膜部分，使之出现动作电位；这样的过程在膜表面连续进行下去，就表现为兴奋在整个细胞上的传导。

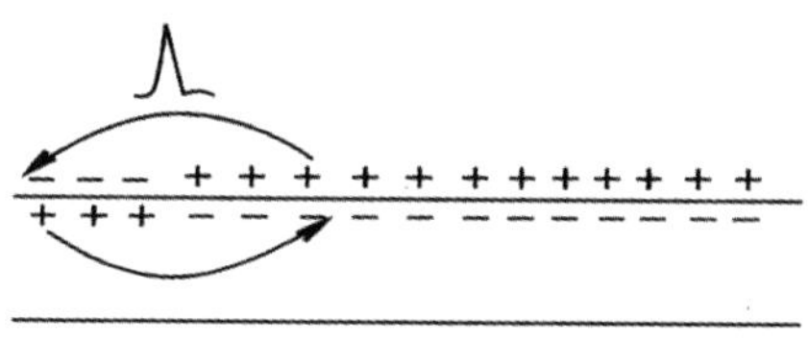

图 2.4　动作电位在无髓神经纤维上的传导

（二）动作电位在有髓神经纤维上的传导

有髓神经纤维在轴突外面包有一层相当厚的髓鞘，髓鞘主要成分脂质是不导电或不允许带电离子通过的，因此只有在髓鞘暂时中断的朗飞结处，轴突膜才能和细胞外液接触，使跨膜离子移动得以进行。因此，当有髓纤维受到外来刺激时，动作电位只能在邻近刺激点的朗飞结处产生，而局部电流也只能发生在相邻的朗飞结之间，其外电路要通过髓鞘外面的组织间液方可形成，因此，动作电位表现为跨过每一段髓鞘而在相邻朗飞结处相继出现，这称为兴奋的跳跃式传导(图 2.5)。如有髓神经纤维的传导速度可达 70～120 m/s,而无髓神经纤维的传导速度仅为 0.2～0.6 m/s,故动作电位在有髓神经纤维上的传导要快得多。

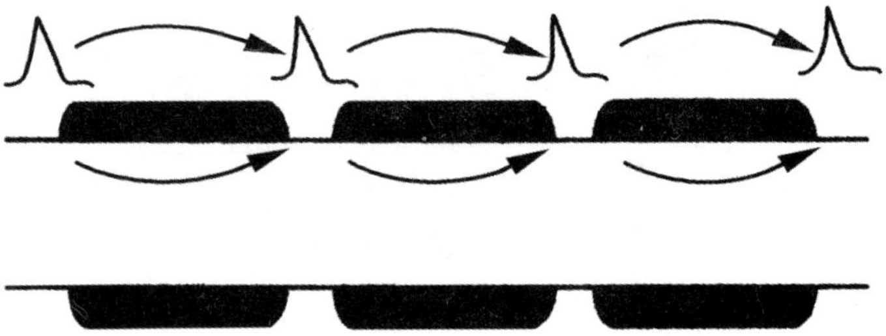

图 2.5 动作电位在有髓神经纤维上的传导

第四节 肌细胞的收缩功能

人体内的肌细胞有 3 类:骨骼肌、平滑肌和心肌。人体各种不同形式的运动都依赖肌细胞的收缩来完成。如肢体运动和姿势的维持是骨骼肌收缩的结果,心脏的射血是心肌收缩的结果,胃肠道等内脏器官的运动则是由平滑肌收缩完成的。

一、神经-骨骼肌接头处的兴奋传递

骨骼肌的收缩是在中枢神经系统控制下完成的,每个肌细胞都受到来自运动神经的支配。只有支配肌肉的神经纤维产生兴奋,动作电位经神经-骨骼肌接头传递给肌肉,才能引起肌肉的兴奋和收缩。

(一) 神经-骨骼肌接头的结构

运动神经纤维在到达神经末梢处时先失去髓鞘,以裸露的轴突末梢嵌入到肌细胞膜上,轴突末梢的膜称为接头前膜,与其相对的肌细胞膜称为接头后膜(终板膜),接头前膜和终板膜并不直接接触,而是被充满了细胞外液的接头间隙隔开,其中尚含有成分不明的基质;有时神经末梢下方的终板膜还有规则地再向细胞内凹入,形成许多皱褶,这些皱褶的意义可能在于增加接头后膜的面积,使它可以容纳更多数目的蛋白质分子,它们最初被称为 N_2^- 型乙酰胆碱(ACh)受体,现已证明它们是一些化学门控通道,具有能与 ACh 特异性结合的亚单位。在轴突末梢的轴浆中,除了有许多线粒体外还含有大量直径约 50 nm 的无特殊构造的囊泡。用组织化学的方法可以证明,囊泡内含有 ACh。此 ACh 首先在轴浆中合成,然后贮存在囊泡内。据测定,每个囊泡中贮存的 ACh 量通常是相当恒定的,且当它们被释放时,也是通过出胞作用,以囊泡为单位“倾囊”释放,被称为量子式释放。

（二）神经-骨骼肌接头处兴奋的传递过程

在神经末梢处于安静状态时，一般只有少数囊泡随机地进行释放，不能对肌细胞产生显著影响。如图 2.6所示，当神经末梢处有神经冲动传来时，在动作电位造成的局部膜去极化的影响下，大量囊泡向接头前膜的内侧面靠近，通过囊泡膜与接头前膜的融合，并在融合处出现裂口，使囊泡中的 ACh 全部进入接头间隙。据推算，一次动作电位的到达，能使 200～300 个囊泡释放 ACh。轴突末梢处的电位变化引起囊泡排放的过程十分复杂，但首先是轴突末梢膜的去极化，引起了该处特有的电压门控式 Ca^{2+} 通道开放，引起细胞间隙液中的 Ca^{2+} 进入轴突末梢，触发了囊泡移动以至排放的过程。ACh 通过接头间隙扩散到终板膜，与 N_2^- 型 ACh 受体阳离子通道结合并使之激活，通过蛋白构象的改变使 Na^+、K^+ 化学门控通道开放，引起终板膜对 Na^+、K^+（以 Na^+ 为主）的通道增加，出现 Na^+ 内流和 K^+ 外流，导致终板膜去极化，这一电位称终板电位。终板电位具有局部电位的特征，它可以总和，它的大小与接头前膜释放的 ACh 的多少成正比关系。终板电位可经过电紧张传播使邻近肌膜去极化，当邻近肌细胞膜去极化达到阈电位水平时，肌膜上电压门控 Na^+ 通道开放而产生动作电位，并迅速传导至整个细胞膜。ACh 发挥作用后被终板膜表面的胆碱酯酶分解失活。

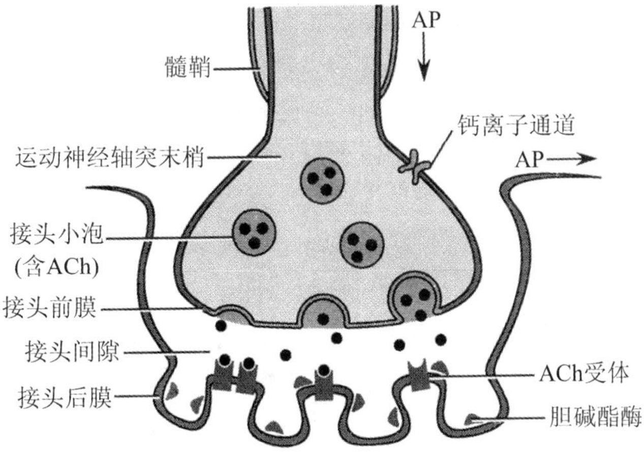

图 2.6　神经-骨骼肌节接头的化学结构与化学传递过程

（三）神经-骨骼肌接头处兴奋的传递特征

1. 单向传递

兴奋只能由运动神经末梢传向肌肉，而不能作相反方向的传递，这是由神经-骨骼肌接头处的功能性结构特点所决定的。

2. 时间延搁

兴奋通过神经-骨骼肌接头处一般需要 0.5～1.0 ms，比兴奋在同一细胞上传导同样距离的时间要长得多，因为神经-骨骼肌接头处的传递过程包括 ACh 的释放、扩散以及与接头后膜上通道蛋白质分子的结合等，均需花费一定的时间才可以完成。

3. 易受药物或其他环境因素变化的影响

神经-骨骼肌接头处的传递过程很容易受药物和内环境理化因素改变的影响，如细胞外液的 pH、温度、药物和细菌毒素等的影响。例如筒箭毒碱可特异性阻断终板膜上的 N_2 型 ACh 受体阳离子通道，使神经-骨骼肌接头处的传递的功能丧失，肌肉失去收缩能力，这种作用的药物称为肌肉松弛剂。有机磷农药中毒则是由于胆碱酯酶被药物磷酰化而失活，造成 ACh 在接头间隙内大量蓄积，使肌肉表现为持续收缩和兴奋状态，出现肌震颤等一系列的中毒症状。解磷定可恢复胆碱酯酶的活性，是有机磷农药中毒的特效解毒药。

二、骨骼肌的收缩原理

(一) 骨骼肌的微细结构

骨骼肌细胞在结构上最突出之点，是含有大量的肌原纤维和丰富的肌管系统，且其排列高度规则有序。肌细胞是体内耗能做功，完成机体多种机械运动的功能单位。

1. 肌原纤维和肌节

每个肌纤维含有大量直径为 1～2 μm 的纤维状结构，称为肌原纤维，它们平行排列，纵贯肌纤维全长，在一个细胞中可达上千条之多。每条肌原纤维的全长都呈现规则的明、暗交替现象，分别称为明带和暗带；而且在平行的各肌原纤维之间，明带和暗带又都分布在同一水平上；暗带的长度比较固定，不论肌肉处于静止、受到被动牵拉或进行收缩时，它都保持 1.5 μm 的长度；在暗带中央，有一段相对透明的区域，称为 H 带(图 2.7)，它的长度随肌肉

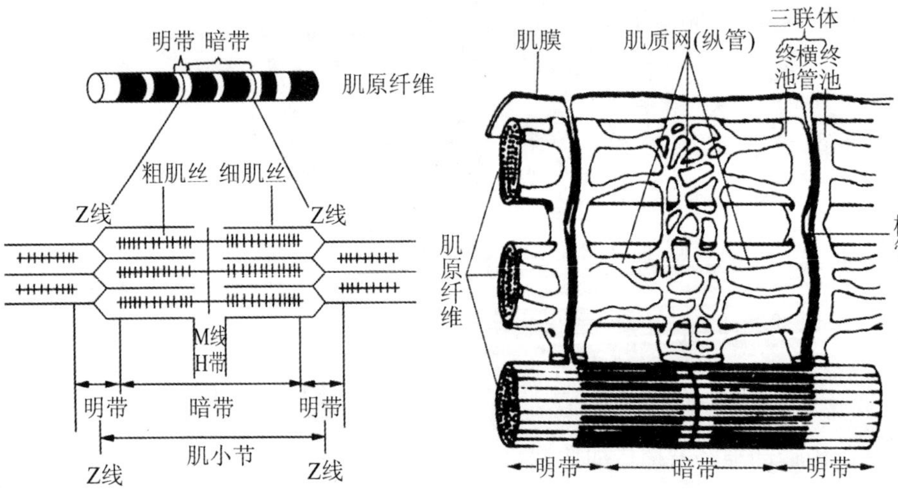

图 2.7 肌原纤维、肌小节和肌管系统

所处状态的不同而有所变化；在 H 带中央亦即整个暗带的中央，又有一条横向的暗线，称为 M 线。明带的长度是可变的，它在肌肉安静时较长，并且在一定范围内可因肌肉所受的被牵引而变长；但明带在肌肉收缩时可变短。明带中央也有一条横向的暗线，称为 Z 线(或 Z 盘)。目前已经肯定，肌原纤维上每一段位于两条 Z 线之间的区域，是肌肉收缩和舒张的最

基本单位，它包含一个位于中间部分的暗带和两侧各 1/2 的明带，合称为肌小节。由于明带的长度可变，所以肌肉收缩和舒张实际上就是肌小节的缩短和伸长。

电镜下观察发现，肌原纤维主要由有规则排列的粗肌丝和细肌丝组成。粗肌丝主要由肌球蛋白构成。肌球蛋白分子呈杆状，杆的一端有两个球形的头。杆状部分都朝向 M 线平行排列，形成粗肌丝的主干；头部连同与它相连的一小段一起由肌丝中向外伸出，形成横桥。横桥有以下特性：① 在一定条件下，可以和细肌丝上的肌动蛋白分子呈可逆性的结合；② 具有 ATP 酶的作用，可以分解 ATP 而获得能量，供横桥摆动。

细肌丝由 3 种蛋白构成，分别是肌动蛋白、原肌球蛋白（原肌凝蛋白）和肌钙蛋白（图 2.8）两条肌动蛋白聚合的单链相互缠绕，形成细肌丝的主干，其内壁上有横桥的结合位点；原肌球蛋白是由两条肽链组成的双螺旋分子，与肌动蛋白平行，位于肌动蛋白双螺旋的浅沟旁，挡住其上的横桥结合位点。肌钙蛋白与肌浆中 Ca^{2+} 有很大的亲和力，每个肌钙蛋白分子可结合 4 个 Ca^{2+}，并通过构象的改变启动收缩过程。

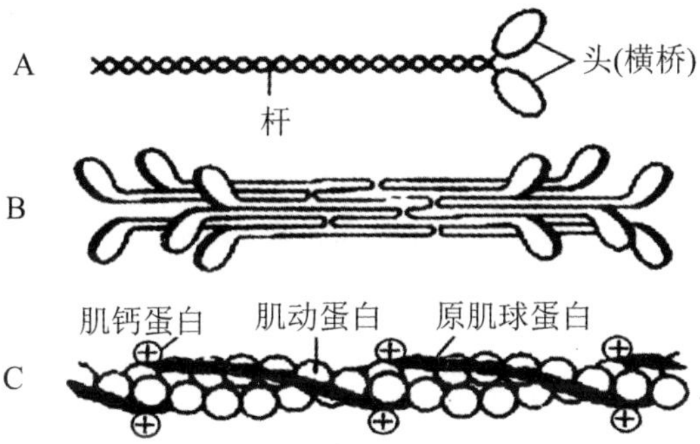

图 2.8　肌丝的结构

2. 肌管系统

肌管系统指包绕在每一条肌原纤维周围的膜性囊管状结构，由来源和功能都不相同的两组独立的管道系统组成。一部分肌管的走行方向和肌原纤维相垂直，称为横管系统或称 T 管，是由肌细胞的表面膜向内凹入而形成；它们穿行在肌原纤维之间，并在 Z 线水平（有些动物是在暗带和明带衔接处的水平）形成环绕肌原纤维的管道；它们相互贯通，管腔通过肌膜凹入处的小孔与细胞外液相通。将标记物加入到细胞的浸浴液中，这些物质可以很快地在每一条环绕肌小节的横管系统中出现，但不能进入肌浆和肌浆网中去。肌原纤维周围还有另一组肌管系统，就是肌浆网，它们的走行方向和肌小节平行，称为纵管系统或称为 L 管；纵管系统或肌浆网主要包绕每个肌小节的中间部分，这是一些相互沟通的管道，但是在接近肌小节两端的横管时管腔出现膨大，称为终末池，它使纵管以较大的面积和横管相靠近。每一横管和来自两侧肌小节的纵管终末池，构成了三联管结构。据研究，横管和纵管的膜在三联管结构处并不接触，中间尚隔有约12 nm的间隙，说明两组管道的内腔并不直接沟通，但这样的结构显然有利于细胞内外之间某种形式的信息传递。目前普遍承认的看法是，横管系统的作用是将肌细胞兴奋时出现在细胞膜上的电变化沿 T 管膜传入细胞内部，肌浆网和终末池的作用是通过对钙离子的贮存、释放和再积聚，触发肌小节的收缩和舒张；而三联管结构是把肌细胞膜的电变化和细胞内的收缩过程衔接或耦联起来的关键部位。

(二) 肌丝滑行的基本过程

目前公认的肌肉收缩原理是肌丝滑行学说。其主要内容是:肌细胞收缩时肌原纤维的缩短并不是因为肌丝本身缩短,其本质是因为肌小节中的细肌丝在粗肌丝之间滑行。这一理论的最直接证据是肌肉收缩时暗带长度不变,只有明带缩短,同时H带也缩短。

肌肉收缩的过程是:当肌细胞兴奋时,终池释放Ca^{2+},引起肌质中Ca^{2+}浓度增高,Ca^{2+}与肌钙蛋白结合,肌钙蛋白发生空间构型改变,原肌球蛋白变构移位,暴露出肌动蛋白上的结合位点,处于高势能状态的横桥与肌动蛋白结合,激活横桥上的ATP酶,使ATP分解释放能量,引起横桥向M线方向摆动(图2.9),拉动细肌丝向粗肌丝滑行,肌小节长度缩短,肌肉收缩。

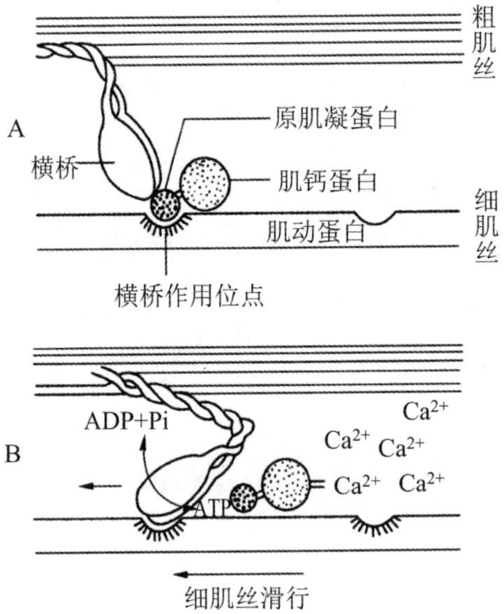

图2.9 肌丝滑行原理

肌质中Ca^{2+}浓度增高的同时激活了肌质网上的Ca^{2+}泵,肌质中的Ca^{2+}被Ca^{2+}泵逆浓度泵回终池,使肌质中的Ca^{2+}浓度降低,引起Ca^{2+}与肌钙蛋白解离,原肌球蛋白的空间构型恢复,重新回到肌动蛋白构成的双螺旋沟中,肌动蛋白与横桥的结合位点再次被掩盖,它们之间的结合被阻碍,细肌丝从粗肌丝之间滑行出来,表现为肌肉舒张。

三、骨骼肌细胞的兴奋-收缩耦联

当神经-骨骼肌接头传递产生的动作电位沿着肌膜迅速传递横管膜到达三联体部位时,使终池膜上的电压门控Ca^{2+}通道开放,储存在终池里的Ca^{2+}顺浓度差进入肌质并到达肌丝区域,与细肌丝的肌钙蛋白结合,引起肌细胞收缩。实际测定还证明,肌肉安静时肌浆中的Ca^{2+}浓度低于7 mol/L,但在肌细胞兴奋时,肌质中的Ca^{2+}可以在1～5 ms内增高100倍之多；肌质中 Ca^{2+} 增高的同时也将激活肌质网上的 Ca^{2+} 泵，又被 Ca^{2+} 泵逆浓度差转运回终池，肌质中 Ca^{2+} 降低引起肌细胞舒张。这样，在以膜的电变化为特征的兴奋过程和以肌丝的滑行为基础的收缩过程之间，必然存在着某种中介性过程把两者联系起来，这一过程称为兴奋-收缩耦联。可见，在骨骼肌细胞的兴奋-收缩耦联中，关键的部位是三联体，起关键作用的物质是 Ca^{2+}。

四、骨骼肌的收缩形式

肌肉收缩可视为肌肉长度的缩短或张力的增加，因刺激的不同，肌肉收缩的形式也不同。肌肉收缩的外部表现根据肌肉长度和张力的变化分为等长收缩和等张收缩。根据肌肉受刺激的频率的变化，可分为单收缩和强直收缩。

（一）等长收缩和等张收缩

1. 等长收缩

等长收缩指肌肉收缩时张力增加而长度不变。等长收缩的主要生理意义是维持人体姿势。如人体在站立时，为了对抗重力和维持一定姿势而发生的肌肉收缩即属于等长收缩。

2. 等张收缩

等张收缩指肌肉收缩时长度缩短而张力不变。等张收缩的主要生理意义是使物体发生位移，完成肌肉做功。人体骨骼肌的收缩在大多情况下是混合式的，既有张力的增加又有长度的缩短，并且一般是张力增加在前，长度缩短在后，即当肌肉开始收缩时，首先是肌张力的增加，当肌张力增加到等于或超过负荷时，肌肉才会出现长度缩短。

（二）单收缩和强直收缩

1. 单收缩

单收缩指肌肉受到一次刺激，引起一次收缩（图 2.10）。实验记录到的单收缩曲线可分为潜伏期、收缩期与舒张期 3 个时期。

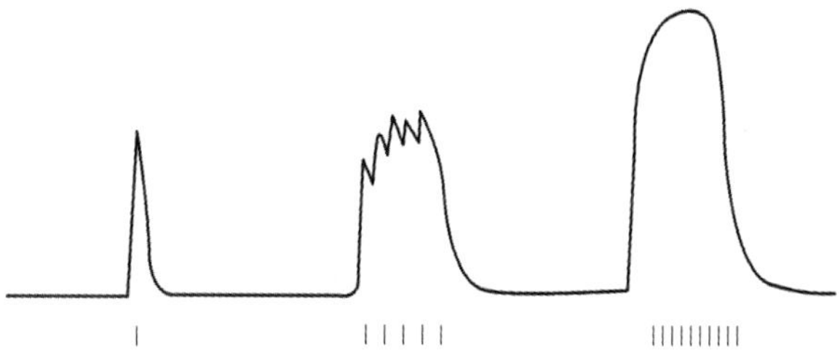

图 2.10　骨骼肌的单收缩、不完全强直收缩和完全强直收缩

2. 强直收缩

强直收缩指肌肉受到连续刺激时，骨骼肌处于持续的收缩状态，产生的单收缩的复合

(图 2.10)。强直收缩可分为两种情况:一是连续刺激的频率较低,后一刺激落在前一次肌收缩周期的舒张期内,变现舒张不完全,记录到的曲线呈锯齿状,称为不完全性强直收缩。另一种是连续刺激的频率较高,后一刺激落在前一次肌收缩周期的收缩期内,就会出现收缩的叠加现象,肌肉处于更强的持续收缩状态,记录到的曲线呈一直线称为完全性强直收缩。完全强直收缩比单收缩能够产生更强的肌张力。在生理情况下,支配骨骼肌的运动神经总是发出连续的神经冲动,因此,人骨骼肌的收缩为完全强直收缩。

课后复习题

一、名词解释

1. 液态镶嵌模型
2. 阈电位

二、单项选择题

1. O_2和CO_2在细胞膜上的扩散方式是(　　)。
   A. 单纯扩散　B. 通道转运　C. 载体转运
   D. 主动转运　E. 入胞与出胞
2. 以下属于被动转运的是(　　)。
   A. 易化扩散　B. 单纯扩散　C. 主动转运
   D. 出胞和入胞　E. 单纯扩散和易化扩散
3. 细胞兴奋的标志是(　　)。
   A. 收缩反应　B. 分泌　C. 动作电位
   D. 离子运动　E. 静息电位
4. 衡量组织兴奋性高低的指标是(　　)。
   A. 阈值　B. 动作电位　C. 静息电位
   D. 反应强度　E. 刺激强度变化率
5. 参与细胞易化扩散的蛋白质是(　　)。
   A. 受体蛋白　B. 通道蛋白　C. 泵蛋白
   D. 载体蛋白　E. 载体蛋白和通道蛋白
6. 正常状态下,细胞外分布最多的离子是(　　)。
   A. K^+　B. Na^+　C. Ca^{2+}
   D. Cl^-　E. Na^+和Cl^-
7. 正常状态下,细胞内离子分布最多的是(　　)。
   A. K^+　B. Na^+　C. Ca^{2+}
   D. Cl^-　E. Na^+和Cl^-
8. 静息电位的特点(　　)。

A. 细胞内负外正　B. 细胞内正外负　C. 细胞内外均为正
D. 细胞内外均为负　E. 以上都不是

9. 某细胞静息电位是−70 mV，当电位由−70 mV变为−50 mV时称(　　)。
A. 极化　B. 去极化　C. 超极化
D. 反极化　E. 复极化

10. 关于神经细胞动作电位的叙述错误的是(　　)。
A. 包括上升和下降　B. 上升是内流，下降是外流
C. 具有可扩布性　D. 随传播距离发生改变
E. 不会随距离而改变

11. 产生动作电位上升相的离子流是(　　)。
A. K^+ 外流　B. Cl^- 内流　C. Na^+ 内流
D. Ca^{2+} 内流　E. Na^+ 和 Cl^-

12. 产生动作电位下降相的离子流是(　　)。
A. K^+ 外流　B. Cl^- 内流　C. Na^+ 内流
D. Ca^{2+} 内流　E. Na^+ 和 Cl^-

13. 兴奋-收缩耦联中起关键作用的离子是(　　)。
A. K^+　B. Na^+　C. Ca^{2+}
D. Cl^-　E. Na^+ 和 Cl^-

14. 安静状态下，细胞膜对其通透性最大的离子是(　　)。
A. K^+　B. Cl^-　C. Na^+
D. Ca^{2+}　E. Na^+ 和 Cl^-

15. 消化腺分泌消化酶的过程是(　　)。
A. 单纯扩散　B. 易化扩散　C. 主动转运
D. 入胞　E. 出胞

16. 细胞内的 K^+ 向膜外扩散属于(　　)。
A. 单纯扩散　B. 易化扩散　C. 主动转运
D. 入胞　E. 出胞

17. 某细胞的静息电位是−70 mV，当电位由−70 mV 向−90 mV 变化，称为(　　)。
A. 极化　B. 去极化　C. 反极化
D. 复极化　E. 超极化

18. 某细胞的静息电位是−70 mV，当电位由−70 mV 向−30 mV 变化，称为(　　)。
A. 极化　B. 去极化　C. 反极化
D. 复极化　E. 超极化

19. 下列与极化具有相同意义的是(　　)。
A. 静息电位　B. 内正外负　C. 抑制
D. 动作电位　E. 兴奋

20. 人体内骨骼肌的收缩都属于(　　)。

A. 单收缩　　B. 强直收缩　　C. 不完全强直收缩

D. 完全强直收缩　　E. 都不是

21. 阈电位时,通透性突然增大的离子是(　　)。

A. K^+　　B. Na^+　　C. Ca^{2+}

D. Cl^-　　E. Na^+和Cl^-

三、多项选择题

1. K^+跨细胞膜转运的方式有(　　)。

A. 单纯扩散　　B. 易化扩散　　C. 主动转运

D. 入胞　　E. 出胞

2. 易化扩散的特点包括(　　)。

A. 特异性　　B. 逆浓度差进行　　C. 饱和性

D. 竞争性抑制　　E. 消耗能量

四、问答题

1. 试比较载体转运与通道转运的异同。

2. 试述钠泵转运的生理意义。

参考答案

一、名词解释

1. 以液态脂质双分子层为基架,其中镶嵌着具有不同生理功能的蛋白质分子,并连有一些寡糖和多糖链。

2. 是指能够引起细胞膜上Na^+通道突然大量开放,Na^+迅速内流的临界膜电位值。

二、单项选择题

1. A　2. E　3. C　4. A　5. E　6. B　7. A　8. A　9. B
10. D　11. C　12. A　13. C　14. A　15. E　16. B　17. E
18. B　19. A　20. D　21. B

三、多项选择题

1. BC　2. ACD

四、问答题

1. 答：

<table>
<tr><th>转运方式</th><th>转运物质</th><th>转运方向</th><th>转运机制</th><th>是否耗能</th></tr>
<tr><td>载体易化扩散</td><td>非脂溶性小分子物质</td><td rowspan="2">高浓度→低浓度</td><td rowspan="2">易化扩散</td><td rowspan="2">否</td></tr>
<tr><td>通道易化扩散</td><td>离子</td></tr>
</table>

2. 答：(1) 细胞内高 K^+ 是许多细胞代谢反应进行的必要条件；(2) 细胞外高 Na^+ 对维持细胞内外渗透压的平衡有重要意义；(3) 维持膜内外 Na^+、K^+ 分布不均匀，建立离子势能贮备，这是可兴奋组织具有兴奋性和产生生物电现象的离子基础。

第三章　血　　液

血液是一种流体组织，充满于心血管系统中，在心脏的推动下不断循环流动。血液具有运输、防御、调节机体酸碱平衡和体温等功能。如果流经体内任何器官的血流量不足，均可能造成严重的组织损伤；人体大量失血或血液循环严重障碍时，将危及生命。因此，血液在维持生命活动方面起着极为重要的作用。

第一节　血液的组成和理化特性

一、血液的组成

（一）血细胞的组成

血液由血浆和血细胞组成。血细胞又分为红细胞、白细胞和血小板。将血液与抗凝剂（如枸橼酸钠或肝素）混匀置于比容管中，以 3 000 r/min 的转速离心 30 min 后，血液会发生明显的分层现象。上层是淡黄色透明的血浆，下层是深红色不透明的血细胞，中间有一薄层不透明的是白细胞和血小板。

血细胞在血液中所占的容积百分比称为血细胞比容。正常人的血细胞比容值：成年男性为 40%～50%，成年女性为 37%～48%，新生儿为 55%。由于白细胞和血小板所占的容积比例很小，故血细胞比容可反映血液中红细胞的相对浓度。贫血患者红细胞数量减少，血细胞比容降低；大面积烧伤出现严重脱水时，由于血浆容量减少，血细胞比容增大。

（二）血浆的组成

1. 水

血浆中的水一般占 91%～92%。水可运输血浆中的营养物质和代谢物质，还能参与体温调节。

2. 溶质

（1）血浆蛋白。血浆蛋白是血浆中多种蛋白质的总称，主要包括白蛋白（或清蛋白）、球蛋白和纤维蛋白原 3 类（表 3.1）。血浆蛋白的生理作用如下：① 形成血浆胶体渗透压；

② 参与免疫反应；③ 参与血液凝固和纤维蛋白溶解等生理过程；④ 营养贮备功能；⑤ 运输功能。

表 3.1 正常成人血浆蛋白含量及主要生理作用

血浆蛋白名称	正常值(g/L)	相对分子量	主要生理作用
白蛋白(A)	40～48	66 000	形成血浆胶体渗透压，维持机体水平衡
球蛋白(G)	15～30	720 000	免疫、防御、运输
纤维蛋白原	2～4	340 000	参与血液凝固
总蛋白	65～85		

(2) 电解质。阳离子有 Na^+、K^+、Ca^{2+}、Mg^{2+} 等，其中主要是 Na^+；阴离子主要是 Cl^-；还存在少量的 HCO_3^-、HPO_4^{2-} 等，它们对形成并维持血浆晶体渗透压、维持酸碱平衡、维持神经细胞的兴奋性起着重要作用。

(3) 非蛋白含氮化合物。非蛋白含氮化合物为血浆中除蛋白质以外的含氮化合物的总称，主要包括尿素、肌酸、尿酸、肌酐等。临床上把这些物质中所含有的氮称为非蛋白氮(NPN)，其中有 1/3 为血尿素氮(BUN)，这些代谢产物均由肾脏排泄。

二、血量

全身血液的总量称为血量。正常成年人的血液总量相当于人体总重量的 7%～8%，即每千克体重有 70～80 mL 血液。

在安静状态下，人体约有 90%的血液在心血管中快速流动，这部分血液称为循环血量；其余 10%的血液在肝、脾的血窦、毛细血管和静脉丛中缓慢流动，称为储存血量。当剧烈运动或者大失血时，储存血量可被动员出来以补充循环血量。

健康的机体一次性失血量不超过总血量的 10%时，一般没有明显的临床症状。因为通过神经和体液调节，如心脏活动的加强，血管收缩，储存血液补充进入循环血液，使血管的充盈度基本保持不变。失血过程中丢失的水和电解质可在 1～2 h 内恢复；丢失的血浆蛋白经肝脏的加速合成也可在一天内得到补充；同时随着骨髓造血功能的加强，丢失的红细胞约 1 个月即可恢复正常。因此少量的出血以及适量的献血，一般不会影响人体的健康。但如果急性失血量达到总血量的 20%，机体代偿功能不足，会出现血压下降、四肢冰冷、眩晕乏力等症状。若急性失血量超过总血量的 30%，就可能危及生命，应立即输血抢救。

三、血液的理化特性

(一) 血液的颜色

由于红细胞内含有血红蛋白，故血液呈红色。动脉血中血红蛋白含量高，呈鲜红色；静脉血中血红蛋白含量较少，呈暗红色。血浆因含有微量的胆色素而呈淡黄色。

(二) 血液的比重

血液的比重为 1.050～1.060，血浆的比重为 1.025～1.030。血液中红细胞数愈多则血液比重愈大，血浆中蛋白质含量愈多则血浆比重愈大。血液比重大于血浆，说明红细胞比重大于血浆。

(三) 血液的黏滞性

通常是在体外测定血液或血浆与水相比的相对黏滞性，这时血液的相对黏滞性为 4～5，血浆为 1.6～2.4。全血的黏滞性主要决定于所含的红细胞数量，血浆的黏滞性主要决定于血浆蛋白质的含量。当机体严重贫血时，红细胞数量下降，导致血液黏滞性降低；当机体大面积烧伤时，因机体失去大量水分，血液被浓缩，导致血液黏滞性增加、血流阻力增大，从而影响了组织的血液灌注。

(四) 血浆的酸碱度

正常人血浆的 pH 为 7.35～7.45。血浆酸碱度处于相对稳定状态主要取决于血浆中主要的缓冲对，即 $NaHCO_3$ 与 H_2CO_3 的比值，该比值正常为 20。一般酸性或碱性物质进入血液时，由于缓冲对的作用，对血浆 pH 的影响很小，特别是在肺和肾不断地排出体内过多的酸或碱的情况下，通常血浆 pH 的波动范围极小。

(五) 血浆渗透压

渗透压指的是溶质分子通过半透膜的一种吸水力量，其大小取决于溶液中溶质颗粒数目的多少，与溶质的种类和颗粒的大小无关。

1. 血浆渗透压的形成和数值

血浆渗透压约为 5 800 mmHg(300 mOsm/kg · H_2O)，由两部分组成：一部分主要来自溶解于其中的晶体物质，主要是由 Na^+、Cl^- 形成的，称为血浆晶体渗透压，其数值约为 5 778 mmHg(298.7 mOsm/kg · H_2O)，占血浆渗透压的 99%以上；另一部分来自于血浆中的蛋白质，其正常值约为 25 mmHg(1.3 mOsm /kg · H_2O)，称为血浆胶体渗透压。在血浆蛋白中，由于白蛋白的分子量远小于球蛋白，故血浆胶体渗透压主要来自白蛋白。若白蛋白明显减少，即使球蛋白增加而保持血浆蛋白总含量基本不变，血浆胶体渗透压也将明显降低。

与人体血浆渗透压相等的溶液称为等渗溶液，临床上常用的等渗溶液有：0.9%NaCl 溶液、5%葡萄糖溶液；高于血浆血浆渗透压的溶液称为高渗溶液，如 50%葡糖糖溶液和 20%甘露醇溶液；低于血浆血浆渗透压的溶液称为低渗溶液，如 0.65% NaCl 溶液。

2. 血浆渗透压的生理意义

细胞膜和毛细血管壁是具有不同通透性的半透膜，故血浆晶体渗透压与血浆胶体渗透压的生理意义也不同(图 3.1)。

(1) 血浆晶体渗透压的生理意义。血浆晶体渗透压在调节细胞内外水平衡和及维持红细胞的正常形态和代谢有非常重要的意义。细胞膜作为半透膜，允许水分子自由通过但不允许晶体物质自由通过，经研究发现，细胞内液和细胞外液的溶质分子构成存在着差异，但两者的晶体渗透压基本相等，所以细胞内外水分子交换保持着平衡。但当某些原因使血浆晶体渗透压升高，则可以吸引红细胞内的水分子透过细胞膜而进入血浆，从而使红细胞脱水而发生皱缩。当血浆晶体渗透压下降时，则可使进入红细胞内的水增加，红细胞会发生膨胀，甚至破裂而引起溶血。因此，在临床需要给病人大量输液时，一般应输入等渗溶液。

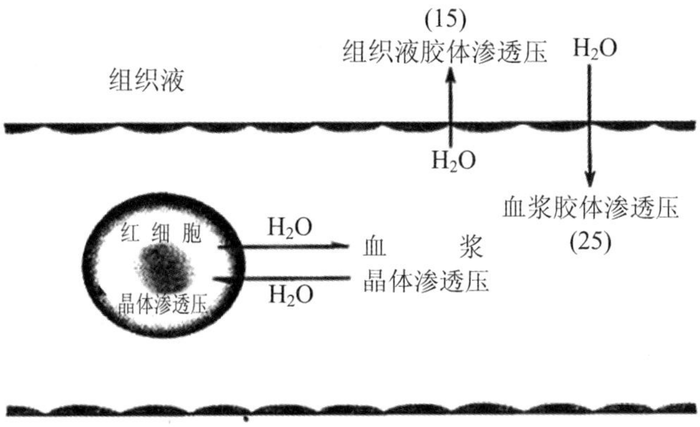

图 3.1　血浆晶体渗透压与血浆胶体渗透压作用

(2) 血浆胶体渗透压的生理意义。血浆胶体渗透压主要调节血管内外水的平衡，维持正常血容量。毛细血管壁通透性比细胞膜大，允许晶体物质自由通过，使毛细血管内、外两侧的晶体渗透压基本相等，故对血管内、外的水分分布几乎没有影响。但血浆蛋白分子量大，不能通过毛细血管壁，使得血浆胶体渗透压比组织液胶体渗透压要高，所以组织液的水分能透过毛细血管壁进入血液，维持血容量。临床上有些疾病导致血浆胶体渗透压下降，使进入毛细血管的水分减少、组织间隙的水分增多，从而引起水肿。

第二节　血　细　胞

一、红细胞

(一) 红细胞的形态、数量和功能

1. 红细胞(RBC)的形态

正常成熟的红细胞无核、无细胞器，呈双凹圆盘形，直径为 7～8 μm，胞质内充满大量的血红蛋白(Hb)。

2. 红细胞的数量

红细胞是血细胞中数量最多的一种，我国成年男性身体中红细胞数的含量为

$(4.0 \sim 5.5) \times 10^{12}$/L，成年女性为$(3.5 \sim 5.0) \times 10^{12}$/L；成年男性Hb浓度为120～160 g/L，成年女性为110～150 g/L。若红细胞数量或血红蛋白含量低于正常值，则称为贫血。由于贫血患者的血液运输O_2的能力差，故常引起组织缺氧。

3. 红细胞的功能

红细胞主要功能是运输O_2和CO_2，该功能是通过血红蛋白来完成的。血红蛋白存在于红细胞内才能发挥运输作用，红细胞发生破裂溶血时，血红蛋白逸出，红细胞则丧失其功能。若血红蛋白与CO结合形成HbCO，或其分子中所含有Fe^{2+}被氧化成Fe^{3+}而形成高铁血红蛋白后，红细胞都将丧失该功能。红细胞的另一个功能是参与对血浆酸碱度的调节，红细胞内存在着缓冲对（以KHb/HHb最为重要），能维持血液pH的平衡。

（二）红细胞的生理特性

1. 红细胞的可塑变形性

正常红细胞在外力作用下具有变形的能力，红细胞的这种特性称为可塑变形性。在通过口径比它小的毛细血管和血窦孔隙时，红细胞常需要变形，所以可塑变形性是红细胞生存所需的最重要特性。衰老、受损的红细胞的变形能力降低。

2. 悬浮稳定性

将盛有抗凝血的血沉管垂直静置，尽管红细胞的比重大于血浆，但正常时红细胞下沉缓慢，表明红细胞具有稳定地悬浮于血浆中的特性，称为红细胞的悬浮稳定性。通常以红细胞在第一小时末下沉的距离表示红细胞沉降的速度，称为红细胞沉降率，简称血沉。血沉越快表示红细胞悬浮稳定性越差。正常成年男性血沉为0～15 mm/h，女性为0～20 mm/h。当人患有某些疾病（肺结核、风湿热等）时，多个红细胞彼此间能较快地以凹面相贴，形成红细胞叠连。叠连以后，其表面积和容积比值减小，与血浆的摩擦力减小，于是血沉加快。叠连形成的快慢主要取决于血浆成分的变化，而不是红细胞本身。

3. 渗透脆性

将红细胞置于不同浓度的NaCl溶液中会观察到不同的现象。在0.9% NaCl溶液中，红细胞保持其正常大小和形态。若将红细胞置于浓度递减的一系列NaCl溶液中，水会在渗透压的作用下逐渐渗入到红细胞内，红细胞体积逐步胀大变成球形，当其过度膨胀时，红细胞会破裂，将Hb释放入血，此过程称为溶血。正常人红细胞在0.42% NaCl溶液中开始发生溶血，在0.35%NaCl溶液中则完全溶血。这表明红细胞对低渗溶液具有一定的抵抗力，我们把红细胞在低渗溶液中发生膨胀甚至破裂的特性称为渗透脆性，简称脆性。渗透脆性越大，细胞膜抗破裂的能力越低。

（三）红细胞的生成与破坏

红细胞的生成与破坏呈动态平衡，所以血液中的红细胞数量保持相对稳定。

1. 红细胞的生成

（1）红细胞的生成部位。胚胎时期，红细胞生成部位在卵黄囊、肝、脾和骨髓；出生以后，红细胞生成部位主要在红骨髓。红细胞在骨髓中生成的过程：首先红骨髓中的造血干细胞分化为红系定向祖细胞，再经幼红细胞、网织红细胞阶段，最终发育成成熟的红细胞。当骨髓造血功能受到放射线照射或受到某些大量化学物质（如苯、抗癌药物、氯霉素等）影响时，可造成全血细胞减少，称为再生障碍性贫血。

（2）红细胞的生成原料。合成血红蛋白必须要有蛋白质和铁作为原料。若某种原因导致机体蛋白质不足，血红蛋白合成下降，红细胞数量减少，称为营养不良性贫血。成人每天需要20～25 mg铁用于红细胞生成，但人每天只能从食物中吸收1 mg（约5%）铁，其余95%均来自人体铁的再利用。食物中多以高铁（Fe^{3+}）化合物的形式存在，所以必须依靠胃酸将其转化成亚铁离子（Fe^{2+}）才能被吸收。当因铁摄入不足或存在吸收障碍抑或存在长期慢性出血（如胃肠溃疡、钩虫病）以致机体缺铁时，可使血红蛋白合成减少，引起小细胞低色素性贫血，即缺铁性贫血。

（3）成熟因子。维生素B_{12}和叶酸是红细胞发育成熟必不可少的重要辅酶。当机体缺乏叶酸或者维生素B_{12}时，可导致红细胞内DNA合成障碍，发育过程中红细胞不能成熟，停滞在幼红细胞阶段，引起巨幼红细胞性贫血。

2. 红细胞的破坏

红细胞的平均寿命为120天。随着红细胞的逐渐衰老，其可塑变形能力逐渐减弱，而渗透脆性增加，导致红细胞容易滞留在小血管和血窦孔隙内或在血流湍急处因机械冲撞而破损。衰老或破损的红细胞，通常在肝、脾被巨噬细胞所吞噬，所以脾是破坏红细胞的主要场所。脾功能亢进者，红细胞破坏增加，引起脾性贫血。

3. 红细胞生成调节

（1）促红细胞生成素（EPO）。EPO主要在肾内合成，是一种热稳定的糖蛋白，分子量为34 000。当组织中氧分压降低时，血浆中的EPO的浓度增加，它促进红系祖细胞向前体细胞分化，又加速这些细胞的增殖，结果使骨髓中能合成血红蛋白的幼红细胞数增加，网织红细胞加速从骨髓释放，使血液中成熟红细胞增加。当组织氧分压恢复正常时，通过负反馈的作用，肾释放的EPO随之下降，保持红细胞数量相对稳定。严重的肾病患者，因EPO合成不足，红细胞生成减少而发生肾性贫血。

（2）性激素。雄激素可提高血浆中EPO浓度，促进红细胞生成；而雌激素则可降低红系祖细胞对EPO的反应性，抑制红细胞的生成。

二、白细胞

（一）白细胞总数和分类计数

白细胞是一类有核的血细胞。正常成年人白细胞总数是$(4\sim10)\times10^9/L$。机体在不同的时间和不同的功能状态下，白细胞在血液中的数目是有较大范围变化的。当每升超过10×10^9个白细胞时，称为白细胞增多，见于急性炎症的疾病；而每升少于4×10^9个白细胞时，称为白细胞减少，多见于长期接触放射线、自身免疫性疾病等情况。白细胞不是一个均一的细胞群，根据其形态、功能和来源部位可以分为两大类：一类细胞质中含有嗜色颗粒，称粒细胞，包括中性粒细胞、嗜酸性粒细胞和嗜碱性粒细胞 3 种；另一类细胞质中无颗粒，称为无粒细胞，包括单核细胞和淋巴细胞 2 种。血液中各类白细胞的正常值见表 3.2。临床上通常检测血液中白细胞总数及分类计数，辅助诊断某些疾病。

表 3.2 正常成年人各类白细胞的正常值及主要功能

分类	百分比	主要生理功能
中性粒细胞	50%～70%	吞噬细菌和异物，尤其是入侵的
嗜碱性粒细胞	0%～1%	释放组胺与肝素，参与过敏反应
嗜酸性粒细胞	1%～4%	限制过敏反应，参与蠕虫免疫
淋巴细胞	20%～40%	T 淋巴细胞参与细胞免疫，B 淋巴细胞参与体液免疫
单核细胞	3%～8%	吞噬作用，识别和杀伤肿瘤细胞，参与特异性免疫

（二）白细胞的生理功能

除淋巴细胞外，其余的白细胞都能伸出伪足做变形运动，凭借这种运动白细胞得以穿过血管壁，这一过程称作白细胞渗出。渗出的白细胞具有趋向某些化学物质游走的特性，称为趋化性。体内具有趋化作用的物质，包括细菌毒素、细菌或人体细胞的降解产物，以及抗原-抗体复合物等。白细胞通过变形、游走、趋化和吞噬等特性实现对机体的防御、保护作用。

1. 中性粒细胞

中性粒细胞是血液中最主要的吞噬细胞，具有活跃的变形能力和高度的化学趋化性，并且具有较强的吞噬和消化病原微生物的能力。中性粒细胞在血液的非特异性细胞免疫系统中起着十分重要的作用，它处于机体抵御微生物病原体，特别是在化脓性细菌入侵的第一线。当炎症发生时，中性粒细胞被趋化性物质吸引到炎症部位，由于它们内含有大量溶酶体酶，因此能将进入细胞内的细菌和组织碎片吞噬、分解，这样，入侵的细菌被包围在一个局部，并被消灭，以防止病原微生物在体内扩散。当中性粒细胞本身解体时，释出各溶酶体酶类并溶解周围组织而形成脓肿。

2. 嗜碱性粒细胞

嗜碱性粒细胞可以合成并释放嗜酸性粒细胞趋化因子 A、组胺、过敏性慢反应物质、肝素等。主要作用有：① 肝素具有抗凝血作用；② 组胺、过敏性慢反应物可使毛细血管壁通透性增加、支气管平滑肌收缩，引起哮喘、荨麻疹等过敏反应。嗜酸性粒细胞趋化因子能把嗜酸性粒细胞吸引过来，聚集于局部以限制嗜碱性粒细胞在过敏反应中的作用。

3. 嗜酸性粒细胞

嗜酸性粒细胞可以限制肥大细胞和嗜碱性粒细胞引起的过敏反应，还能参与蠕虫的免疫反应。故当机体发生过敏反应或蠕虫感染时，嗜酸性粒细胞增多。

4. 淋巴细胞

淋巴细胞是免疫细胞中的一大类，它们在免疫应答过程中起着核心作用。根据细胞成长发育的过程和功能的不同，淋巴细胞分成 T 细胞和 B 细胞两类。在功能上 T 细胞主要与细胞免疫有关，B 细胞则主要与体液免疫有关。在血液中，除了 T 细胞和 B 细胞之外还有一类淋巴细胞，这类细胞称为裸细胞，占血液中淋巴细胞总数的 5%～10%。目前受注意的裸细胞有杀伤细胞（K 细胞）和自然杀伤细胞（NK 细胞），具有抗肿瘤、抗感染和免疫调节等作用。

5. 单核细胞

单核细胞来源于骨髓中的造血干细胞，并在骨髓中发育。当它们从骨髓进入血液时仍然是尚未成熟的细胞。与其他血细胞比较，单核细胞内含有更多的非特异性脂酶，并且具有更强的吞噬作用。单核细胞在血液中停留 2～3 天后迁移到周围组织中，发育成为巨噬细胞。此时其吞噬能量大大增加，能吞噬各种病原微生物及衰老死亡的细胞，此外它还能生成并释放多种细胞毒、干扰素和白细胞介素，参与机体的防御。

三、血小板

（一）血小板的数量

血小板是从骨髓成熟巨核细胞胞质脱落下来的小块胞质碎片，正常成人血小板的数量为(100～300)×10^9/L。一般情况下，血小板数量超过 1 000×10^9/L 称为血小板过多，易发生血栓；血小板数量低于 50×10^9/L 时，毛细血管壁脆性增加，在皮肤、黏膜下出现出血点，称为血小板减少性紫癜。

（二）血小板的生理特性

1. 黏附

血小板与非血小板的表面黏着，称为血小板黏附。当血管受损暴露出胶原组织时，血小板可黏着在暴露的胶原组织上，随后便启动了生理性止血和血液凝固过程。

2. 聚集

指血小板彼此黏附的现象。这一现象分为两个时相：第一时相发生迅速，解聚也迅速，为可逆性聚集，是由受损组织释放二磷酸腺苷（ADP）引起的；第二时相聚集发生缓慢，不能解聚，为不可逆聚集，是由血小板释放内源性 ADP 引起。

3. 释放

血小板受刺激后，储存在致密体、溶酶体或 α-颗粒中的一些物质被释放出来，这一过程称为血小板释放。释放的物质有 ADP、ATP、5-羟色胺（5-HT）、血小板因子（PF_3）、儿茶酚胺等。这些物质可以使血小板收缩并促进血小板聚集。

4. 收缩

血小板内含有收缩蛋白 A 和 M，这些蛋白具有 ATP 酶的活性，可分解 ATP 释放能量而使血小板收缩，形成坚实的血栓，有利于止血。

5. 吸附

悬浮的血小板可以吸附多种凝血因子。当血管破损时,随着血小板的黏附与聚集,能吸附大量的凝血因子,使破损局部的凝血因子浓度明显增高,并提供磷脂表面促使血液凝固的发生和进行。

(三) 血小板的生理功能

1. 维持毛细血管壁正常通透性

正常情况下,血小板可随时沉着于毛细血管壁上,填补血管内皮细胞脱落留下的空隙,维持毛细血管壁的完整性,保证其正常通透性。

2. 促进凝血

在血液凝固过程中,血小板提供了激活凝血因子的磷脂表面,除此之外还释放了许多与凝血有关的因子,如纤维蛋白原激活因子、抗肝素因子等,从而大大加快了凝血进程。

3. 参与生理性止血

正常情况下,当小血管损伤时,血液从小血管内流出,数分钟后出血便会自行停止的现象,称为生理性止血。用一个小撞针或注射针刺破耳垂或指尖使血液流出,然后测定出血延续的时间,这一段时间称为出血时间。出血时间的长短可以反映生理止血功能的状态。正常出血时间为 1～3 min。血小板减少,出血时间即相应延长,这说明血小板在生理止血过程中有重要作用。

生理性止血是一个复杂过程。首先是小血管于受伤后立即收缩,若破损不大即可使血管封闭。这主要是由损伤刺激引起的局部缩小血管反应,但持续时间很短。其次,血管内膜损伤,内膜下组织暴露,可以激活血小板和血浆中的凝血系统,被激活的血小板黏附于内膜下组织并聚集成团,成为一个松软的止血栓以填塞伤口。随后血小板会吸附大量的凝血因子,同时释放出促凝物质,最后血小板内的收缩蛋白引起血小板收缩,使血凝块回缩,止血栓由松软变得坚实,达到有效止血。

第三节 血液凝固与纤维蛋白溶解

一、血液凝固

(一) 血液凝固的概念

血液凝固是指血液由流动的液体状态变为不能流动的凝胶状态的过程,简称血凝。其实质就是血浆中的可溶性纤维蛋白原变成不溶性的纤维蛋白的过程。纤维蛋白交织成网,将很多血细胞网罗在内,形成血凝块。血液凝固后 1～2 h,血凝块又发生回缩,并释出淡黄色的液体，称为血清。血清与血浆的区别在于前者缺乏纤维蛋白原和在血液凝固过程中被消耗的某些凝血因子。

（二）凝血因子

血液凝固是机体的一种保护性生理过程，它的作用是在血管破损后形成血凝块以起到止血的作用。它是一系列复杂的蛋白质酶促反应的过程，需要多种凝血因子的参与。血浆和组织中直接参与血液凝固过程的物质，称为凝血因子。目前已知的凝血因子有14种，其中已按国际命名法用罗马数字编号的有12种（表3.3）。此外，还有前激肽释放酶、高分子激肽原以及血小板的磷脂等也直接参与凝血过程。

表3.3 按国际命名法编号的凝血因子

编号	同义名	编号	同义名
Ⅰ	纤维蛋白原	Ⅷ	抗血友病因子
Ⅱ	凝血酶原	Ⅸ	血浆凝血活酶
Ⅲ	组织因子	Ⅹ	斯图亚特因子
Ⅳ	Ca^{2+}	Ⅺ	血浆凝血活酶前质
Ⅴ	前加速素	Ⅻ	接触因子
Ⅶ	前转变素	ⅩⅢ	纤维蛋白稳定因子

凝血因子的特点：① 凝血因子大都存在于血浆中，仅组织因子Ⅲ存在于组织中。② 除因子Ⅳ是Ca^{2+}外，其余均属蛋白质。③ 部分因子以无活性的酶原形式存在于血浆中，必须激活才具有活性，如被激活的因子通常在其右下角标"a"，表示"活性型"凝血因子。④ 大多数凝血因子在肝脏合成，并需要维生素K的参与（如Ⅱ、Ⅶ、Ⅸ、Ⅹ），当肝受损或维生素K缺乏时，将导致凝血障碍而发生出血倾向。

（三）血液凝固过程

凝血是由一系列凝血因子按一定顺序相继被激活，最终使纤维蛋白原转变为纤维蛋白的过程，包括凝血酶原酶复合物（凝血酶原激活复合物）的形成、凝血酶的形成和纤维蛋白的形成。其间关系如图3.2所示。

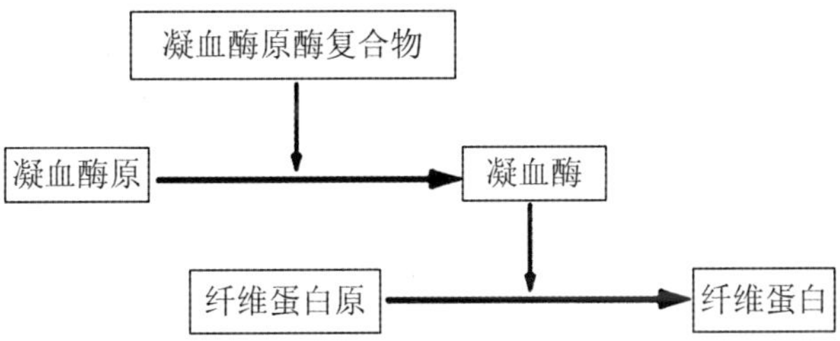

图3.2 凝血过程的三个基本步骤

1. 凝血酶原激活复合物的形成

凝血酶原酶复合物可通过内源性凝血途径和外源性凝血途径生成。如果只是损伤血管内膜或抽出血液置于玻璃管内，完全依靠血浆内的凝血因子逐步使因子X激活从而发生凝血的，称为内源性凝血途径；如果是依靠血管外组织释放的因子Ⅲ来参与因子X的激活的，称为外源性凝血途径，如创伤出血后发生凝血的情况。

（1）内源性凝血途径。内源性凝血途径一般从因子Ⅻ的激活开始。血管内膜下组织，特别是胶原纤维与因子Ⅻ接触，可使因子Ⅻ激活成Ⅻa。Ⅻa可激活前激肽释放酶使之成为激肽释放酶；后者反过来又能激活因子Ⅻ，这是一种正反馈，可使因子Ⅻa大量生成。Ⅻa又激活因子Ⅺ成为Ⅺa，所形成的Ⅺa再激活因子Ⅸ生成Ⅸa，这一步需要有Ca^{2+}（即因子Ⅳ）存在。Ⅸa再与因子Ⅷ、血小板磷脂（PF_3）及Ca^{2+}组成因子Ⅷ复合物，即可激活因子X生成Xa。因子Ⅷ作为辅助因子能使因子Ⅸa对因子X的激活速度提高20万倍。

（2）外源性凝血途径。外源性凝血途径是指由血液之外的因子Ⅲ与血液接触而启发的凝血途径。当机体组织发生损伤或血管破损后，由受损组织释放的因子Ⅲ与因子Ⅶ以及Ca^{2+}形成复合物，共同激活凝血因子X。

通过上述两种途径所生成的因子Xa，在Ca^{2+}的参与下与因子Ⅴ结合，在血小板磷脂表面形成凝血酶原激活物。

2. 凝血酶的形成

在凝血酶原激活物的作用下，血浆中无活性的凝血酶原（因子Ⅱ）可迅速被激活成有活性的凝血酶（因子Ⅱa）

3. 纤维蛋白的形成

凝血酶的主要作用是催化纤维蛋白原的分解，使每一分子纤维蛋白原从N-端脱下四段小肽，转变成为纤维蛋白单体，然后互相连接，特别是在ⅩⅢa作用下形成牢固的、不溶于水的纤维蛋白多聚体，即纤维蛋白，并交织成网，达到网罗血细胞形成血凝块的目的。

二、抗凝与促凝

（一）抗凝物质

生理状态下，体内存在着多种凝血因子，但是血液在血管内不会发生凝血，即使血管损伤发生出血而引起的血液凝固也仅发生在受损局部，而没有发生广泛的血管内凝血，这意味着体内还存在着与凝血系统相对抗的抗凝系统。

1. 抗凝血酶Ⅲ

抗凝血酶Ⅲ是血浆中一种丝氨酸蛋白酶抑制物，主要是由肝细胞和血管内皮细胞分泌。抗凝血酶Ⅲ分子上具有精氨酸残基，其可以与因子Ⅱa、Ⅶ、Ⅸa、Ⅹa、Ⅻa的活性中心丝氨酸残基结合，这样就“封闭”了这些酶的活性中心而使之失活。在血液中，每一分子抗凝血酶Ⅲ，可以与一分子凝血酶结合形成复合物，从而使凝血酶失活。抗凝血酶Ⅲ的直接抗凝作用非常慢而弱，但它与肝素结合后，其抗凝作用可增强2 000倍。

2. 肝素

肝素是一种酸性黏多糖，主要由肥大细胞和嗜碱性粒细胞产生，它存在于大多数组织中，在肝、肺、心和肌组织中尤为丰富。肝素在体内和体外都具有抗凝作用，肝素抗凝的主要机制在于它能结合血浆中的一些抗凝蛋白，如抗凝血酶Ⅲ和肝素辅助因子Ⅱ等，使这些抗凝蛋白的活性大为增强，因此肝素主要是通过增强这些抗凝蛋白的活性而间接发挥抗凝作用的。此外，肝素还能阻止血小板黏附、聚集和释放，从而达到抗凝目的。

3. 蛋白质 C 系统

蛋白质 C(protein C)是近年来引起注意的另一种具有抗凝作用的血浆蛋白，分子量为62 000，它由肝脏合成，并有赖于维生素 K 的存在。蛋白质 C 被激活后可水解灭活因子Ⅴa和因子Ⅷa，抑制 Xa 与血小板结合，大大降低 Xa 的凝血活性。此外，蛋白质C 还能促进纤维蛋白的溶解。

4. 组织因子途径抑制物

组织因子途径抑制物是控制凝血启动阶段的一种体内天然抗凝蛋白，它对外源性凝血途径具有特异性抑制作用。它与因子Ⅶa～因子Ⅲ复合物、Ca^{2+}及因子 Xa 结合形成四聚体，从而灭活因子Ⅶa～因子Ⅲ复合物，抑制外源性凝血途径。

(二) 加速或延缓血凝的方法

1. 促凝

粗糙面和提高温度可加速血液凝固。外科手术中常用温热的生理盐水纱布或明胶海绵压迫伤口止血，因为粗糙的表面能促使血小板黏附，还能激活因子Ⅻ。适当加温还可以加快凝血过程中的酶促反应速度。手术前应用维生素 K 可预防手术中伤口的大量渗血。此外，中药三七、云南白药等都具有促进血液凝固的作用。

2. 延缓和防止血凝

(1) 降低温度。当反应系统的温度降低至 10℃以下时，很多参与凝血过程的酶的活性下降，因此可延缓血液凝固，但不能完全阻止凝血的发生。

(2) 光滑的表面。光滑表明可减少血小板的聚集和解体，减弱对凝血过程的触发，因而延缓了凝血酶的形成。例如，将血液盛放在内表面涂有硅胶或石蜡的容器内，即可延缓血凝。

(3) 去除 Ca^{2+}。由于血液凝固的多个环节中都需要 Ca^{2+} 的参加，因此如在体外向血液中加入某些能与钙结合形成不易解离但可溶解的络合物，从而减少了血浆中的 Ca^{2+}，防止了血液凝固。由于少量枸橼酸钠进入血液循环不会产生毒性，因此常用它作抗凝剂来处理输血用的血液。

三、纤维蛋白溶解

纤维蛋白溶解是指在血液凝固中形成的纤维蛋白在纤维蛋白溶解酶的作用下降解液化

的过程，简称纤溶。纤溶系统主要包括纤维蛋白溶解酶原(纤溶酶原)、纤溶酶、纤溶酶原激活物与纤溶抑制物。该系统的主要功能是清除在血液凝固过程中产生的纤维蛋白凝块，阻止永久性血栓形成。纤溶的基本过程可分为两个阶段：纤溶酶原的激活和纤维蛋白的降解(图 3.3)。

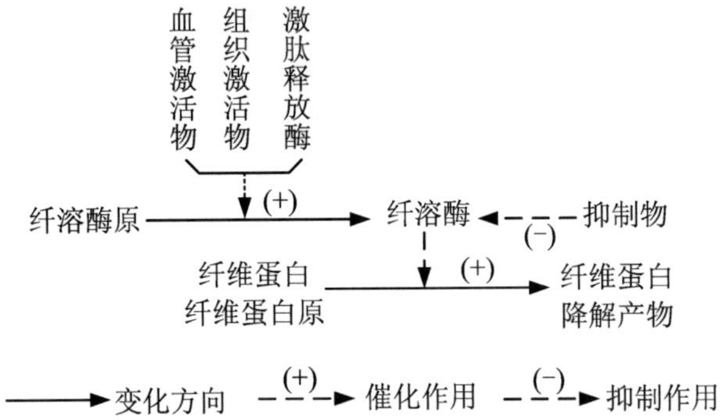

图 3.3　纤维蛋白溶解系统激活与抑制

(一) 纤溶酶原的激活

纤溶酶原是由肝脏产生的并存在于血浆中的一种球蛋白，本身没有活性，需要被一些激活物激活转变成具有活性的纤溶酶才能发挥作用。纤溶酶原激活物分布广泛，主要有 3 类：第一类为血管激活物，由小血管内皮细胞中合成后释放于血中。当血管内出现血纤维凝块时，可使内皮细胞释放大量激活物。第二类为组织激活物，存在于很多组织中，主要是在组织修复、伤口愈合等情况下，在血管外促进纤溶。肾合成与分泌的尿激酶就属于这一类激活物，活性很强，有助于防止肾小管中纤维蛋白沉着。第三类为依赖于因子Ⅻ的激活物，例如前激肽释放酶被Ⅻa 激活后，所生成的激肽释放酶即可激活纤溶酶原。

(二) 纤维蛋白的降解

纤溶酶把整个纤维蛋白或纤维蛋白原分割成很多可溶的小肽，总称为纤维蛋白降解产物。纤维蛋白降解产物一般不能再出现凝固，而且其中一部分有抗血凝的作用。

(三) 纤溶抑制物

血浆中存在多种对抗纤维蛋白溶解的物质，称为纤溶抑制物，主要有纤溶酶原激活物抑制物-1 和 α_2-抗纤溶酶，能防止血凝块过早溶解和避免出现全身性纤溶。

总之，凝血系统与纤溶系统是机体内两个对立统一的功能系统，彼此保持着动态平衡，在人体出血时既能有效止血，又能防止血凝块堵塞血管，从而维持血液正常流动。

第四节　血型和输血原则

一、血型

1901 年 Landsteiner 发现了第一个血型系统，即 ABO 血型系统，从此为人类揭开了血型的奥秘，并使输血成为安全度较高的临床治疗手段。因此 Landsteiner 在 1930 年获得了诺贝尔医学奖和生理学奖。

血型是指血细胞膜上特异性抗原的类型，而通常说的血型是指红细胞膜上特异性抗原的类型。除红细胞以外，白细胞和血小板也有特异性抗原。例如白细胞上的人类白细胞抗原(HLA)是一个极为复杂的抗原系统，在体内广泛分布，是引起组织器官移植发生免疫排斥反应的主要抗原，也是鉴定亲子关系的重要手段。血小板表面也有特异的抗原，此类抗原可能与血小板减少症的发生有关。

红细胞抗原是嵌入红细胞膜上的一些特异糖蛋白，抗体是存在于血浆中的 γ-球蛋白。同型的抗原和抗体相遇便会发生抗原-抗体反应，此时红细胞即凝集成簇，这种现象称为红细胞凝集反应，其中，红细胞膜上特异的抗原在凝集反应中称为凝集原，能与凝集原起反应的特异抗体称为凝集素。

目前已经检出有 29 个不同的红细胞血型系统，其中与临床关系最为密切的是 ABO 血型系统和 Rh 血型系统。

(一) ABO 血型系统

1. 分类依据

在 ABO 血型系统中，红细胞膜上存在着两种特异性抗原：A 凝集原和 B 凝集原。ABO 血型系统的分类是依据红细胞膜上 A、B 凝集原的有无及种类来分型的(表 3.4)。凡红细胞膜上只有 A 凝集原者称 A 型；只有 B 凝集原的为 B 型；A、B 凝集原均有者为 AB 型；A、B 凝集原均无者为 O 型。在 ABO 血型系统中，在血清中还存在着与上述凝集原相对应的凝集素，即抗体。凝集素也分两种，分别称为抗 A 凝集素和抗 B 凝集素。

表 3.4　ABO 血型系统的分型

血型	红细胞膜上的凝集原	血浆中的凝集素
A 型	A	抗 B
B 型	B	抗 A
AB 型	A 和 B	无
O 型	无	抗 A 和抗 B

红细胞膜表面含有多种特异性抗原(凝集原),血清中则含有多种抗体(凝集素),若红细胞凝集原与其相对应的凝集素相遇时,就会发生抗原-抗体反应,出现红细胞凝集反应。所以在同一个体的血清中,不存在对抗其自身红细胞凝集原的凝集素。

A 凝集原+抗 A 凝集素→红细胞凝集

B 凝集原+抗 B 凝集素→红细胞凝集

2. ABO 血型系统的鉴定

输血前须鉴定血型,以保证输血安全有效。根据凝集反应是否发生,可以用已知的抗 A 凝集素和抗 B 凝集素检测未知的凝集原,从而确定血型。

(二) Rh 血型系统

Rh 抗原是 1940 年发现的存在于人体红细胞表面的另一类抗原,因最先发现于恒河猴的红细胞上,取其学名的前两个字母命名,故称为 Rh 抗原,由此发现了 Rh 血型系统。

1. Rh 血型系统分型及特点

Rh 血型系统有 C、c、D、E、e 凝集原,其中 D 抗原的抗原性最强,通常将红细胞表面含有 D 抗原的称为 Rh 阳性,缺乏 D 抗原的称为 Rh 阴性。

Rh 血型具有明显的种族差异,我国汉族人口中有 99%的人是 Rh 阳性,只有 1%的人为 Rh 阴性。而有些少数民族,Rh 阴性者比例较大,如苗族为 12.3%,塔塔尔族为 15.8%。

2. Rh 血型系统的临床意义

(1) 输血方面。人血清中不存在抗 Rh 的天然抗体,只有当 Rh 阴性的人,接受 Rh 阳性的血液后,通过体液性免疫才产生出抗 Rh 的抗体。在第一次输血后一般不产生明显的反应,但在第二次或多次再输入 Rh 阳性血液时即可发生抗原-抗体反应,输入的 Rh 阳性红细胞即被凝集,产生严重的后果。

(2) 妊娠方面。Rh 系统的抗体主要是不完全抗体 IgG,该分子较小,能透过胎盘。因此,当阴性的母亲怀有阳性的胎儿时,分娩过程中阳性胎儿 Rh 抗原可以进入母体,通过免疫反应,在母体的血液中刺激产生免疫抗体,主要是抗 Rh 抗体。如果 Rh 阴性母亲再次怀有 Rh 阳性胎儿时,此时,母体血液中高浓度的抗 Rh 抗体将会透过胎盘,与胎儿的红细胞发生凝集反应而溶血,严重时可导致胎儿死亡。

二、输血原则

输血已经成为治疗某些疾病、抢救伤员生命和保证一些手术得以顺利进行的重要临床治疗手段。但是,由于输血易发生差错,造成病人严重损害甚至死亡的事故并不鲜见。美国的统计资料报道,在 1976 年至 1985 年的 10 年间,美国共发生输血死亡事故 159 例,其中由于 ABO 系统的错误导致的有 137 例,占 86%。为了保证输血的安全性和提高输血的效果,必须注意遵守以下两项输血原则。

（一）血型鉴定

首先必须鉴定血型，保证供血者与受血者的ABO血型相合；育龄期妇女和需反复输血的病人，还必须使Rh血型相合。

（二）交叉配血试验

即使在ABO血型系统相同的人之间进行输血，因为供血者和受血者的红细胞或血清中还可能存在其他不相容的血型抗原或血型抗体，所以在输血前必须进行交叉配血试验（图3.4）。其方法为把供血者的红细胞与受血者的血清进行配合试验，称为交互配血的主侧；再把受血者的红细胞与供血者的血清作配合试验，称为交叉配血的次侧。交叉配血试验结果判断：① 两侧均无凝集反应，可以输血；② 主侧凝集，不管次侧是否凝集，绝对不能输血；③ 主侧不凝集，次侧凝集，可少量、缓慢输血，并需密切观察受血者的情况。

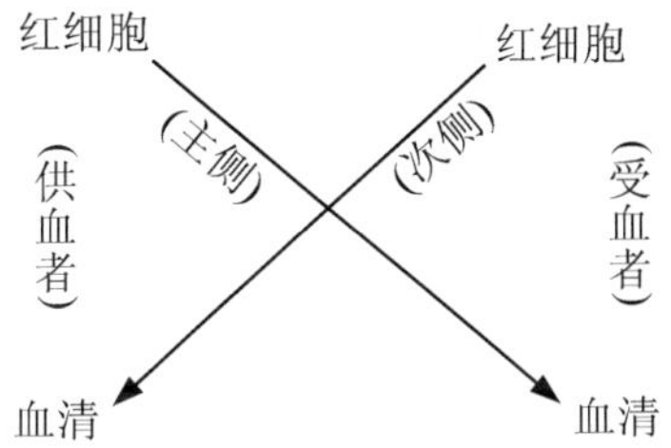

图3.4 交叉配血试验

以前曾经把O型血的人称为“万能供血者”，认为他们的血液可以输给任何其他血液的人，但目前认为这种认识有不足之处。因为，虽然O型的红细胞上没有A和B凝集原，因而不会被受血者的血浆凝集，然而O型血人的血浆中的抗A和抗B凝集素能与其他血型受血者的红细胞发生凝集反应。当输入的血量较大时，供血者血浆中的凝集素未被受血者的血浆足够稀释时，受血者的红细胞会被广泛凝集。

总之，输血是一个多环节的过程，每个环节上的失误都可能造成严重医疗事故。因此，进行大量输血操作时，必须严格遵守输血原则，密切注意观察，而且只有在确实需要时才进行输血，绝不可盲目滥用。

课后复习题

一、名词解释

血细胞比容

二、单项选择题

1. 形成血浆胶体渗透压的物质主要是（　　）。

   A. NaCl　　B. 葡萄糖　　C. 清蛋白

   D. 球蛋白　　E. 血红蛋白

2. 形成血浆晶体渗透压的物质主要是(　　)。
A. Na^+和Cl^+　B. 葡萄糖　C. 清蛋白
D. 球蛋白　E. 血红蛋白

3. 小细胞低色素性贫血的原因是(　　)。
A. 缺乏Fe^{2+}　B. 缺乏叶酸　C. 内因子缺乏
D. 骨髓破坏　E. 严重肾疾病

4. 再生障碍性贫血是由于(　　)。
A. 缺乏Fe^{2+}　B. 缺乏叶酸　C. 内因子缺乏
D. 骨髓破坏　E. 严重肾疾病

5. 巨幼细胞性贫血是由于人体内缺乏(　　)。
A. 铁　B. 铁和蛋白质　C. 维生素B_{12}和叶酸
D. 促红细胞生成素　E. 维生素B_6

6. 某患者未受明显创伤皮肤却经常出现大片青紫色淤斑,可能是因为(　　)。
A. 红细胞减少　B. 中性粒细胞减少　C. 淋巴细胞减少
D. 血小板减少　E. 凝血因子减少

7. 唯一不存在于血液中的凝血因子是(　　)。
A. 因子Ⅰ　B. 因子Ⅲ　C. 因子Ⅶ
D. 因子Ⅻ　E. 因子Ⅱ

8. 等渗溶液是指渗透压(　　)。
A. 大于血浆　B. 小于血浆　C. 相近或等于血浆渗透压
D. 10%葡萄糖溶液　E. 0.35% NaCl溶液

9. 某患者甲状腺素术后伤口不断渗血,考虑可能是(　　)。
A. 缺乏Fe^{2+}　B. 缺乏因子Ⅷ　C. 缺乏因子Ⅲ
D. 纤溶活跃　E. 抗纤溶活跃

10. 异型输血一般一次不超过(　　)。
A. 100 mL　B. 200 mL　C. 300 mL
D. 500 mL　E. 1 000 mL

11. 红细胞放在以下哪种液体中会破裂溶血(　　)。
A. 5%葡萄糖溶液　B. 10%葡萄糖溶液　C. 0.9% NaCl溶液
D. 0.35% NaCl溶液　E. 以上都不会

12. A型血红细胞膜上含有的凝集原是(　　)。
A. A凝集原　B. B凝集原　C. D抗原
D. A凝集原和B凝集原　E. 无A凝集原和B凝集原

13. B型血红细胞膜上含有的凝集原是(　　)。
A. A凝集原　B. B凝集原　C. D抗原
D. A凝集原和B凝集原　E. 无A凝集原和B凝集原

14. AB型血红细胞膜上含有的凝集原是(　　)。
A. A凝集原　B. B凝集原　C. D抗原

D. A凝集原和B凝集原 E. 无A凝集原和B凝集原

15. O型血红细胞膜上含有的凝集原是(　　)。

A. A凝集原 B. B凝集原 C. D抗原

D. A凝集原和B凝集原 E. 无A凝集原和B凝集原

16. 能与B凝集原混合使红细胞凝集的是(　　)。

A. A凝集原 B. B凝集原 C. A凝集素

D. A凝集原和B凝集原 E. B凝集素

17. 能与A凝集原混合使红细胞凝集的是(　　)。

A. A凝集原 B. B凝集原 C. A凝集素

D. A凝集原和B凝集原 E. B凝集素

18. 促红细胞生成素主要由人体的哪个器官产生(　　)。

A. 肝脏 B. 肺脏 C. 肾脏

D. 心脏 E. 肌肉

19. 血清与血浆的主要区别是前者不含(　　)。

A. 白蛋白 B. 纤维蛋白原 C. 球蛋白

D. 纤溶酶原 E. 凝血因子

20. 急性化脓菌有感染时,显著增多的是(　　)。

A. 红细胞 B. 血小板 C. 嗜酸性粒细胞

D. 单核细胞 E. 中性粒细胞

21. 内源性凝血的启动凝血因子是(　　)。

A. 因子Ⅰ B. 因子Ⅲ C. 因子Ⅶ

D. 因子Ⅻ E. 因子Ⅱ

22. 外源性凝血的启动凝血因子是(　　)。

A. 因子Ⅰ B. 因子Ⅲ C. 因子Ⅶ

D. 因子Ⅻ E. 因子Ⅱ

23. 血量是人体内血液的总量,相当于每千克体重(　　)。

A. 70～80 mL B. 80～90 mL C. 50～60 mL

D. 40～50 mL E. 60～70 mL

24. 大量失血是指失血量占总量的(　　)。

A. 5% B. 10% C. 15%

D. 20% E. 30%

三、多项选择题

1. 血浆无机盐的生理作用包括(　　)。

A. 形成血浆晶体渗透压 B. 形成血浆胶体渗透压

C. 维持酸碱平衡 D. 产生生物电

E. 参与血液凝固

2. 凝血酶原激活物的组成包括(　　)。

A. 血小板因子Ⅲ(PF_3) B. Ca^{2+} C. 凝血因子Ⅲ
D. 凝血因子 Xa E. 凝血因子 V

3. 下列关于红细胞的说法,正确的有(　　)。
   A. 是血液中数量最多的血细胞
   B. 正常成年男性的红细胞数高于女性
   C. 主要功能是吞噬、杀菌、参与免疫反应
   D. 红细胞破裂,血红蛋白可逸出
   E. 血液中红细胞数或血红蛋白含量低于正常,称为贫血
4. 血液凝固的基本过程包括哪些(　　)。
   A. 凝血酶原激活物的形成 B. 凝血酶的形成
   C. 纤维蛋白溶解 D. 纤维蛋白的形成
   E. 抗凝系统

四、填空题

1. 血液由________和________组成。
2. 血浆蛋白分为________、________、________。
3. 血小板的生理功能是________________和________________。
4. 红细胞生成的原料有________和________。
5. 调节红细胞生成的激素有________和________。

五、问答题

简述血液凝固的过程有哪些。

参考答案

一、名词解释

指血细胞在血液中所占的容积百分比。

二、单项选择题

1. C 2. A 3. A 4. D 5. C 6. D 7. B 8. C 9. D
10. C 11. D 12. A 13. B 14. D 15. E 16. E 17. C
18. C 19. B 20. E 21. D 22. B 23. A 24. E

三、多项选择题

1. ACDE 2. ABDE 3. ABDE 4. ABD

四、填空题

1. 血浆、血细胞
2. 清(白)蛋白、球蛋白、纤维蛋白
3. 维持血管内皮的完整性、参与生理性止血与凝血

4. 铁、蛋白质

5. 促红细胞生成素、雄激素

五、问答题

答：(1) 凝血酶原激活物的形成；

↓

(2) 凝血酶原 ⟶ 凝血酶；

↓

(3) 纤维蛋白原 ⟶ 纤维蛋白。

第四章　血 液 循 环

在整个生命活动过程中，心脏不停地跳动，推动血液在心血管系统内循环流动。血液在心血管系统中按照一定的方向周而复始的循环称为血液循环。血液循环的主要功能是完成体内的物质运输，如营养物质、O_2、代谢产物、CO_2、激素及生物活性物质等都是通过血液循环运输的，从而维持机体内环境理化特性相对恒定。

第一节　心脏的泵血功能

心脏的泵血是依靠心脏收缩和舒张的交替活动来完成的。心脏收缩时将血液射入动脉，并通过动脉系统将血液分配到全身各组织；心脏舒张时则通过静脉系统使血液回流到心脏，为下一次射血做准备。

一、心脏泵血的过程和机制

（一）心率和心动周期

在生命活动中，心脏不停地跳动，即不停地做节律性的收缩和舒张。心脏每分钟跳动的次数称为心率。正常成人心率为 60～100 次/min，平均为 75 次/min。心率可因年龄、性别和生理状况不同而变化。新生儿可达 140 次/min 以上，随年龄增长而减慢，到 15～16 岁时接近成人水平；成年女性心率较男性稍快；安静和睡眠时心率减慢，运动和情绪激动时心率增快。在整体情况下，心率受神经和体液因素的影响。交感神经活动增强时心率加快；迷走神经活动增强时心率减慢。循环血中肾上腺素、去甲肾上腺素和甲状腺激素水平增高时心率加快。此外，心率还受体温的影响，体温每升高 1℃，心率每分钟可增加 12～18 次。

心房或心室每收缩和舒张一次所用的时间称为心动周期。心动周期与心率呈反比关系，即心动周期＝60/心率，心率增快，心动周期缩短，反之延长。按照成人心率 75 次/min 计算，心动周期为 0.8 s。在一个心动周期中，两心房先收缩，持续 0.1 s，继而舒张，历时约 0.7 s。在心房开始舒张的同时，两心室开始收缩，持续 0.3 s，继而心室开始舒张，历时约 0.5 s。在心室舒张的前 0.4 s 期间，心房也在舒张，称为全心舒张期。在心室舒张的最后 0.1 s 开始时，两心房又开始收缩，进入下一个心动周期（图 4.1）。由于心室在泵血活动中起主要作用，因此，心动周期通常是指心室的活动周期。在心动周期中，心房和心室的舒张期都明显长于收缩期，这有利于血液充盈，从而保证心脏有效地射血。心脏在收缩期工作，在舒张期得到休息。心率增快时，心动周期缩短，收缩期和舒张期均缩短，但舒张期缩短更为显著。因此，心率增快，心脏工作时间相对增多，休息时间相对减少，易造成疲劳，故不利于心脏持久活动。

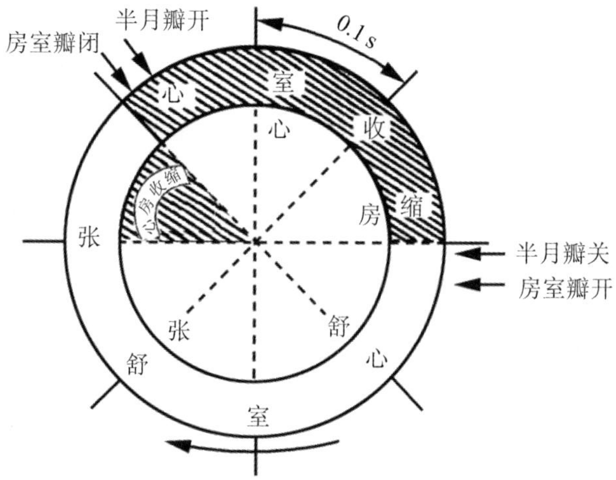

图 4.1　心动周期

（二）心脏的泵血过程

现以左心室为例，说明一个心动周期中心室射血和充盈的过程，以便了解心脏泵血的机制。

1. 心室收缩期

心室收缩期可分为等容收缩期和射血期，而射血期又可分为快速射血期和减慢射血期。

(1) 等容收缩期。心室开始收缩后，心室内压力立即升高，当室内压升高到超过房内压时，即可推动房室瓣使之关闭，因而血液不会倒流入心房。但此时室内压尚低于主动脉压，因此动脉瓣仍处于关闭状态，心室暂时成为一个封闭的心腔。从房室瓣关闭到动脉瓣开启前的这段时期，心室的收缩不能改变心室的容积，故称为等容收缩期，此期持续约 0.05 s。由于此时心室继续收缩，因而室内压急剧升高。

(2) 射血期。当心室收缩使室内压升高至超过主动脉压时，动脉瓣开放，进入射血期。在射血的早期，由于心室射入主动脉的血液量较多，血液流速也很快，故称为快速射血期。此期持续约 0.1 s，心室射出的血液量约占总射血量的 2/3。在射血的后期，由于心室收缩强度减弱，射血的速度逐渐减慢，故称为减慢射血期。此期持续约 0.15 s，心室射出的血液量约占总射血量的 1/3。

2. 心室舒张期

心室舒张期可分为等容舒张期和心室充盈期，心室充盈期又可分为快速充盈期、减慢充盈期。

(1) 等容舒张期。射血后，心室开始舒张，室内压下降，主动脉内的血液向心室方向反流，推动动脉瓣关闭；但此时室内压仍高于房内压，故房室瓣仍处于关闭状态，心室又暂时成为一个封闭的心腔。从动脉瓣关闭至房室瓣开启前的这一段时间内，心室舒张而心室的容积并不改变，故称为等容舒张期，此期持续 0.06～0.08 s。由于此时心室继续舒张，因而室内压急剧下降。

(2) 心室充盈期。当室内压下降到低于房内压时，血液冲开房室瓣进入心室，心室便开始充盈。由于室内压明显降低，甚至造成负压，这时心房和大静脉内的血液因心室的抽吸作用而快速流入心室，心室容积迅速增大，故称为快速充盈期。此期持续约 0.11 s，心室充盈的血液量约为总充盈量的 2/3。随后，血液进入心室的速度减慢，故称为减慢充盈期。此期持续约 0.22 s。心室充盈的血液量约为总充盈量的 2/3。

综上所述，心室肌的收缩和舒张是造成室内压变化，并导致心房和心室之间以及心室和动脉之间产生压力差的根本原因，而压力差则是推动血液在心房、心室以及动脉之间流动的主要动力。由于心脏瓣膜的结构特点和启闭活动，使血液只能朝一个方向流动。

二、心音

心音是指心脏在心动周期中产生的声音。由心肌收缩、瓣膜开闭以及血液流动等引起的振动所产生，经周围组织传导到胸壁的一定部位，可借助听诊器听取。一般可听到两个心音，即第一心音和第二心音。

1. 第一心音

第一心音发生在心室收缩期，标志着心室收缩的开始。第一心音在心尖搏动处（左第 5 肋间锁骨中线上）听诊时最清楚，其特点是音调较低，持续时间较长。第一心音是由于房室瓣突然关闭引起心室内血液和室壁的振动，以及心室射血引起的大血管壁和血液涡流所发生的振动而产生的。

2. 第二心音

第二心音发生在心室舒张期，标志着心室舒张期的开始。第二心音在主动脉瓣和肺动脉瓣听诊区（胸骨旁第 2 肋间）听诊时最清楚，其特点是音调较高，持续时间较短。第二心音的产生主要与主动脉瓣和肺动脉瓣关闭，血流冲击大动脉根部引起血液、管壁及心室壁的振动有关。

心脏的某些异常活动可以产生杂音或其他异常的心音。因此，听取心音或记录心音图对于心脏疾病的诊断具有重要意义。

三、心脏泵血功能的评价

（一）心脏的输出量

1. 每搏输出量和射血分数

一侧心室在一次心搏中射出的血液量，称为每搏输出量，简称搏出量。正常成年人在安静状态下搏出量约 70 mL(60～80 mL)。心室在每次射血时，并未将心室内充盈的血液全部射出。搏出量占心室舒张末期容积的百分比，称为射血分数，即

射血分数＝搏出量/心室舒张末期容积×100%

健康成年人的射血分数为 55%～65%。正常情况下，搏出量与心室舒张末期容积是相适应的，即当心室舒张末期容积增加时，搏出量也相应增加，而射血分数基本保持不变。对于心室功能减退、心室异常扩大的病人，其搏出量可能与正常人无明显差异，但与已经增大的舒张末期容积不相适应，实际上射血分数已明显下降。因此，与搏出量相比，射血分数能更准确地反映心脏泵血功能，对早期发现心脏泵血功能异常具有重要意义。

2. 每分输出量和心指数

一侧心室每分钟射出的血液量，称为每分输出量，简称心输出量。左、右两侧心室的心输出量基本相等，即

心输出量＝搏出量×心率

心输出量与机体的新陈代谢水平相适应，可因性别、年龄及其他生理情况的不同而不同。一般健康成年男性在安静状态下的心输出量为 4.5～6.0 L/min。女性的心输出量比同体重男性低 10%左右。青年人的心输出量比老年人高。成年人在剧烈运动时，其心输出量可高达 25～35 L/min，而在麻醉情况下则可降到 2.5 L/min。

对不同身材的个体测量心功能时，若用心输出量作为指标进行比较是不全面的。因为身材矮小和身材高大的机体具有不同的耗氧量和能量代谢水平，心输出量也随之不同。人在安静时的心输出量与体表面积成正比。以单位体表面积(m^2)计算的心输出量称为心指数。中等身材的成年人体表面积为 1.6～1.7 m^2，在安静和空腹的情况下心输出量为 5～6 L/min，故心指数为 3.0～3.5 L/(min·m^2)。在安静和空腹情况下测定的心指数称为静息心指数，可作为比较不同个体心功能的评定指标。

(二) 心脏做功量

心脏所做的功可分为两类：一是外功，主要是指由心室收缩而产生和维持一定压力(室内压)并推动血液流动(心输出量)所做的机械功，也称压力-容积功；二是内功，指心脏活动中用于完成离子跨膜主动转运、产生兴奋和收缩、产生和维持心壁张力、克服心肌组织内部的黏滞阻力等所消耗的能量。当动脉血压升高时，为克服加大的射血阻力，心肌必须增加其收缩强度才能使搏出量保持不变，因而心脏做功量将增加。可见，与单纯的心输出量相比，用心脏做功量来评定心脏泵血功能将更为全面，尤其是在动脉血压高低不同的个体之间，或在同一个体动脉血压发生改变前后，用心脏做功量来比较心脏泵血功能更显其科学性。

(三) 心脏泵血功能的储备

健康成年人在安静状态下，心输出量约 5 L/min；剧烈运动时，心输出量可达 25～30 L/min，为安静时的 5～6 倍。说明正常心脏的泵血功能有相当大的储备量。心输出量随机体代谢需要而增加的能力，称为心泵功能储备或心力储备。心泵功能储备可用心脏每分钟能射出的最大血量，即心脏的最大输出量来表示。体育锻炼可提高心力储备。有些

心脏病患者，静息时的心输出量与健康人无明显差异，尚能满足静息状态下机体代谢的需要，但在代谢活动增强如进行肌肉活动时，心输出量则不能相应增加，心脏的最大输出量明显低于正常人，说明他们的心泵功能储备已经降低，实际上其在安静时已有相当部分的储备量被动用，而剩余的储备量已不足以满足代谢活动增强的需要。

四、影响心输出量的因素

如前所述，心输出量＝搏出量×心率，因此凡能影响搏出量和心率的因素均可影响心输出量。

（一）搏出量

在心率不变的情况下，搏出量的多少取决于前负荷、后负荷和心肌的收缩力。

1. 心室舒张末期容积（前负荷）

心室舒张末期容积指射血前心室内的血量，主要由静脉回流量的多少而定，静脉回流量的多少与心肌收缩力的强弱密切相关。两者的关系是：在一定范围内，随着静脉回流量增多心肌收缩力增强，这是心肌的一种自身调节能力，可使静脉回流量与搏出量之间保持动态平衡，超出这个范围，随着静脉回流量增多心肌收缩力减弱，就会造成心力衰竭。因此，在临床静脉输液、输血中应严格控制输液速度和输液量。

2. 动脉血压（后负荷）

动脉血压是心室射血时所遇到的阻力。心室内的压力只有大于动脉血压才能将血液射入动脉。动脉血压升高时，动脉瓣开放推迟，射血时间缩短，搏出量减少；反之，动脉血压降低时，搏出量增加。

3. 心肌的收缩力

心肌的收缩力指心肌细胞本身的功能状态。心肌的收缩力受神经体液因素调节。交感神经兴奋、血中肾上腺素含量增多时，心肌收缩力增强；迷走神经兴奋时，心肌收缩力减弱。

（二）心率

在一定范围内，心率增快，心排出量增加。如果心率过快（超过 180 次/min），由于心动周期过短，特别是心舒期过短，心室血液充盈不足，导致搏出量和心排出量减少。心率过慢（低于 40 次/min），心舒期虽然延长，但由于心室充盈量有限，心排出量亦减少。

第二节　心脏的生物电活动和生理特征

在心动周期中，心房和心室有节律地收缩和舒张，是以心肌细胞的生物电为基础的。心肌细胞分两类：一类是普通心肌细胞，具有收缩功能，又称为工作细胞，包括心房肌细胞和心室肌细胞；另一类是特殊分化的心肌细胞，具有自动产生节律性兴奋的功能，称为自律细胞。自律细胞构成心脏特殊传导系统，包括窦房结、房室交界区、房室束、左右束支及普肯耶纤维。两类心肌细胞的生物电现象有所不同。

一、心肌细胞的跨膜电位及其形成机制

（一）工作细胞的跨膜电位及其形成机制

属于工作细胞的心房肌细胞和心室肌细胞的跨膜电位及其形成机制基本相同，所以着重介绍心室肌细胞的跨膜电位及其形成机制。心室肌细胞的静息电位约－90 mV，其产生原理与神经细胞和骨骼肌细胞基本相同，主要是由 K^+ 外流形成的电化学平衡电位。心室肌细胞动作电位的特点是去极化迅速而复极化缓慢，因而其动作电位历时较长，可分为去极化的 0 期和复极化的 1 期、2 期、3 期、4 期，共 5 期(图 4.2)。

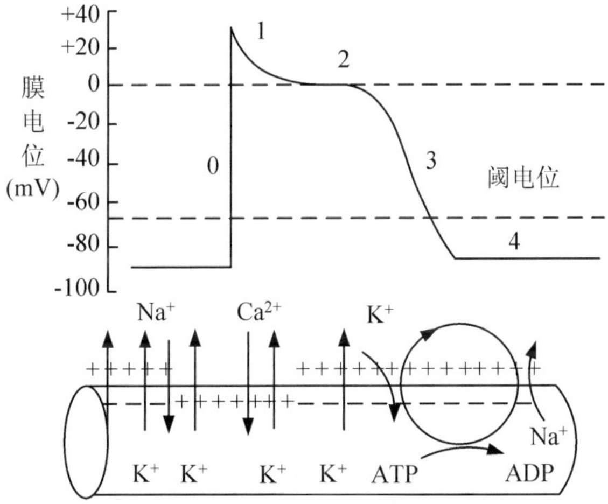

图 4.2　心室肌细胞动作电位

1. 0 期(去极化期)

当心室肌细胞受到刺激发生兴奋时，膜电位从－90 mV陡直上升到＋30 mV左右，其电位变化幅度达120 mV左右，构成动作电位的上升支，历时仅 1～2 ms，形成的原因是细胞膜上的 Na^+ 通道开放，大量 Na^+ 顺浓度差和电位差快速内流，形成 Na^+ 的电化学平衡电位。

2. 1 期(快速复极初期)

此期心肌开始复极化，膜电位由＋30 mV快速下降到 0 mV 左右，形成峰电位，历时约 10 ms。此期形成的原因主要是 Na^+ 通道关闭，Na^+ 内流停止，膜 K^+ 的通透性增高，K^+ 外流，使膜电位下降所致。

3. 2 期(缓慢复极期或平台期)

此期复极化缓慢，膜电位保持在0 mV左右，历时 100～150 ms，波形平坦，故称为平台

期。平台期的形成是由于慢 Ca^{2+} 通道开放，Ca^{2+} 缓慢内流，同时仍有少量 K^{+} 外流，两者电荷相同，流动方向相反，使膜电位稳定于0 mV水平，这是心室肌动作电位持续时间长的主要原因，也是心室肌细胞区别于神经细胞和骨骼肌细胞动作电位的主要特征。

4. 3 期（快速复极末期）

此期复极化速度加快，膜电位由0 mV左右迅速下降至－90 mV水平，历时 100～150 ms。此期是由于 Ca^{2+} 内流停止，膜对 K^{+} 通透性增高，K^{+} 快速外流所致。

5. 4 期（静息期）

此期膜电位稳定在静息电位水平，故称为静息期。在形成动作电位的过程中，有一定数量的 Na^{+}、Ca^{2+} 内流和部分 K^{+} 外流，致使细胞内外原有的离子分布发生改变。激活细胞膜上的离子泵，将内流的 Na^{+}、Ca^{2+} 泵出，同时将外流的 K^{+} 摄回，使细胞内外的离子分布恢复正常。

（二）自律细胞的跨膜电位特点

自律细胞与心室肌细胞相比，动作电位的 4 期不同，心室肌细胞 4 期膜电位稳定在静息电位水平上。自律细胞 4 期膜电位不稳定，在动作电位复极化达到最值（最大复极电位）时，膜电位开始自动缓慢去极化，称为 4 期自动去极化，当去极化达到阈电位水平时，产生一次新的动作电位，所以，4 期自动去极化是形成自动节律性的基础（图 4.3）。

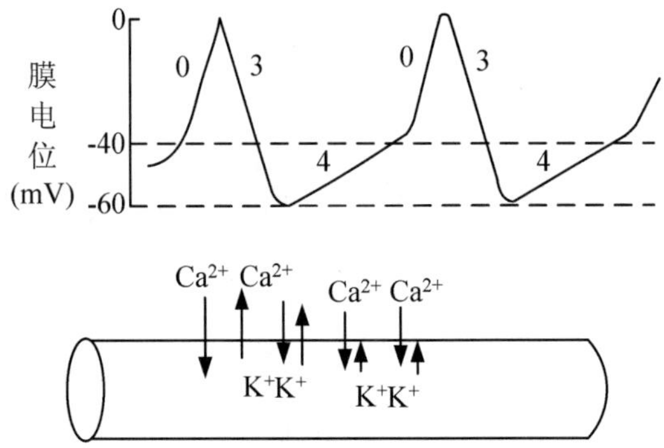

图 4.3 窦房结细胞动作电位

二、心肌的生理特征

心肌的生理特性心肌的生理特性包括自律性、兴奋性、传导性和收缩性。

（一）自律性

心肌在没有外来刺激的情况下，能自动地产生节律性兴奋的特性，称为自动节律性，简称自律性。心肌的自律性来源于自律细胞，4 期自动去极化是自律性形成的基础。由于不同部位自律细胞的 4 期自动去极化速度不同，导致其自律性高低不同。正常情况下，窦房结的自律性最高，60～100 次/min；房室交界区次之，约 50 次/min；普肯耶纤维最低，约

25 次/min,正常心脏的节律性活动受自律性最高的窦房结控制,因而室房结是心脏活动的正常起搏点。以窦房结控制的心跳节律为窦性心律,其他部位的自律细胞由于自律性较低,在窦房结的控制之下不能表现出来,只起传导兴奋的作用,称为潜在起搏点。当窦房结的自律性异常低下或兴奋下传受阻,或潜在起搏点的自律性过高时,潜在起搏点的自律性就可表现出来,称为异位起搏点。由异位起搏点控制的心跳节律称为异位心律。

(二) 兴奋性

心肌细胞具有接受刺激产生兴奋的能力或特性,称为兴奋性。

1. 心肌兴奋性的周期性变化

心肌细胞在一次兴奋过程中,其兴奋性发生周期性变化,可分为以下 3 个时期。现以心室肌为例来说明(图 4.4)。

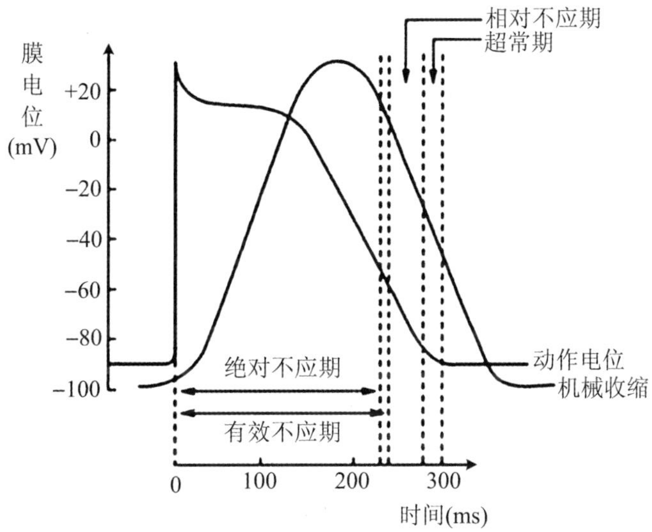

图 4.4　心室肌兴奋的周期性变化及其与机械收缩的关系

(1) 有效不应期。心室肌细胞兴奋时,从 0 期去极化开始,到 3 期复极化达−60 mV的这段时间内,给予任何强大的刺激心肌细胞均不能产生动作电位,称为有效不应期。说明此期心肌的兴奋性已降到 0。

(2) 相对不应期。从复极化−60 mV 至−80 mV 的这段时间内,给予阈上刺激才能使心肌细胞产生动作电位,称为相对不应期。说明此期心脏的兴奋性在逐渐恢复,但仍低于正常。

(3) 超常期。从复极化−80 mV 至−90 mV 的这段时间内,由于膜电位水平接近阈电位,给予阈下刺激就可引起动作电位,称为超常期,说明此期心肌的兴奋性高于正常。

兴奋性呈周期性变化,是神经细胞和肌细胞的共性。但心肌细胞兴奋性的特点是有效不应期特别长,相当于整个收缩期和舒张早期,这一特点使心肌不会发生强直收缩,因而保持了收缩与舒张交替的节律性活动,以保证实现泵血功能。

2. 期前收缩和代偿间歇

正常情况下，心脏按照窦房结的节律进行活动，如果在有效应期之后，下一次窦房结的兴奋到达之前，心室接受一个额外刺激，可使心肌产生一次提前的兴奋和收缩，称为期前收缩，临床上称为早搏，期前收缩也有自己的有效不应期。当下一次从窦房结传来的兴奋恰好落在期前收缩的有效不应期内，则不能引起心室的兴奋和收缩，必须等到窦房结的兴奋再次传来，才能引起心室的兴奋和收缩。因此，在一次期前收缩之后，往往出现一段较长时间的舒张期，称为代偿间歇。

（三）传导性

心肌细胞具有传导兴奋的能力称为传导性。其传导兴奋的机制与神经细胞相同。窦房结发出兴奋后，通过心房肌传至左、右心房，使两心房产生同步兴奋和收缩。同时兴奋沿心房肌迅速传到房室交界区。房室交界区是正常兴奋由心房传入心室的唯一通道，兴奋传导的速度较慢，需要时间较长(0.18 s)，称为房室延搁。其生理意义在于心室的收缩总是发生在心房收缩完毕之后，故有利于心室的充盈和射血。兴奋通过房室交界区后，再经房室束和左右束支及普肯耶纤维传到心室肌，使左右心室产生同步兴奋和收缩。兴奋在心内传导的途径和特点决定着心脏各部分有序、协调地进行舒缩活动。

（四）收缩性

心肌细胞收缩原理与骨骼肌细胞收缩原理相似，但有其自身特点。

1. 对细胞外液 Ca^{2+} 浓度依赖性大

心肌细胞的肌浆网不发达，终池贮存 Ca^{2+} 较少，因此，心肌的兴奋收缩耦联过程主要依靠细胞外液 Ca^{2+} 内流来完成。在一定范围内，细胞外液 Ca^{2+} 浓度升高，心肌收缩力增强；反之，收缩力减弱。

2. 不发生强直收缩

由于心肌细胞动作电位的有效不应期特别长，此期内对任何刺激都不产生动作电位，故不能发生强直收缩。

3. 同步收缩

心肌细胞之间借闰盘相连，心房或心室上的任何一个部位兴奋，通过闰盘迅速传至心房或心室的所有心肌细胞，使心房肌和心室肌分别成为功能上的合体细胞。因此，心房或心室表现出同步兴奋和收缩。

三、体表心电图

在正常人体内，由窦房结发出的兴奋按一定的途径和时程依次传向心房和心室，引起整个心脏的兴奋。心脏各部分在兴奋过程中出现的生物电活动，可通过心脏周围的导电组织和体液传到体表。如果将测量电极置于体表的一定部位，即可引导出心脏兴奋过程中所发生的电变化，这种电变化经一定处理后并记录到特殊的记录纸上，便成为心电图。心电图包含几个基本波形，即心脏每次兴奋过程中都会相继出现一个 P 波，一个 QRS 波群和一个 T 波，有时在 T 波后还可出现一个小的 U 波(图 4.5)。

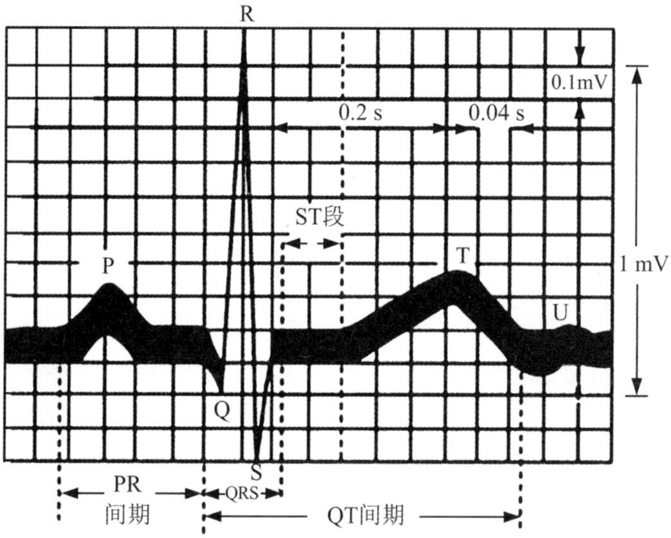

图 4.5　正常心电图

1. P 波

心电图 P 波反映左、右两心房的去极化过程。P 波波形小而圆钝，历时 0.08～0.11 s，波幅不超过0.25 mV。虽然窦房结的去极化发生在心房去极化之前，但由于窦房结很小，兴奋时产生的综合电位也很小，在体表心电图上无法被记录到。

2. QRS 波群

QRS 波群反映左、右两心室的去极化过程。典型的 QRS 波群包括 3 个紧密相连的电位波动，第一个向下的波称为 Q 波，第一个向上的波称为 R 波，紧接 R 波之后的向下的波称为 S 波。在不同导联的记录中，这三个波不一定都出现。正常的 QRS 波群历时 0.06～0.10 s，代表兴奋在心室内传播所需的时间。

3. T 波

T 波反映左、右两心室的复极化过程，历时 0.05～0.25 s，波幅为 0.1～0.8 mV，在 R 波波幅较高的导联中不低于 R 波的 1/10。T 波的方向与 QRS 波群的主波方向相同。如果出现 T 波低平、双向或倒置，则称为 T 波改变，主要反映心肌缺血。

4. U 波

U 波是在 T 波后 0.02～0.04 s 可能出现的一个低而宽的波，方向一般与 T 波一致，波宽 0.1～0.3 s，波幅一般小于0.05 mV。U 波的意义和成因尚不十分清楚，一般推测 U 波可能与普肯耶纤维网的复极化有关。

5. PR 间期(或 PQ 间期)

PR 间期是指从 P 波起点到 QRS 波起点之间的时程，一般为 0.12～0.20 s。PR 间期代表由窦房结产生的兴奋，经由心房、房室交界和房室束到达心室，并引起心室肌开始兴奋所需要的时间，故也称为房室传导时间。当发生房室传导阻滞时，PR 间期延长。

PR 段是指从 P 波终点到 QRS 波起点之间的时段，心电图中所描记到的 PR 段通常出现在基线水平上。PR 段反映兴奋通过心房后在向心室传导过程中的电位变化，由于兴奋在通过房室交界区时的传导非常缓慢，形成的综合电位很小，一般记录不到电位的改变，故在 P 波之后曲线便回到基线水平，从而形成 PR 段。

6. QT 间期

QT 间期是指从 QRS 波起点到 T 波终点的时程，代表从心室开始去极化到完全复极化所经历的时间。QT 间期的长短与心率成反变关系，心率愈快，QT 间期愈短。

7. ST 段

ST 段是指从 QRS 波群终点到 T 波起点之间的线段。正常时 ST 段应与基线平齐。ST 段代表心室各部分心肌细胞均处于去极化状态（相当于动作电位的平台期），各部分之间的电位差很小。ST 段的异常压低或抬高常表示心肌缺血或损伤。

心房在复极化过程中产生的电变化形成 Ta 波，即心房 T 波。它开始于 P 波之后，与 P 波的方向相反。Ta 波的波幅很低，并与 PR 段、QRS 波、ST 段的初期重叠在一起，因此在心电图中一般无法被发现。

第三节 血 管 生 理

与心脏相连接的血管系统是一个相对密闭的管道系统，通过管道内流动着的血液实现体内物质运输和与组织、细胞物质交换等重要的生理功能。

一、各类血管的功能特点

从生理功能上可将血管分为以下几类。

1. 弹性储器血管

主动脉、肺动脉主干及其发出的最大分支，其管壁坚厚，富含弹性纤维，有明显的可扩张性和弹性，故称为弹性储器血管。左心室收缩射血时，主动脉压升高，一方面推动动脉内的血液向前流动，另一方面使主动脉扩张，容积增大。左心室射出的血液在射血期一部分通过小动脉进入外周，另一部分则储存在被扩张的大动脉内。当主动脉瓣关闭后，被扩张的大动脉管壁依其弹性回缩，把在射血期多容纳的那部分血液继续推向外周，大动脉的这种功能称为弹性储器作用。大动脉的弹性储器作用可使心脏间断的射血变成为血管系统中连续的血流，并能减少每个心动周期中血压的波动幅度。

2. 分配血管

从弹性储器血管以后到分支为小动脉前的动脉管道，其功能是将血液输送至各器官组织,故称为分配血管。

3. 毛细血管前阻力血管

小动脉和微动脉的管径小、血流阻力大,因而称为毛细血管前阻力血管。微动脉的管壁富含平滑肌,其舒缩活动可使血管口径发生明显变化,从而改变对血流的阻力和所在器官、组织的血流量。

4. 毛细血管前括约肌

在真毛细血管的起始部位常有平滑肌环绕,称为毛细血管前括约肌。其舒缩活动可控制毛细血管的启闭,因此可决定某一时间内毛细血管开放和关闭的数量。

5. 交换血管

真毛细血管的管壁仅由单层内皮细胞构成,外面有一薄层基膜,故通透性很高,成为血管内血液和血管外组织液进行物质交换的场所,故称为交换血管。

6. 毛细血管后阻力血管

微静脉因管径小,对血流也产生一定的阻力,故称为毛细血管后阻力血管。其舒缩活动可影响毛细血管前阻力和毛细血管后阻力的比值,从而改变毛细血管血压以及体液在血管内和组织间隙内的分配。

7. 容量血管

静脉与相应的动脉比较,数量较多,口径较粗,管壁较薄,故其容量较大,而且可扩张性较大,即较小的压力改变就可使其容积发生较大变化。在安静状态下,循环血量的60%～70%容纳在静脉中。静脉口径发生较小改变时,静脉内容纳的血量就可发生很大变化。静脉在血管系统中同时起着血液储存库的作用,因而称为容量血管。

8. 短路血管

一些血管床中的小动脉和小静脉之间存在直接联系的血管,称为短路血管。短路血管可使小动脉内的血液不经过毛细血管而直接流入小静脉。在手指、足趾、耳郭等处的皮肤中存在许多短路血管,它们在功能上与体温调节有关。

二、血流量、血流阻力和血压

(一) 血流量

单位时间内流过血管某一横断面的血量称为血流量,也称容积速度。单位时间内通过某器官的血流总量,称为该器官的血流量。计量单位通常用 mL/min 或 L/min 表示。血流量的多少与血管两端的血压差成正比,与血流阻力成反比。

(二) 血流阻力

血液在血管内流动时所遇到的阻力称为血流阻力,血流阻力来源于血液内部分子的摩擦和血液与管壁的摩擦。根据流体力学原理,血流阻力与血管半径的 4 次方成反比。因此生理条件下，影响血流阻力的最主要因素是血管半径。在各类血管中，口径较小的小动脉和微动脉（阻力血管），是形成血流阻力的主要部位，由此处产生的血流阻力称为外周阻力。机体对各器官血流量分配的调节，主要就是通过调节各器官阻力血管的口径来实现的。

（三）血压

血压是指血管内流动的血液对单位面积血管壁的侧压力。临床上习惯用 mmHg 表示。在整个循环系统中，各段血管之间存在着压力差，即动脉血压＞毛细血管血压＞静脉血压。这种压力差是推动血液流动的直接动力，是由心脏的舒缩活动造成的。由于血液流动过程中不断克服阻力要消耗能量，因此，从主动脉到右心房，血压是逐步降低的。各段血管中，以小动脉和微动脉阻力最大，血压降低的幅度也最大。

三、动脉血压和动脉脉搏

（一）动脉血压的概念及正常值

1. 动脉血压的概念

动脉血压一般指主动脉压力，即主动脉内流动的血液对单位面积管壁的侧压力。由于心脏间断性地射血，动脉血压呈波动性变化。在心动周期中，心室收缩时动脉血压上升所达到的最高值，称为收缩压。心室舒张时动脉血压下降所达到的最低值，称为舒张压。收缩压与舒张压之差，称为脉搏压或脉压。脉压可反映一个心动周期中动脉血压波动的幅度，心动周期中动脉血压的平均值称为平均动脉压，约为舒张压＋1/3 脉压。

2. 动脉血压的正常值及相对稳定的意义

我国正常成人在安静时，理想血压收缩压为 100～120 mmHg；舒张压为60～80 mmHg；脉压为 30～40 mmHg。动脉血压随年龄、性别及身体的功能状态等情况略有差异。一般来说，女性略低于男性，儿童低于成人，新生儿最低；安静时血压相对稳定，活动或激动时可暂时升高。正常人动脉血压随年龄增长有所升高，收缩压比舒张压升高明显。动脉血压相对稳定是保证全身各个器官有足够血液供应的必要条件。动脉血压过低，各组织器官血液供应不足，特别是脑、心、肾等重要器官可因缺血、缺氧造成严重后果。血压过高，心室射血阻力增大，可导致代偿性心室扩大，甚至造成心力衰竭。血压过高还易损伤血管壁，如脑血管破裂造成脑出血。

（二）动脉血压的形成

在密闭的心血管系统内，足够的循环血量充盈是形成动脉血压的前提条件。心脏射血产生的动力和血液流动遇到的外周阻力是形成动脉血压的根本因素。心室收缩射入动脉的血液，由于外周阻力的存在，大部分不能立即流向外周而滞留于大动脉内，滞留的血液对动脉壁产生侧压力，即形成了动脉血压。由于大动脉管壁存在弹性，射入动脉的血液使动脉管壁弹性扩张，收缩压不至于过高。在心脏舒张期，射血停止，动脉血压下降，扩张的动脉管壁弹性回缩，使舒张压维持在较高的水平，推动了舒张期的血流。故大动脉管壁的弹性具有缓冲收缩压和维持舒张压的作用。

（三）影响动脉血压的因素

凡能影响动脉血压形成的因素，如搏出量、外周阻力、大动脉管壁的弹性以及循环血量等，均可影响动脉血压。

1. 搏出量

当搏出量增加时，心脏收缩期射入大动脉内的血量增多，使收缩压明显增高，由于收缩压升高，血流速度加快，流向外周的血量增多，到心脏舒张期末在大动脉内存留的血量无明显增多，故舒张压升高不明显，脉压增大。反之，当搏出量减少时，主要是收缩压降低，脉压减小，因此收缩压的高低主要反映搏出量的多少。

2. 心率

心率增快，动脉血压升高，舒张压升高比收缩压升高更为明显，脉压减小。因为心率增快，心脏舒张期缩短，在心脏舒张期内流向外周的血量减少，心脏舒张期末存留在大动脉内的血量增多，使舒张压明显升高，脉压减小。反之，当心率减慢时，舒张压明显降低，脉压增大。

3. 外周阻力

当外周阻力增大时，舒张压明显升高，脉压减小，这是因为外周阻力增大，心脏舒张期内流向外周的血量减少，心脏舒张期末存留在大动脉内的血量增多，故舒张压升高，因此，舒张压的高低主要反映外周阻力的大小。

4. 大动脉管壁的弹性

大动脉管壁的弹性具有缓冲动脉血压的作用，使收缩压不至于过高，舒张压不至于过低。老年人因大动脉硬化弹性降低，使收缩压升高而舒张压降低，脉压增大，但老年人多伴有小动脉和微动脉的硬化，使外周阻力增加，因而舒张压降低不明显，甚至升高。

5. 循环血量和血管容积

正常情况下，循环血量与血管容积相适应，使血管保持一定的充盈度，维持正常血压，当失血、腹泻、脱水等情况使循环血量减少时，动脉血压随之下降，应采取措施补充循环血量，当过敏、中毒等情况导致血管容积扩大时，也会导致动脉血压下降，应使用血管收缩药物以减小血管容积，使动脉血压回升。

（四）动脉脉搏

在心动周期中，动脉血压发生周期变化引起的动脉管壁节律性波动，称为动脉脉搏。脉搏起自主动脉，沿动脉管壁向外传播，在体表可触及浅动脉的波动。脉搏可反映心管的功能状态，如心率、心律失常和动脉硬化等。

四、静脉血压和静脉回心血量

静脉是血液回流心脏的通道，具有容量大、易扩张、能收缩的特点，起着贮血库的作用。静脉的收缩和舒张可有效调节回心血量和心排出量，使循环功能适应各种生理活动的需要。

（一）静脉血压

血液由动脉通过毛细血管汇集到达小静脉时，血压已降低到 15～20 mmHg，最后流到心房时压力接近 0 mmHg，通常把各器官或肢体静脉的血压称为外周静脉压，把右心房和胸腔内大静脉的血压称为中心静脉压，中心静脉压正常值为 4～12 cmH_2O。

中心静脉压是监测心室射血能力和静脉回心血量的指标。如果心室射血能力良好，能及时将静脉回心的血液射入动脉，则中心静脉压就较低；反之，如果心室射血能力减弱，不能及时将静脉回心的血液射入动脉，则中心静脉压就升高。另一方面，静脉回心血量过多，心脏不能及时将其泵出，中心静脉压也将升高。临床监测中心静脉压可作为判断心功能和输血输液的参考指标。

（二）影响静脉回心血量的因素

静脉回心血量的多少，取决于外周静脉压与中心静脉压之间的压力差。凡影响这个压力差的因素，都能影响静脉回心血量。

1. 心肌收缩力

心肌收缩力越强，搏出量越多，心室排空越完全，心脏舒张期室内压越低，对心房内血液的抽吸力量越大，中心静脉压就越低，静脉回心血量就越多；相反，心肌收缩力减弱，血液淤积于心房和静脉内，中心静脉压升高，静脉回流受阻。右心衰竭时，血液淤积于右心房和体静脉系统，可出现颈静脉怒张、肝脾肿大、下肢浮肿等体征；左心衰竭时，血液淤积于肺静脉系统，出现肺淤血、肺水肿等体征。

2. 重力和体位

由于静脉管壁薄、易扩张，且静脉内血压低，因此，静脉血压与静脉血流受重力和体位影响较大。当人体处于平卧位，身体各部位血管与心脏大致在同一水平上，基本排除重力对静脉回流的作用。当由卧位突然变为直立体位时，因重力作用，心脏平面以下部位的静脉扩张，造成大量血液滞留，使静脉回心血量减少，导致心排出量减少和血压降低，引起脑、视网膜一时供血不足，出现头晕，眼前发黑等现象，称为体位性低血压，特别是体弱久病和长期卧床的病人，由于静脉血管壁紧张性降低易于发生体位性低血压，应注意预防。

3. 骨骼肌的挤压作用

静脉内有向心开放的静脉瓣以防止血液反流，当骨骼肌收缩时静脉受到挤压，使静脉压升高，远心端静脉瓣关闭，促进静脉血液回流。当骨骼肌舒张时，挤压作用解除，静脉压降低，近心端静脉瓣关闭，有利于血液从毛细血管流入静脉而重新充盈。因此，骨骼肌的节律性舒缩活动和静脉瓣共同对静脉的回流起着“泵”的作用。

4. 呼吸运动

正常胸膜腔内压为负压。吸气时，胸膜腔负压增大，使心房和胸腔大静脉扩张，中心静脉压下降，促进静脉回流，故静脉回心血量增加；呼气时则相反，胸膜腔负压减小，静脉回心血量相应减少。

五、微循环

微循环是指微动脉与微静脉之间的血液循环。微循环的基本功能是实现血液与组织细胞之间的物质交换。

（一）微循环的组成

典型的微循环由微动脉、后微动脉、毛细血管前括约肌、真毛细血管、通血毛细血管、动静脉吻合支及微静脉等 7 部分组成。微动脉控制着微循环的血流量，起“总闸门”的作用。后微动脉和毛细血管前括约肌的舒缩决定着进入真毛细血管的血流量，起“分闸门”的作用。微静脉的舒缩可影响毛细血管血压，从而影响静脉回心血量，起“后闸门”的作用。微动脉、后微动脉和毛细血管前括约肌三者都是微循环的“前阻力血管”，微静脉是微循环的“后阻力血管”，这些血管在神经和体液因素的影响下，通过其舒缩活动调控着微循环的血流量。

（二）微循环的通路

微循环的血液可经 3 条通路从微动脉流向微静脉（图 4.6）。

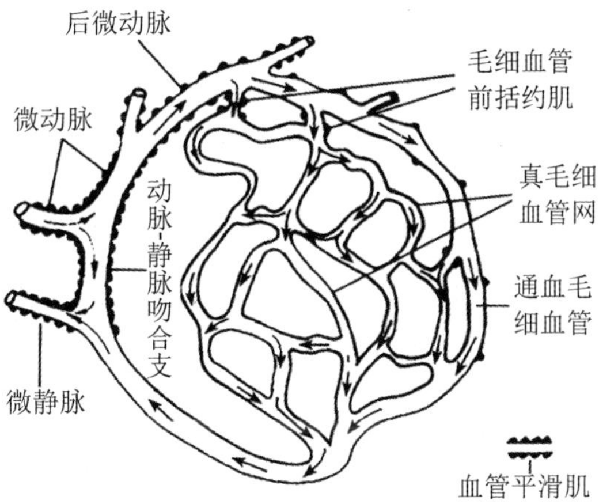

图 4.6　微循环

1. 迂回通路

当局部组织代谢产物增多时，毛细血管前括约肌舒张，血液流向：微动脉→后微动脉→毛细血管前括约肌→真毛细血管网→微静脉。真毛细血管数量多并交织成网迂回曲折，穿插于细胞之间，血流缓慢，加之真毛细血管管壁薄，通透性好，所以此通路是血液与组织进行物质交换的主要场所，故又称为营养通路。

2. 直捷通路

血液流向：微动脉→后微动脉→通血毛细血管→微静脉。此通路直而短，血流速度较快，经常处于开放状态，物质交换作用很小，其主要作用是使一部分血液迅速通过微循环返回静脉，以保证静脉回心血量。

3. 动-静脉短路

血液流向：微动脉→动-静脉吻合支→微静脉。此通路最短，血流速度快，无物质交换功能，其功能是参与体温调节，多分布于手指、足趾、耳郭等处的皮肤中。在一般情况下，此通路经常处于关闭状态，有利于保存体内的热量。当环境温度升高或机体产热增多时，此通路开放，使皮肤血流量增加，有利于机体散热。

六、组织液生成与回流

组织液是细胞间隙中的液体，是血液与细胞进行物质交换的媒介。组织液绝大部分呈胶冻状，不能自由流动。组织液的成分除蛋白质浓度明显低于血浆外，其他均与血浆相同，组织液渗入毛细淋巴管即成为淋巴液，淋巴液在淋巴系统内流动称为淋巴循环。

组织液是血浆通过毛细血管壁滤出而生成的，组织液也可透过毛细血管壁进入毛细血管成为血浆(图 4.7)。毛细血管壁通透性是组织液生成的结构基础，有效滤过压是组织液生成的动力，有效滤过压取决于毛细血管血压、组织液静水压、血浆胶体渗透压和组织液胶体渗透压等 4 种力量的代数和。其中，毛细血管血压和组织液胶体渗透压是促进组织液生成的力量，血浆胶体渗透压和组织液静水压是促进组织液回流的力量，即

有效滤过压＝(毛细血管血压＋组织液胶体渗透压)－(血浆胶体渗透压＋组织液静水压)

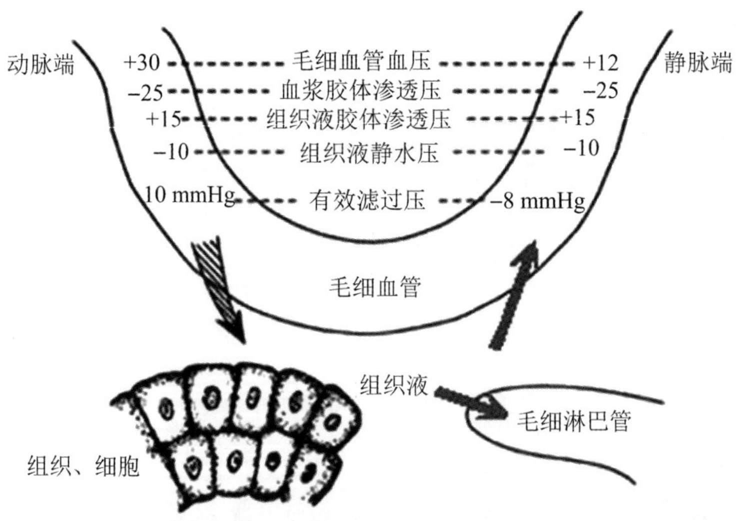

图 4.7 组织液的生成和回流

经测量，毛细血管动脉端的血压为 30 mmHg，毛细血管静脉端的血压为 12 mmHg，组织液胶体渗透压为 15 mmHg，血浆胶体渗透压为 25 mmHg，组织液静水压为 10 mmHg，按上式计算，毛细血管动脉端的有效滤过压为 10 mmHg，表明有组织液不断地生成。毛细血管静脉端的有效滤过压为－8mmHg，表明有组织液回流入毛细血管。以上数据表明，促进组织液生成的力量大于组织液回流的力量，因而在动脉端生成的组织液，约有 90％在静脉端回流入毛细血管，其余约 10％则进入毛细淋巴管形成淋巴液，经淋巴循环回流入血。

因此，组织液的生成与回流保持着动态平衡，使组织液总量维持相对稳定。如果这种动态平衡遭到破坏，可导致组织液生成增多或回流减少，组织间隙就有过多液体流留，形成组织水肿。

七、淋巴循环的意义

淋巴循环是血液循环的重要辅助部分。人体每天生成 2～4 L 淋巴液，相当于全身的血浆总量。淋巴循环有重要的生理意义。

1. 回收蛋白质

这是淋巴回流最为重要的功能。因为淋巴回流是组织液中蛋白质回到血液循环的唯一途径。每天回收蛋白质达 75～200 g，以维持血浆蛋白的正常浓度，并使组织液中蛋白质浓度保持较低的水平。

2. 运输脂肪及其他营养物质

小肠的淋巴回流是脂肪吸收的主要途径，由肠道吸收的脂肪有 80％～90％是经这一途径吸收入血的。因此，小肠的淋巴液呈白色乳糜状。

3. 调节体液平衡

生成的组织液中约有 10％经由淋巴系统回流入血。

4. 防御和免疫功能

淋巴液在回流途中经过淋巴结时。淋巴结中的吞噬细胞能清除淋巴液中的细菌和其他异物。此外，淋巴结还能产生淋巴细胞，参与免疫反应。

第四节 心血管活动的调节

心血管系统在神经、体液的调节下，随时改变着循环系统的功能状态，以适应机体在不同生理状态下各组织器官活动的需要。

一、神经调节

（一）心血管中枢

中枢神经系统内调节心血管活动的神经元群，称为心血管中枢。它们分布在脊髓、脑干、下丘脑和大脑皮质等广泛部位，共同调节心血管系统的活动。心血管活动的基本中枢在延髓，包括心交感中枢、心迷走（副交感）中枢和交感缩血管中枢。它们分别发出心交感神经、心迷走（副交感）神经和交感缩血管神经支配着心脏和血管，通过中枢的反射活动完成调节功能。正常情况下，延髓心血管中枢的神经元经常保持一定程度的兴奋性，并通过各自的传出神经发放一定频率的冲动，即具有紧张性，从而控制心血管活动，使心率、血压维持在正常范围。心交感中枢和心迷走中枢的紧张性活动是相互拮抗的。安静时心迷走中枢的紧张性较高，心交感中枢的紧张性相对较低，故心率较慢（60～100 次/min）。当情绪激动或运动时，心交感中枢紧张性增高，故心率加快，心肌收缩力增强，心排出量增多。

延髓的心血管中枢对于调节心血管的正常活动有着重要作用，是生命中枢的重要组成部分，循环系统与人体各系统协调配合，还需要下丘脑和大脑边缘叶等更高级心血管中枢的参与，与整体活动相适应，实现完整统一。

（二）心血管的神经支配和作用

心脏受交感神经和迷走神经的双重支配，全身大多数血管的平滑肌受交感缩血管神经支配，仅有小部分器官的血管受交感或副交感舒血管神经支配。

1. 心交感神经及其作用

心交感神经节前纤维起自延髓的心交感中枢，换元后的节后纤维分布于窦房结、心房肌、房室交界区、房室束和心室肌，心交感神经节后纤维末梢释放去甲肾上腺素（NE），与心肌细胞膜上的 β_1 受体结合，产生兴奋作用，引起心率加快、传导加速、心肌收缩力增强，致使心排出量增多，血压升高。

2. 心迷走神经及其作用

心迷走神经属于副交感神经，其节前纤维起自延髓心迷走中枢，换元后的节后纤维分布于窦房结、心房肌、房室交界区、房室束及其分支，迷走神经节后纤维末梢释放乙酰胆碱（ACh），与心肌细胞膜上的 M 受体结合，产生抑制效应，引起心率减慢、房室传导速度减慢、心肌收缩力减弱，以致心排出量减少，血压降低。

3. 交感缩血管神经及其作用

交感缩血管神经节前纤维起自延髓的交感缩血管中枢，换元后的节后纤维支配着全身的大多数血管平滑肌。交感缩血管神经的节后纤维释放去甲肾上腺素（NE），与血管平滑肌上的 α 受体结合，引起血管平滑肌收缩，外周阻力增大，使动脉血压升高。

4. 舒血管神经及其作用

体内部分器官的血管接受舒血管神经支配，交感神经和副交感神经都有舒血管纤维。

(1) 交感神经舒血管纤维。支配骨骼肌血管的交感神经纤维是舒血管纤维，其末梢释放乙酰胆碱(ACh)。当机体做剧烈运动、精神紧张或情绪激动时交感神经兴奋，骨骼肌血管平滑肌舒张，血流量增加，以适应肌肉活动的需要。

(2) 副交感神经舒血管纤维。脑、唾液腺、胃肠道和外生殖器等少数器官有副交感神经舒血管纤维分布，其作用在于调节局部的血流量。

(三) 心血管活动的反射性调节

神经系统对心血管活动的调节是通过各种心血管反射实现的。这些心血管反射能使机体适应内外环境的变化，满足各种生命活动的需要。

1. 颈动脉窦和主动脉弓压力感受性反射

颈动脉窦和主动脉弓的血管壁上有对牵拉敏感的神经末梢。能感受动脉血压的变化，称为压力感受器。当动脉血压升高时，动脉血管壁扩张，感受器受牵拉而产生神经冲动，分别沿窦神经和主动脉神经上传至延髓的心血管中枢，使心迷走中枢的紧张性增强，心交感中枢和交感缩血管中枢的紧张性减弱，于是经迷走神经传至心脏的冲动增多，经心交感神经传至心脏和经缩血管神经传至血管的冲动减少，其效应为心率减慢，心肌收缩力减弱，心排出量减少，血管舒张，外周阻力降低，动脉血压下降，故又称此反射为减压反射。反之，当动脉血压突然降低时，压力感受器所受刺激减弱，传入冲动减少，减压反射减弱，可使动脉血压回升。压力感受性反射属于负反馈调节，其生理意义在于防止或缓冲动脉血压的急剧波动，维持动脉血压的相对稳定。

2. 颈动脉体和主动脉体化学感受性反射

在颈总动脉分叉处的颈动脉体和主动脉下方的主动脉体，能感受血液某些化学成分(O_2、CO_2、H^+)浓度的变化，称为颈动脉体和主动脉体化学感受器。当体内缺 O_2、CO_2 浓度升高和 H^+ 浓度升高时，均可刺激这些化学感受器，刺激产生的冲动分别沿窦神经和主动脉神经传入延髓，主要兴奋呼吸中枢，使呼吸加深加快。同时，也兴奋交感缩血管中枢，使血管收缩，外周阻力增大，动脉血压升高。在正常情况下，化学感受器反射主要调节呼吸运动。只有在机体缺 O_2、窒息、失血、动脉血压降低和酸中毒等情况下，才对心血管活动发挥明显调节作用，提高心排出量和动脉血压，使血液重新分配，以保证心、脑等重要器官的血液供应。

二、体液调节

心血管的活动受血液和组织液中一些化学物质调节。这些化学物质主要通过血液运输，广泛作用于心血管系统，有些则主要作用于局部血管，调节局部血流量。

(一) 全身性体液调节

1. 肾上腺素和去甲肾上腺素

血液中的肾上腺素和去甲肾上腺素主要来自于肾上腺髓质，对心脏和血管的作用相似，但又有差异。肾上腺素对心脏的作用较强，主要使心率加快、心肌收缩力增强、心排出量增多；对血管的作用是使皮肤和腹腔脏器的血管收缩，而使骨骼肌血管和冠状血管舒张，故升高血压的作用较弱。临床常作为“强心药”使用。去甲肾上腺素强心作用较弱，对血管平滑肌作用较强，可使体内大多数血管收缩，外周阻力增大，动脉血压升高。临床常作“升压药”使用。两者作用不同的原因是去甲肾上腺素以兴奋 α 受体为主，而肾上腺素以兴奋 β 受体为主。

2. 肾素-血管紧张素系统

当肾血流量不足或血 Na^+ 降低时，可刺激肾球旁细胞释放肾素。肾素是一种酶，能使血浆中的血管紧张素原(肝产生的一种 α 球蛋白)转化为血管紧张素Ⅰ，血管紧张素Ⅰ在转换酶的作用下生成血管紧张素Ⅱ，血管紧张素Ⅱ在氨基肽酶的作用下生成血管紧张素Ⅲ。血管紧张素Ⅰ能刺激肾上腺髓质分泌肾上腺素和去甲肾上腺素，使心跳加快，心肌收缩力增强，心排出量增多，血压升高。血管紧张素Ⅱ具有很强的缩血管作用，使外周阻力增加、血压升高；血管紧张素Ⅱ和血管紧张素Ⅲ都能刺激肾上腺皮质球状带分泌醛固酮。醛固酮能促进远曲小管和集合管重吸收 Na^+ 和排出 K^+，具有保 Na^+、排 K^+、保水的作用，使血量增多、动脉血压上升。正常情况下，肾血流量充足，肾素血管紧张素系统对血压的调节作用不大，但在大失血等情况下，由于肾血流量减少，使肾素大量分泌，血管紧张素大量生成，因而使血压回升或阻止血压过度下降。如果肾疾病使肾血流量长期减少，可使肾素分泌量增加，血管紧张素产生过多，导致动脉血压升高，称为肾性高血压。

(二) 局部性体液调节

组织细胞在代谢过程中产生的某些化学物质，能引起局部微动脉舒张，这些物质称为局部性舒血管物质。

1. 组织代谢产物

当组织器官活动增强时，产生的 CO_2、乳酸、H^+ 和腺苷等代谢产物增加，引起局部微动脉和毛细血管前括约肌舒张，局部血流量增加，使积聚的代谢产物被血流清除。

2. 激肽释放酶-激肽系统

这是一类具有舒张血管作用的多肽类物质。血浆和某些腺体如汗腺、唾液腺、胰腺中存在激肽释放酶，使血浆中的激肽原转化为缓激肽和血管舒张素，两者都有明显的舒张血管作用，缓激肽的舒血管作用最强，能使局部血流量增加。

3. 前列腺素

在人体大多数组织中都存在前列腺素，这是一组脂肪酸类物质，具有舒血管的作用，可调节局部器官的血流量，对血压调节作用不大。

4. 组胺

在人体大多数组织细胞中都含有大量组胺。当组织受到损伤或发生炎症及过敏反应时，都可引起组胺的释放。组胺具有较强的舒血管作用，并能使毛细血管和微静脉管壁的通透性增加，引起组织水肿。严重时可导致血管容积扩大，使循环血量不足、动脉血压下降，甚至发生休克。

三、社会-心理因素对心血管活动的影响

人体的心血管活动除受自然因素影响外，还受社会-心理因素的影响。因为人不仅具有生物属性，还具有社会属性。从社会属性来看，人作为社会的成员，其循环功能经常受到社会-心理因素影响。如惊恐时心跳加快加强，愤怒时血压升高，羞怯时面部血管扩张以及受到语言刺激时引起的心血管反应，等等。目前，心脑血管疾病的发病率位于各类疾病之首，也是人类主要的死亡原因。这说明社会-心理因素对心血管系统的功能活动和心血管疾病的发生有着不可忽视的影响，因此要注重社会-心理因素的影响和心理平衡的调节，积极预防心血管疾病的发生。

课后复习题

一、名词解释

1. 心输出量
2. 血压
3. 心动周期

二、单项选择题

1. 正常成人心率为(　　)。
   A. 60～100 次/min　　B. 40～60 次/min　　C. 100～140 次/min
   D. 16～20 次/min　　E. 80～120 次/min
2. 心脏射血发生于(　　)。
   A. 心房收缩期　　B. 心室收缩期　　C. 心室充盈期
   D. 等容舒张期　　E. 全心舒张期
3. 等容收缩期(　　)。
   A. 房内压＞室内压＜动脉压，房室瓣开，动脉瓣关
   B. 房内压＜室内压＜动脉压，房室瓣关，动脉瓣关
   C. 房内压＞室内压＞动脉压，房室瓣开，动脉瓣开
   D. 房内压＜室内压＞动脉压，房室瓣关，动脉瓣开
   E. 房内压＞室内压＞动脉压，房室瓣开，动脉瓣关
4. 等容舒张期(　　)。
   A. 房内压＞室内压＜动脉压，房室瓣开，动脉瓣关
   B. 房内压＜室内压＜动脉压，房室瓣关，动脉瓣关
   C. 房内压＞室内压＞动脉压，房室瓣开，动脉瓣开
   D. 房内压＜室内压＞动脉压，房室瓣关，动脉瓣开
   E. 房内压＞室内压＞动脉压，房室瓣开，动脉瓣关

5. 射血期(　　)。

A. 房内压＞室内压＜动脉压,房室瓣开,动脉瓣关

B. 房内压＜室内压＜动脉压,房室瓣关,动脉瓣关

C. 房内压＞室内压＞动脉压,房室瓣开,动脉瓣开

D. 房内压＜室内压＞动脉压,房室瓣关,动脉瓣开

E. 房内压＞室内压＞动脉压,房室瓣开,动脉瓣关

6. 充盈期(　　)。

A. 房内压＞室内压＜动脉压,房室瓣开,动脉瓣关

B. 房内压＜室内压＜动脉压,房室瓣关,动脉瓣关

C. 房内压＞室内压＞动脉压,房室瓣开,动脉瓣开

D. 房内压＜室内压＞动脉压,房室瓣关,动脉瓣开

E. 房内压＞室内压＞动脉压,房室瓣开,动脉瓣关

7. 心室肌的后负荷是指(　　)。

A. 心室舒张末期容积　　B. 射血期心室内压

C. 等容收缩期室内压　　D. 等容舒张期室内压

E. 动脉血压

8. 心室肌的前负荷是指(　　)。

A. 心室舒张末期容积　　B. 射血期心室内压

C. 等容收缩期室内压　　D. 等容舒张期室内压

E. 动脉血压

9. 关于心音的叙述,错误的是(　　)。

A. 第一心音发生在心室收缩期

B. 第二心音发生在心室舒张期

C. 第一心音音调低,时间长;第二心音音调高,时间短

D. 第一心音在心尖搏动处听得最清楚;第二心音在主、肺动脉瓣区听得最清楚

E. 一般可听到三个心音

10. 心室肌细胞动作电位的主要特征表现在(　　)。

A. 4 期　　B. 3 期　　C. 2 期

D. 1 期　　E. 0 期

11. 自律细胞有自律性,是由于(　　)。

A. 0 期去极化速度　　B. 0 期去极化幅度　　C. 3 期复极的离子转运

D. 复极化时间的长短　　E. 4 期自动去极化

12. 心肌兴奋性的相对不应期,兴奋性低于正常,(　　)刺激可能引起反应。

A. 阈上刺激　　B. 阈下刺激　　C. 阈刺激

D. 任何刺激无反应　　E. 任何刺激可反应

13. 心肌兴奋性的有效不应期,兴奋性(　　)。

A. 低于正常　　B. 超过正常　　C. 为 0

D. 等于正常　　E. 都不对

14. 心肌兴奋性的超常期,兴奋性高于正常,(　　)刺激可引起反应。
   A. 阈上刺激　　B. 阈下刺激　　C. 阈刺激
   D. 任何刺激无反应　　E. 任何刺激可反应
15. 在一个心动周期中,收缩期与舒张期的关系是(　　)。
   A. 房缩期长于室缩期
   B. 整个心动周期中,收缩期长于舒张期
   C. 收缩期与舒张期相等
   D. 整个心动周期中,舒张期长于收缩期
   E. 心室舒张长于心房舒张期
16. 心脏的正常起搏点在(　　)。
   A. 窦房结　　B. 房室交界区　　C. 普肯耶纤维
   D. 左心室　　E. 右心室
17. 窦房结称为心脏的起搏点的原因(　　)。
   A. 0 期去极化速度快　　B. 动作电位无明显平台期
   C. 3 期复极化快　　D. 动作电位幅值小
   E. 4 期自动去极化快
18. 衡量心脏泵血功能的主要指标是(　　)。
   A. 心率　　B. 心排出量　　C. 中心静脉压
   D. 动脉血压　　E. 静脉回流量
19. 心室收缩,血压升高,最高值称(　　)。
   A. 舒张压　　B. 收缩压　　C. 脉搏压
   D. 平均动脉压　　E. 脉压
20. 心室舒张,血压降低,最低值称(　　)。
   A. 舒张压　　B. 收缩压　　C. 脉搏压
   D. 平均动脉压　　E. 脉压
21. 形成动脉血压的前提条件是(　　)。
   A. 外周阻力　　B. 足够的循环血量充盈　　C. 大动脉的弹性
   D. 血流动力　　E. 以上都是
22. 动脉血压相对稳定的意义是(　　)。
   A. 保持血管充盈　　B. 保持静脉回流　　C. 防止血管硬化
   D. 保证器官的血液供应　　E. 减轻心肌前负荷
23. 微循环的总闸门是指(　　)。
   A. 微动脉　　B. 后微动脉　　C. 毛细血管前括约肌
   D. 真毛细血管网　　E. 微静脉
24. 微循环的后闸门是指(　　)。
   A. 微动脉　　B. 后微动脉　　C. 毛细血管前括约肌
   D. 真毛细血管网　　E. 微静脉
25. 淋巴循环的主要功能是(　　)。

A. 淋巴液回流 B. 回收蛋白质 C. 吸收脂肪重要途径
D. 具有组织灌流作用 E. 清除组织中的细菌具有防御功能

26. 心输出量是(　　)。
A. 一次心搏由两侧心室射出的血液量
B. 每分钟由两侧心室输出的血量
C. 每分排出量=心率×每搏量
D. 女性比同体重男性的心排出量大
E. 麻醉情况下心排出量增加

27. 影响心输出量的因素错误的是(　　)。
A. 心肌的前负荷相当于心室舒张末期的充盈血量
B. 一定范围内,心率加快,心输出量减少
C. 临床输液控制输液量和速度,防止心肌前负荷过大而出现急性心力衰竭
D. 心肌的后负荷是心肌收缩时遇到的阻力,即动脉血压
E. 同等条件下,心肌收缩性增强,搏出量增多

28. 关于动脉血压的说法,正确的是(　　)。
A. 舒张压是心室收缩时动脉压升到的最高值
B. 心室舒张时动脉血压降低到最低值称为收缩压
C. 大动脉弹性是形成动脉压的前提
D. 心射血产生的动力和血液遇到的外周阻力,是形成动脉血压的两个基本因素
E. 足够的血量对动脉血压具有缓冲作用

29. 心血管活动的中枢在(　　)。
A. 脊髓 B. 大脑皮质 C. 脑桥
D. 延髓 E. 都不是

30. 心电图纸上,每一横格代表__________,每一纵格代表__________(　　)。
A. 0.04 s,0.1 mV B. 0.01 s,0.4 mV C. 0.20 s,0.1 mV
D. 0.04 s,0.2 mV E. 0.1 s,0.04 mV

31. 关于减压反射的叙述,错误的是(　　)。
A. 属于正反馈 B. 属于负反馈
C. 通过反射活动可使动脉血压降低 D. 防止或缓冲动脉血压的搏动
E. 能维持动脉血压相对稳定

32. 以下叙述,错误的是(　　)。
A. 心交感中枢可使心率加快,血压升高
B. 心迷走中枢可使心率减慢,血压降低
C. 交感缩血管中枢可使血管收缩,血压升高
D. 交感神经可使心率加快,血压升高
E. 迷走中枢可使心率加快,血压升高

33. 组织液生成的有效率过压,正确的是(　　)。
A. 有效滤过压=(毛细血管血压+血浆胶体渗透压)-(组织液胶体渗透压+组织

液静水压)

B. 有效滤过压＝(组织液静水压＋组织液胶体渗透压)－(血浆胶体渗透压＋毛细血管血压)

C. 有效滤过压＝(血浆胶体渗透压＋组织液胶体渗透压)＋(毛细血管血压＋组织液静水压)

D. 有效滤过压＝(毛细血管血压＋组织液胶体渗透压)＋(血浆胶体渗透压＋组织液静水压)

E. 有效滤过压＝(毛细血管血压＋组织液胶体渗透压)－(血浆胶体渗透压＋组织液静水压)

34. 关于中心静脉压的叙述,错误的是(　　)。

A. 是指右心房和大静脉的血压

B. 可反映心脏的射血能力

C. 可反映及静脉回流速度

D. 是临床控制输液速度和量的指标

E. 正常值为 4～12 mmHg

三、多项选择题

1. 具有 4 期自动去极化功能的结构是(　　)。

A. 心房肌　B. 窦房结　C. 房室交界区

D. 普肯耶纤维　E. 心室肌

2. 心肌自律细胞(　　)。

A. 具有自律性　B. 具有兴奋性　C. 具有传导性

D. 具有收缩性　E. 主要包括窦房结细胞和普肯耶纤维

3. 关于心排出量的叙述,错误的有(　　)。

A. 左心室大于右心室　B. 等于搏出量乘以心率

C. 不受动脉血压的影响　D. 不随代谢需要而增加

E. 与静脉回心血量保持动态平衡

4. 参与心室肌细胞产生动作电位的离子有(　　)。

A. K^+　B. Ca^{2+}　C. Na^+

D. Mg^{2+}　E. Cl^-

四、填空题

1. 外周阻力是指血流在__________和__________所遇到的阻力。

2. 心电图的 P 波反映__________,QRS 波群反映__________。

3. 心肌的生理特性有__________、__________、__________和__________。

4. 心室的心动周期分为__________和__________。

5. 心肌细胞动作电位去极化是由于__________形成。

6. 中心静脉压是监测__________和__________的参考指标

7. 第一心音到第二心音的时间为心脏的__________,从第二心音到下一个心动周期第一心音的时间为心脏的__________。

五、问答题

1. 动脉血压形成和影响因素有哪些?
2. 影响心脏排血量的因素有哪些?
3. 影响静脉回心血量的因素有哪些?

参考答案

一、名词解释

1. 每分钟由一侧心室输出的血液总量。
2. 指血管内流动的血液对单位面积血管壁的侧压力。
3. 指心脏一次收缩和舒张构成一个机械活动周期或指心脏每收缩和舒张一次所需要的时间。

二、单项选择题

1. A　2. B　3. B　4. B　5. D　6. A　7. E　8. A　9. E
10. C　11. E　12. A　13. C　14. B　15. D　16. A　17. E
18. B　19. B　20. A　21. B　22. D　23. A　24. E　25. B
26. C　27. B　28. D　29. D　30. A　31. A　32. E　33. E
34. E

三、多项选择题

1. BCD　2. ABCE　3. ACD　4. ABC

四、填空题

1. 小动脉、微动脉。
2. 左右心房去极化过程、左右心室去极化过程。
3. 自律性、兴奋性、传导性、收缩性。
4. 收缩期、舒张期。
5. Na^+内流。
6. 心脏射血能力、静脉回心血量。
7. 收缩期、舒张期。

五、问答题

1. 答:(1)动脉血压形成:① 一个前提:足够的循环血量充盈;② 两个因素:心脏射血产生的动力、血液流动遇到的外周阻力;③ 大动脉管壁的弹性贮器作用。
(2) 影响动脉血压的因素:搏出量、心率、外周阻力、大动脉管壁的弹性、循环血量和血管容积。
2. 答:(1) 搏出量:① 心室舒张末期充盈压(前负荷);② 动脉血压(后负荷);③ 心肌的

收缩力。

(2) 心率。

3. 答：(1) 心肌收缩力。

(2) 重力和体位的改变。

(3) 骨骼肌的挤压作用。

(4) 呼吸运动。

第五章　呼　　吸

机体与外界环境之间的气体交换过程称为呼吸。通过呼吸，机体从外界环境摄取新陈代谢所需要的 O_2，排出代谢所产生的 CO_2。呼吸是维持机体生命活动所必需的基本生理过程之一，呼吸一旦停止，生命便将终结。

人和高等动物呼吸的全过程由 3 个环节构成（图 5.1）。

（1）外呼吸，包括肺通气和肺换气两个过程。肺与外界环境之间的气体交换过程称为肺通气；肺泡与肺毛细血管血液之间的气体交换过程称为肺换气。

（2）气体在血液中的运输，指由循环血液将 O_2 从肺运输到组织以及将 CO_2 从组织运输到肺的过程。

（3）内呼吸，指组织毛细血管血液与组织、细胞之间的气体交换过程，也称组织换气，有时将细胞内的生物氧化过程也包括在内。呼吸的 3 个环节相互衔接并同时进行。

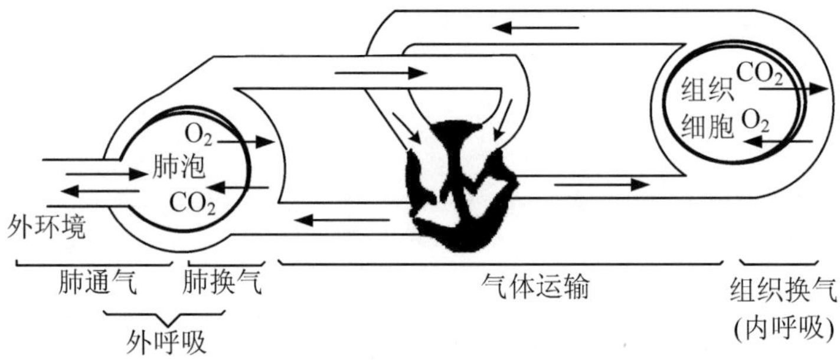

图 5.1　呼吸全过程

第一节　肺　通　气

肺通气是气体流动进出肺的过程，取决于推动气体流动的动力和阻止气体流动的阻力的相互作用，动力必须克服阻力，才能实现肺通气。

一、肺通气的动力

气体进出肺取决于肺泡与外界环境之间的压力差。在一定的海拔高度，外界环境的压力（即大气压）是相对恒定的，因此，肺泡与外界环境之间的压力差是由肺泡内的压力，即肺内压决定的。肺内压的高低取决于肺的扩张和缩小，但肺自身并不具有主动扩张和缩小的能力，其扩张和缩小依赖于呼吸肌的收缩和舒张引起的胸廓运动。可见，由肺内压的变化引起的肺泡与外界环境之间的压力差是肺通气的直接动力，而呼吸肌的收缩和舒张引起的节律性呼吸运动则是肺通气的原动力。

（一）呼吸运动

呼吸肌的收缩和舒张引起的胸廓节律性扩大和缩小称为呼吸运动，包括吸气运动和呼气运动。主要吸气肌为膈肌和肋间外肌，主要呼气肌为肋间内肌和腹肌；此外，还有一些辅助吸气肌，如斜角肌、胸锁乳突肌等。

1. 呼吸运动的过程

平静呼吸时，吸气运动是由膈肌和肋间外肌的收缩而实现的，这是一个主动过程。膈肌收缩时，隆起的中心下移，胸腔的上下径增大；肋间外肌收缩时，肋骨和胸骨上举，同时肋骨下缘向外侧偏转，胸腔的前后径和左右径增大，从而引起胸腔扩大，肺的容积随之增大，肺内压降低。当肺内压低于大气压时，外界气体流入肺内，造成吸气。平静呼吸时，呼气运动并不是由呼气肌收缩引起的，而是由膈肌和肋间外肌舒张所致，这是一个被动过程。膈肌和肋间外肌舒张时，肺依其自身的回缩力而回位，并牵引胸廓，使之上下径、前后径和左右径缩小，从而引起胸腔和肺的容积减小，肺内压升高。当肺内压高于大气压时，气体由肺内流出，形成呼气。用力吸气时，膈肌和肋间外肌加强收缩，辅助吸气肌也参与收缩；用力呼气时，除吸气肌舒张外，还有呼气肌参与收缩。此时，吸气和呼吸过程都是主动过程。

2. 呼吸运动的形式

依据参与活动的呼吸肌的主次、多少和用力程度不同，呼吸运动可呈现不同的呼吸形式。

（1）腹式呼吸和胸式呼吸：以膈肌舒缩活动为主伴有腹壁起伏的呼吸运动称为腹式呼吸。以肋间外肌舒缩活动为主伴有胸部起伏的呼吸运动称为胸式呼吸。一般情况下，成年人的呼吸运动呈腹式和胸式混合式呼吸，只有在胸部或腹部活动受限时才会出现某种单一形式的呼吸运动。婴幼儿主要呈腹式呼吸。

（2）平静呼吸和用力呼吸：安静状态下，正常人的呼吸运动称为平静呼吸，16～20 次/min。当机体运动或吸入气中 CO_2 含量增加而 O_2 含量减少或肺通气阻力增大时，呼吸加深加快，这种呼吸运动称为用力呼吸。在缺氧、CO_2 增多或肺通气阻力增大较严重的情况下，可出现呼吸困难，表现为呼吸运动显著加深，鼻翼扇动，出现胸部困压的感觉。

（二）肺内压

肺内压指肺泡内的压力，其在呼吸运动过程中呈周期性波动。吸气时，肺容积增大，肺内压下降并低于大气压，气体入肺；随着肺内气体的增加，肺内压也逐渐升高，至吸气末，肺内压与大气压相等，气流也就停止。呼气时，肺容积减小，肺内压升高并超过大气压，气体出肺；随着肺内气体的减少，肺内压也逐渐降低，至呼气末，肺内压又降到与大气压相等，气流亦随之停止。

根据这一原理,在人的自然呼吸停止时,可用人为的方法建立肺内压与大气压之间的压力差,以维持肺通气,这就是人工呼吸。常用的人工呼吸方法有两种,即口对口呼吸和口对鼻呼吸。

(三) 胸膜腔内压

在肺和胸廓之间存在一个潜在的密闭的胸膜腔,由紧贴于肺表面的胸膜脏层和紧贴于胸廓内壁的胸膜壁层构成。胸膜腔内没有气体,仅有一薄层浆液。胸膜腔内的薄层浆液一方面在两层胸膜间起润滑作用;另一方面,浆液分子之间的内聚力可使两层胸膜紧贴在一起,不易分开。因此,密闭的胸膜腔将肺和胸廓耦联在一起,使肺能随胸廓容积的变化而扩大、缩小。

胸膜腔内的压力称为胸膜腔内压。胸膜腔内压可采用直接法和间接法进行测定。直接法是将与检压计相连接的注射针头斜刺入胸膜腔内,直接测定胸膜腔内压(图 5.2)。间接法是让受试者吞下带有薄壁气囊的导管至下胸段食管内,通过测定食管内压来间接反映胸膜腔内压。平静呼吸时,胸膜腔内压始终低于大气压,即为负压。

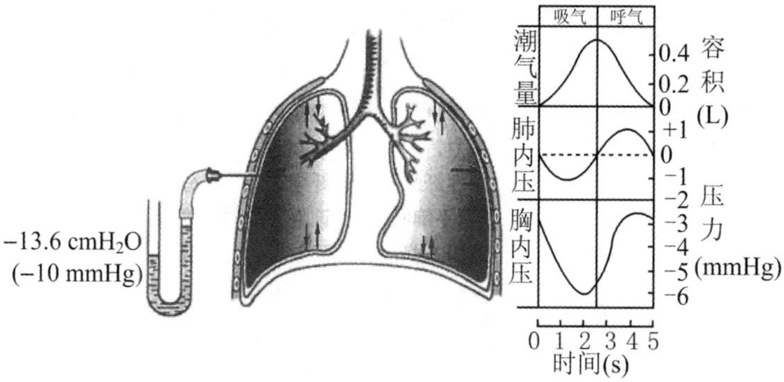

图 5.2 呼吸时肺内压、胸膜腔内压、呼吸气容积的变化及胸膜腔内压直接测量

注:向外的箭头表示肺内压,向内的箭头表示肺的弹性回缩力。

胸膜腔内负压的形成与肺和胸廓的自然容积不同有关。在人的生长发育过程中,胸廓的发育比肺快,因此胸廓的自然容积大于肺的自然容积。因为两层胸膜紧紧贴在一起,所以从胎儿出生后第一次呼吸开始,肺即被牵引而始终处于扩张状态。由此,胸膜腔便受到两种力的作用,一是使肺泡扩张的肺内压;二是使肺泡缩小的肺的弹性回缩力。胸膜腔内压就是这两种方向相反的力的代数和,即

胸膜腔内压=肺内压+(一肺的弹性回缩力)

在吸气末或呼气末,肺内压等于大气压,此时

胸膜腔内压=大气压+(一肺的弹性回缩力)

若大气压为 0,则

胸膜腔内压=一肺的弹性回缩力

可见,胸膜腔负压的形成是由肺的弹性回缩力造成的。吸气时,肺扩张程度增大,肺的弹性回缩力增大,导致胸膜腔内负压更大;呼气时正好相反,胸膜腔内负压减小。

胸膜腔内负压的存在具有重要生理意义：① 使肺总是处于扩张的状态，并能随胸廓的运动而运动；② 降低心房、腔静脉和胸导管的压力，有利于静脉血和淋巴液的回流。临床上，因外伤或疾病等原因导致胸壁或肺破裂，空气进入胸膜腔内会造成气胸。此时胸膜腔的密闭性丧失，胸膜腔负压减小或消失，肺将因其自身的内向回缩力的作用而塌陷，不再随胸廓的运动而节律性扩张和缩小，进而出现肺通气障碍，血液和淋巴回流也将减少。发生严重气胸时可能会危及生命。

综上所述，可将肺通气的动力概括如下：呼吸肌的收缩和舒张所引起的胸廓扩大和缩小为肺通气提供原动力，由于胸膜腔和肺的结构功能特征，肺随胸廓的张缩而张缩，肺容积也随之发生变化，进而建立肺内压和大气压之间的压力差，为肺通气提供直接动力，推动气体进出肺，实现肺通气。

二、肺通气的阻力

指肺通气过程中所遇到的阻力，分为弹性阻力和非弹性阻力两类。前者包括肺的弹性阻力和胸廓的弹性阻力，约占肺通气总阻力的 70%；后者包括气道阻力、惯性阻力和黏滞阻力，约占肺通气总阻力的 30%，其中以气道阻力为主。

（一）弹性阻力

物体对抗外力作用所引起的变形的力称为弹性阻力，其大小可用顺应性来度量。顺应性是指弹性体在外力作用下发生变形的难易程度。顺应性与弹性阻力间成反变关系。

1. 肺的弹性阻力

除来自肺组织自身的弹性回缩力外，还与存在于肺泡内表面的液体层与肺泡内气体之间的液-气界面所形成的表面张力有关，这种肺泡表面张力倾向于使肺泡缩小，因而它也是肺弹性阻力的来源之一。

在肺泡液-气界面上还存在一种可降低肺泡表面张力的物质，即肺泡表面活性物质，主要由肺泡Ⅱ型细胞产生，其主要成分是二棕榈酰卵磷脂。

肺泡表面活性物质具有重要的生理意义：① 降低肺泡表面张力，有利于肺扩张：减少吸气阻力，减少吸气做功。② 维持肺泡的稳定性。肺表面活性物质的密度随肺泡半径的变小而增大，或随半径的增大而减小，所以在肺泡缩小（或呼气）时，表面活性物质的密度增大，降低表面张力的作用加强，肺泡表面张力减小，因而可防止肺泡萎陷；在肺泡扩大（或吸气）时，表面活性物质的密度减小，肺泡表面张力增加，因而可防止肺泡过度膨胀，这样就能保持不同大小肺泡的稳定性。③ 减少肺组织液生成，防止肺水肿。肺泡表面张力合力指向肺泡腔内，可对肺泡间质产生“抽吸”作用，使肺泡间质静水压降低，组织液生成增加，因而可能导致肺水肿。肺表面活性物质可降低肺泡表面张力，减小肺泡回缩力，减弱对肺泡间质的“抽吸”作用，从而能防止肺水肿的发生。

胎儿在六七个月或更迟一段时间，肺泡Ⅱ型细胞才开始合成和分泌肺表面活性物质，因此，早产儿可因缺乏肺表面活性物质而出现新生儿呼吸窘迫综合征（NRDS），导致死亡。可采取延长妊娠时间或用药物（糖皮质类激素）促进肺表面活性物质合成等措施，预防 NRDS 的发生。

总之，在肺充血、肺组织纤维化或肺表面活性物质减少时，肺的顺应性降低，弹性阻力增加，患者表现为吸气困难；而在肺气肿时，肺弹性成分大量破坏，肺回缩力减小，顺应性增大，弹性阻力减小，患者表现为呼气困难。这些情况都会导致肺通气功能降低。

2. 胸廓的弹性阻力

弹性阻力来自胸廓的弹性成分。胸廓处于自然容积位置时，肺容量约为肺总量的 67%，此时胸廓无变形，不表现出弹性阻力。当肺容量小于肺总量的 67%，胸廓被牵引向内而缩小，其弹性阻力向外，是吸气的动力、呼气的阻力；当肺容量大于肺总量的 67%时，胸廓被牵引向外而扩大，其弹性阻力向内，成为吸气的阻力、呼气的动力。

因此，胸廓的弹性阻力既可能是吸气或呼气的阻力，也可能是吸气或呼气的动力，视胸廓的位置而定，这与肺不同，肺的弹性阻力总是吸气的阻力。

（二）非弹性阻力

非弹性阻力包括惯性阻力、黏滞阻力和气道阻力。惯性阻力是气流在发动、变速、换向时因气流和组织的惯性所产生的阻止肺通气的力。黏滞阻力来自呼吸时组织相对位移所产生的摩擦。平静呼吸时，呼吸频率较低、气流速度较慢，惯性阻力和黏滞阻力都很小，可忽略不计。气道阻力来自气体流经呼吸道时气体分子之间和气体分子与气道壁之间的摩擦，是非弹性阻力的主要成分，占 80%～90%。气道阻力增加是临床上通气障碍最常见的病因。

三、肺通气功能的评价指标

肺通气是呼吸过程中一个重要的环节，对患者肺通气功能的测定不仅可明确是否存在肺通气功能障碍及其障碍程度，还能鉴别肺通气功能降低的类型。常用肺量计可测得肺容量和肺通气量。

（一）肺容积和肺容量

1. 肺容积

肺容积指肺内气体的容积，基本肺容积可分为以下 4 种，它们互不重叠，全部相加后等于肺总量（图 5.3）。

（1）潮气量：每次呼吸时吸入或呼出的气体量称为潮气量。正常成年人平静呼吸时的潮气量为 400～600 mL，平均约 500 mL。运动时，潮气量增大，最大可达肺活量大小。

（2）补吸气量：平静吸气末，再尽力吸气所能吸入的气体量称为补吸气量。正常成年人的补吸气量为 1 500～2 000 mL。

（3）补呼气量：平静呼气末，再尽力呼气所能呼出的气体量称为补呼气量。正常成年人的补呼气量为 900～1 200 mL。

(4) 残气量(余气量):最大呼气末尚存留于肺内不能呼出的气体量称为残气量。正常成年人的残气量为 1 000～1 500 mL。残气量过大表明肺通气功能不良。支气管哮喘和肺气肿患者的残气量增加。老年人因肺弹性减弱和呼吸肌力量衰弱,故残气量比青壮年人大。

2. 肺容量

肺容量指肺容积中两项或两项以上的联合气体量,包括深吸气量、功能残气量、肺活量和肺总量(图 5.3)。

(1) 深吸气量:从平静呼气末做最大吸气时所能吸入的气体量。它是潮气量与补吸气量之和,是衡量肺最大通气潜力的一个重要指标。胸廓、胸膜、肺组织和呼吸肌等发生病变,均可使深吸气量减少而使最大通气潜力降低。

(2) 功能残气量:平静呼气末尚存留于肺内的气体量,等于残气量与补呼气量之和,正常成年人约 2 500 mL。功能残气量的生理意义是缓冲呼吸过程中肺泡气氧分压 (P_{O_2})和二氧化碳分压 (P_{CO_2})的变化幅度,有利于肺换气。

(3) 肺活量:尽力吸气后,从肺内所能呼出的最大气体量。它是潮气量、补吸气量与补呼气量之和,正常成年男性平均约为 3 500 mL,女性约为 2 500 mL。肺活量可反映一次通气的最大能力,是肺功能测定的常用指标。

但由于测定肺活量时不限制呼气的时间,对于某些肺组织弹性降低或呼吸道狭窄的病人,虽然通气功能已经受到损害,但是如果延长呼气时间,所测得的肺活量仍可正常。此时测定的肺活量难以充分反映肺组织的弹性状态和气道通畅程度等变化,即不能充分反映肺通气功能的状况。因此,提出了时间肺活量的概念,它是评价肺通气功能的较理想指标。时间肺活量又称 1 s 用力呼气量 (FEV_1),是指最大吸气后再用力尽快呼气,然后计算第 1 s、第 2 s、第 3 s 末呼出的气量占肺活量的百分比。正常成年人第 1 s、第 2 s、第 3 s 末的时间肺活量分别为 83%、96%、99%,其中第 1 s 时间肺活量最有意义。FEV_1 在临床鉴别限制性肺疾病和阻塞性肺疾病中具有重要意义。

(4) 肺总量:肺所能容纳的最大气体量。等于肺活量与残气量之和,其大小因性别、年龄、身材、运动锻炼情况和体位改变而异,成年男性平均约5 000 mL,女性约3 500 mL。

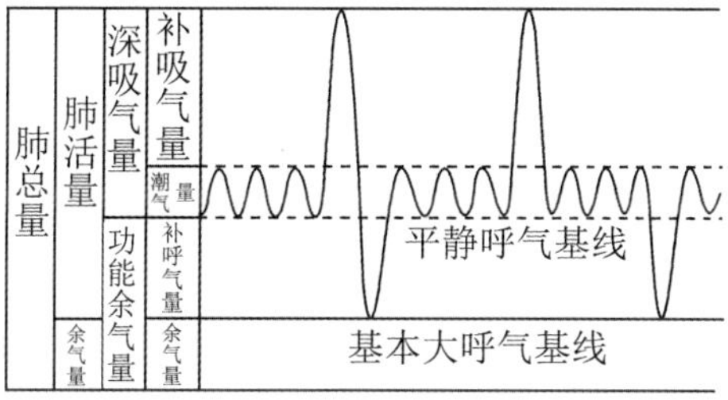

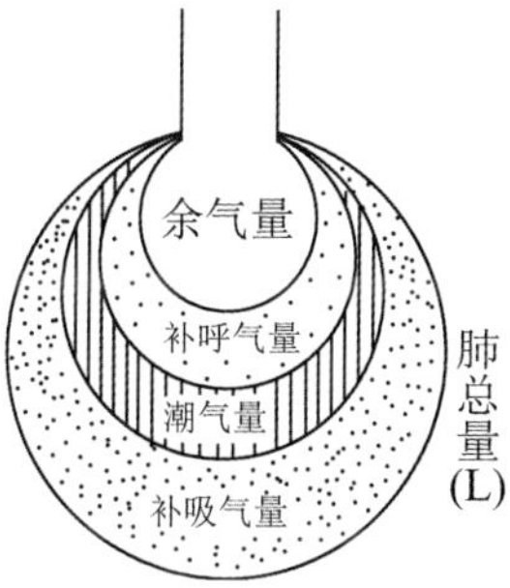

图 5.3 肺总量及其组成

(二) 肺通气量和肺泡通气量

1. 肺通气量

肺通气量指每分钟吸入或呼出的气体总量，等于潮气量乘以呼吸频率。平静呼吸时，正常成年人呼吸频率为16～20次/min，潮气量为500 mL，则通气量为8～10 L/min。每分通气量随性别、年龄、身材和活动量的不同而异。

尽力做深快呼吸时，每分钟所能吸入或呼出的最大气体量为最大随意通气量。它反映单位时间内充分发挥全部通气能力所能达到的通气量，是估计一个人能进行多大运动量的生理指标之一。测定时，一般只测量10 s或15 s的呼出或吸入气量，再换算成每分钟的最大通气量。最大通气量一般可达150 L。对平静呼吸时的每分通气量与最大通气量进行比较，可了解通气功能的储备能力，通常用通气储量百分比表示

通气储量百分比=(最大通气量－每分平静通气量)÷最大通气量×100%

其正常值应等于或大于93%，比值减小表示通气储备功能不良。

2. 肺泡通气量

每次吸入的气体，一部分将留在鼻或口与终末细支气管之间的呼吸道内，不参与肺泡与血液之间的气体交换，这部分呼吸道的容积称为解剖无效腔，其容积约为150 mL。进入肺泡的气体，也可因血流在肺内分布不均而不能都与血液进行气体交换，未能发生交换的这一部分肺泡容量称为肺泡无效腔。肺泡无效腔与解剖无效腔一起合称为生理无效腔。健康人平卧时，生理无效腔等于或接近于解剖无效腔。

由于无效腔的存在，每次吸入的新鲜空气不能都到达肺泡与血液进行气体交换。因此，为了计算真正有效的气体交换量，应以肺泡通气量为准。肺泡通气量是指每分钟吸入肺泡的新鲜空气量，其计算公式为

肺泡通气量=(潮气量－无效腔气量)× 呼吸频率

平静呼吸时，潮气量为500 mL，无效腔为150 mL，则每次吸入肺泡的新鲜空气量为350 mL。若功能余气量为2 500 mL，则每次呼吸仅使肺泡内的气体更新1/7左右。

由表5.1可知，在潮气量减半和呼吸频率加倍或潮气量加倍而呼吸频率减半时，肺通气量保持不变，但是肺泡通气量却发生明显变化。对肺换气而言，浅而快的呼吸是不利的。深而慢的呼吸可增加肺泡通气量，提高肺通气效率。

表5.1 不同呼吸形式时的每分钟通气量和肺泡通气量

呼吸形式	每分通气量(mL/min)	肺泡通气量(mL/min)
平静呼吸	500×12=6 000	(500－150)×12=4 200
浅快呼吸	250×24=6 000	(250－150)×24=2 400
深慢呼吸	1 000×6=6 000	(1 000－150)×6=5 100

第二节　呼吸气体的交换

一、气体交换的原理

呼吸过程中气体交换包括肺换气和组织换气。肺换气是指肺泡与肺毛细血管之间 O_2 和 CO_2 的交换；组织换气是指血液与组织、细胞之间 O_2 和 CO_2 的交换。

（一）气体的扩散

气体分子不停地进行无定向的运动，当不同区域存在分压差时，气体分子总是从分压高处向分压低处发生净转移，直至两处压力相等，这一过程称为气体的扩散。肺换气和组织换气就是以扩散方式进行的。通常将单位时间内气体扩散的容积称为气体扩散速率。气体扩散速率受以下因素的影响：

1. 气体的分压差

在混合气体中，每种气体分子运动所产生的压力称为各该气体的分压（P）。两个区域之间的分压差（ΔP）是气体扩散的动力，分压差越大，扩散速率越大；反之，分压差越小，则扩散速率越小。

2. 气体的分子量和溶解度

气体分子的相对扩散速率与气体分子量（MW）的平方根成反比。因此，质量轻的气体扩散较快。如果扩散发生于气相和液相之间，扩散速率还与气体在溶液中的溶解度成正比。

3. 扩散面积和距离

气体扩散速率与扩散面积（A）成正比，与扩散距离（d）成反比。

4. 温度

气体扩散速率与温度（T）成正比。人体体温相对恒定，故温度因素可忽略不计。

（二）呼吸气体和人体不同部位气体的分压

1. 呼吸气和肺泡气的分压

人体吸入的气体是空气。空气成分中具有生理意义的是 O_2 和 CO_2。吸入的空气在呼吸道内被水蒸气饱和，所以呼吸道内的吸入气的成分已不同于大气，各种气体成分的分压也发生相应的改变。呼出气是无效腔内的吸入气和部分肺泡气的混合气体。

2. 血液气体和组织气体的分压

血液和组织中的 P_{O_2} 和 P_{CO_2} 见表 5.2。不同组织中的 P_{O_2} 和 P_{CO_2} 不同，在同一组织中，它

们还受组织活动水平的影响,表中反映的仅为安静状态下大致的 P_{O_2}、P_{CO_2} 值。

表 5.2 血液和组织中的 P_{O_2} 和 P_{CO_2}[kPa(mmHg)]

气体分压	动脉血	混合静脉血	组织
P_{O_2}	97～100	40	30
P_{CO_2}	40	46	50

二、肺换气

(一) 肺换气过程

如图 5.4所示,肺泡气的 P_{O_2} 大于静脉血的 P_{O_2},而肺泡气的 P_{CO_2} 小于静脉血的 P_{CO_2},当混合静脉血流经肺毛细血管时,肺泡气中 O_2 就在分压差的作用下向静脉血扩散,使血液 P_{O_2} 逐渐上升,最后接近肺泡气的 P_{CO_2},静脉血中的 CO_2 则向肺泡扩散,结果是静脉血变成动脉血。O_2 和 CO_2 均为脂溶性物质,在血液和肺泡之间的扩散都极为迅速,不到 0.3 s 即可达到平衡。通常在一次心动周期,血液流经肺毛细血管的时间约 0.7 s,所以当血液流经肺毛细血管时,有足够的时间进行气体交换。

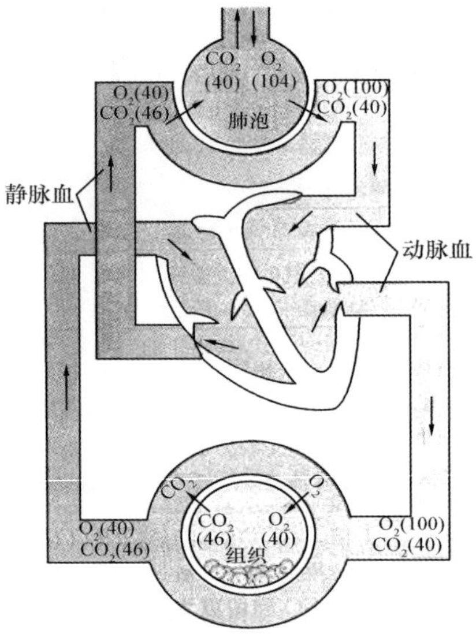

图 5.4 气体交换

注:数字代表气体分压,单位为 mmHg。

(二) 影响肺换气的因素

1. 呼吸膜的厚度

肺泡与血液进行气体交换须通过呼吸膜(肺泡-毛细血管膜)才能进行。呼吸膜由 6 层结构组成（图 5.5）：含肺表面活性物质的液体层、肺泡上皮细胞层、上皮基底膜、肺泡上皮和毛细血管膜之间的间隙（基质层）、毛细血管基膜和毛细血管内皮细胞层。虽然呼吸膜有 6 层结构，厚度却很薄，总厚度平均约0.6 μm，有的部位只有0.2 μm，使气体易于扩散通过。气体扩散速率与呼吸膜厚度成反比，呼吸膜越厚，单位时间内交换的气体量就越少。任何使呼吸膜增厚或扩散距离增加的疾病，都会降低气体扩散速率，减少扩散量，如肺纤维化、肺水肿等。

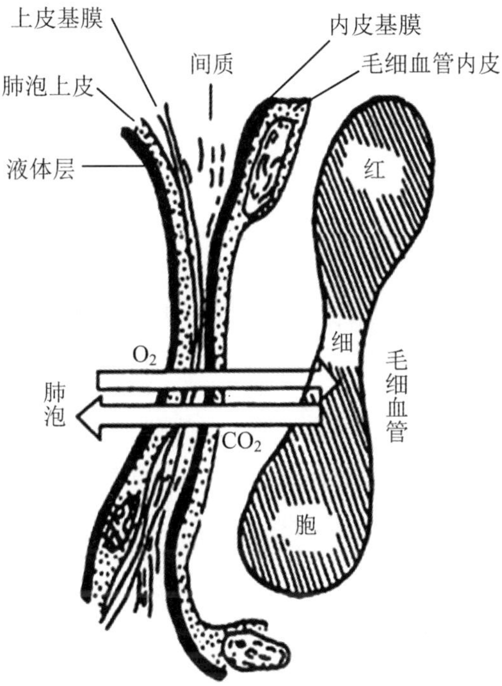

图 5.5　呼吸膜结构

2. 呼吸膜的面积

气体扩散速率与扩散面积成正比。正常成年人的两肺约有 3 亿个肺泡，总扩散面积达 70 m^2。安静状态下，用于气体扩散的呼吸膜面积约 40 m^2，因此有相当大的储备面积。肺不张、肺实变、肺气肿、肺叶切除或肺毛细血管关闭和阻塞等，均可使呼吸膜扩散面积减小，进而影响肺换气。

3. 通气/血流比值

通气/血流比值是指每分钟肺泡通气量（V_A）和每分钟肺血流量（Q）之间的比值（V_A/Q）。正常成年人安静时，V_A约为 4.2 L/min，Q 约为 5 L/min，因此，V_A/Q 约为 0.84。如果 V_A/Q 比值增大，就意味着通气过剩，血流相对不足，部分肺泡气体未能与血液气体充分交换，致使肺泡无效腔增大。反之，V_A/Q 比值下降，则意味着通气不足，血流相对过多，部分血液流经通气不良的肺泡，混合静脉血中的气体不能得到充分更新，犹如发生了功能性动-静脉短路。可见，无论 V_A/Q 比值增大或减小，都会妨碍肺换气，只有在 V_A/Q 的比值为 0.84 的情况下，肺泡通气量与肺血流量才配合适当，气体交换效率最高。在肺气肿病人中，由于许多细支气管阻塞和肺泡壁被破坏，上述两种 V_A/Q 比值异常的情况都有可能发生，致使肺换气效率受到极大影响，这是造成肺换气功能异常最常见的一种原因。

三、组织换气

（一）组织换气过程

在组织中，由于细胞的有氧代谢，O_2 被利用，并产生 CO_2，所以 P_{O_2} 可低至 30 mmHg 以下，而 P_{CO_2} 可高达 50 mmHg 以上。动脉血液流经组织毛细血管时，O_2 便顺分压差从血液向组织液和细胞扩散，CO_2 则由组织液和细胞向血液扩散（图 5.4），动脉血因失去 O_2 和得到 CO_2 而变成静脉血。

（二）影响组织换气的因素

细胞内氧化代谢的强度和组织血流量的变化是影响组织换气的主要因素。如果血流量不变，代谢增强，则组织液中的 P_{O_2} 降低、P_{CO_2} 升高；如果代谢率不变，血流量增大，则组织液中的 P_{O_2} 升高、P_{CO_2} 降低。

第三节　气体在血液中的运输

气体在血液中的运输是联系肺换气和组织换气、实现体内外气体交换的重要中间环节。O_2 和 CO_2 在血液中的运输有物理溶解和化学结合两种形式，其中以化学结合形式运输为主。虽然血液中以物理溶解形式存在的 O_2 和 CO_2 很少，但很重要，因为气体必须先溶解才能发生化学结合。物理溶解和化学结合两者之间处于动态平衡状态。

一、O_2 的运输

（一）O_2 与血红蛋白的结合

血液中以物理溶解形式存在的 O_2 量仅占血液总 O_2 含量的 1.5%左右，化学结合是主要的运输形式，约占 98.5%。O_2 在血液中的结合形式是与红细胞内的血红蛋白（Hb）结合形成氧合血红蛋白（HbO_2）。

Hb 分子由 1 个珠蛋白和 4 个血红素组成，每个血红素含有一个 Fe^{2+}，每个 Fe^{2+} 可结合一个分子的 O_2，因而每个分子 Hb 可以结合 4 分子的 O_2，以 HbO_2 形式运输。Fe^{2+} 与 O_2 结合后仍是 Fe^{2+}，没有电子的转移，保持低价铁形式，故该反应是氧合而不是氧化。Hb 与 O_2 的结合反应快、可逆，不需酶的催化，但可受 P_{O_2} 的影响。当血液流经 P_{O_2} 高的肺部时，Hb 与

O_2结合，形成 HbO_2；当血液流经 P_{O_2} 低的组织时，HbO_2迅速解离，释出 O_2，成为去氧血红蛋白（Hb）。

（二）血氧饱和度

在 100 mL 血液中，Hb 所能结合的最大 O_2 量称为 Hb 氧容量，而 Hb 实际结合的 O_2 量称为 Hb 氧含量。Hb 氧含量与氧容量的百分比为 Hb 氧饱和度或血氧饱和度。通常，动脉血血氧饱和度约为 98%，静脉血血氧饱和度约为 75%。

HbO_2呈鲜红色，Hb（去氧血红蛋白）呈紫蓝色。当血液中 Hb 含量达 5 g/100 mL（血液）以上时，皮肤、黏膜呈暗紫色，这种现象称为紫绀。出现紫绀常表示机体缺 O_2，但也有例外。例如，红细胞增多（如高原性红细胞增多症）时，Hb 含量可达 5 g/100 mL（血液）以上而出现紫绀，但机体并不一定缺 O_2。相反，严重贫血或 CO 中毒时，机体有缺 O_2 但并不出现紫绀。CO 中毒时，由于 CO 与 Hb 的结合能力是 O_2 的 210 倍，大量的 CO 与 Hb 结合形成 HbCO，使 Hb 失去了与 O_2结合的能力，造成机体缺 O_2，但此时患者并不出现紫绀现象，而是 HbCO 所特有的樱桃红色。

（三）氧解离曲线及影响因素

1. 氧解离曲线

氧解离曲线是表示血液 P_{O_2} 与 Hb 氧饱和度关系的曲线（图 5.6）。该曲线表示在不同 P_{O_2} 下 O_2与 Hb 的结合和解离的情况。氧解离曲线呈 S 形，可分为三段。

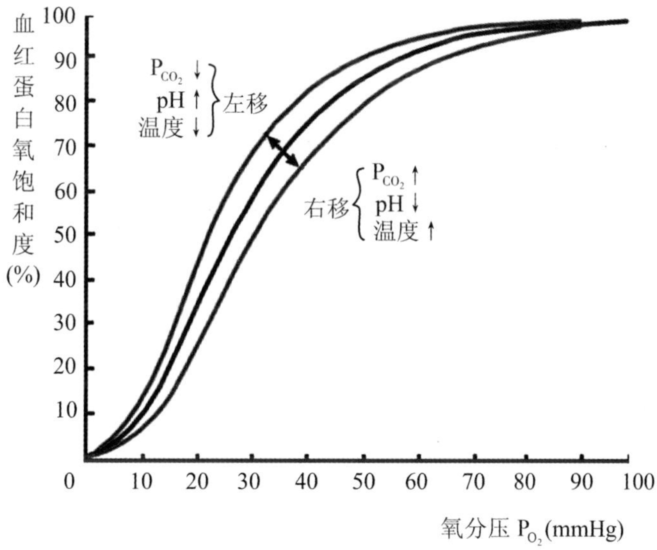

图 5.6　氧解离曲线及主要影响因素

（1）氧解离曲线的上段（右段）：相当于 P_{O_2} 在 60～100 mmHg之间时的 Hb 氧饱和度，是反映 Hb 与 O_2结合的部分。这段曲线的特点是比较平坦，表明在这个范围内 P_{O_2} 的变化对 Hb 氧饱和度影响不大。在高原、高空或某些呼吸系统疾病时，吸入气或肺泡气 P_{O_2} 有所下降,但只要不低于 60mmHg,Hb 氧饱和度仍能维持在 90%以上,血液仍可携带足够量的 O_2,不致引起明显的低氧血症。

(2) 氧解离曲线的中段:相当于 P_{O_2} 在 40~60 mmHg 之间的 Hb 氧饱和度,是反映 HbO_2 释放 O_2 的部分,曲线较陡。其生理意义在于血液流经组织时可释放适量的 O_2,以保证安静状态下组织代谢的需要。

(3) 氧解离曲线的下段(左段):相当于 P_{O_2} 在 15~40 mmHg 之间的 Hb 氧饱和度,也是反映 HbO_2 与 O_2 解离的部分,曲线最陡,P_{O_2} 稍下降,HbO_2 便可释放出更多的 O_2。该曲线也可反映血液中 O_2 的储备。

2. 影响氧解离曲线的因素

氧解离曲线可受血液中 P_{CO_2}、pH、温度等多种因素影响,使氧解离曲线的位置发生偏移,即 Hb 对 O_2 的亲和力发生变化。通常用 P_{50} 来表示 Hb 对 O_2 的亲和力。P_{50} 是使 Hb 氧饱和度达 50%时的 P_{O_2},正常为 26.5 mmHg。P_{50} 增大,氧解离曲线右移,表示 Hb 对 O_2 的亲和力降低,有利于 O_2 的释放;反之,血液中 P_{CO_2} 降低,pH 增大,温度降低,则使氧解离曲线左移,P_{50} 降低,表示 Hb 对 O_2 的亲和力增加,不利于 O_2 的释放。

血液中 P_{CO_2}、pH、温度对氧解离曲线的影响,具有重要的生理意义。例如,人体在剧烈运动或劳动时,组织代谢活动增强,局部组织温度升高,CO_2 和酸性代谢产物增加,有利于 HbO_2 解离,因此组织可获得更多 O_2,以适应代谢增加的需要。临床上进行低温麻醉手术时,低温有利于降低组织的耗氧量。此外,红细胞在无糖酵解中形成的 2,3-二磷酸甘油酸,也可使氧解离曲线右移,释放较多的 O_2,改善组织的缺氧状态。

二、二氧化碳的运输

血液中物理溶解的 CO_2 约占 CO_2 总运输量的 5%,其余 95%是以化学结合的形式运输。化学结合的形式主要有碳酸氢盐和氨基甲酰血红蛋白两种,前者约占 CO_2 总运输量的 88%,后者约占 7%。

(一) 碳酸氢盐

从组织扩散入血的 CO_2 首先溶解于血浆,而后绝大部分经扩散进入红细胞。红细胞中含有较高浓度的碳酸酐酶,在碳酸酐酶的催化下,CO_2 与 H_2O 结合生成 H_2CO_3,H_2CO_3 再解离成 HCO_3^- 和 H^+(图 5.7),反应极为迅速且可逆。当红细胞内 HCO_3^- 的浓度升高时,除小部分在红细胞内与 K^+ 结合,大部分扩散入血浆与 Na^+ 结合生成 $NaHCO_3$。同时 Cl^- 扩散进入红细胞,以维持细胞内外的正负离子平衡,此过程称为氯转移。H_2CO_3 解离所生成的 H^+ 则与去氧血红蛋白结合而被缓冲。在肺部,上述反应向相反方向进行,CO_2 从红细胞扩散溶解于血浆,最终进入肺泡被呼出。

(二) 氨基甲酸血红蛋白

一部分 CO_2 与 Hb 的氨基结合,生成氨基甲酸血红蛋白(HHbNHCOOH),这一反应过程无需酶的催化，而且迅速、可逆，主要调节因素是血红蛋白的氧合作用。

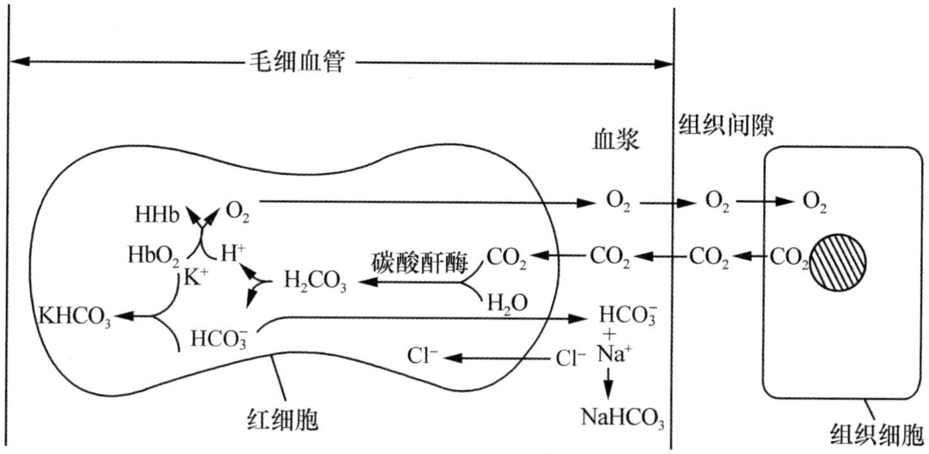

图 5.7　CO_2 在血液中的运输

HbO_2与CO_2结合形成氨基甲酸血红蛋白的能力比 Hb 小。在组织中，HbO_2解离释出O_2，部分HbO_2变成 Hb，与CO_2结合成氨基甲酸血红蛋白。在肺部，HbO_2生成增多，促使氨基甲酸血红蛋白解离，释放CO_2。虽以氨基甲酰血红蛋白形式运输的CO_2仅占CO_2总运输量的 7%左右，而在肺部排出的CO_2中却有 17.5%是从氨基甲酰血红蛋白释出的，可见这种运输形式对CO_2的排出有重要意义。

第四节　呼吸运动的调节

呼吸运动是由呼吸肌舒缩完成的一种节律性活动，其深度和频率可随体内外环境的改变而改变，以适应机体代谢的需要。呼吸节律的形成及其与人体代谢水平的适应，都是通过神经系统的调节来实现的。

一、呼吸中枢

在中枢神经系统内，产生和调节呼吸运动的神经元群称为呼吸中枢。呼吸中枢广泛分布于大脑皮质、间脑、脑桥、延髓和脊髓等，但它们在呼吸节律的产生和调节中所起的作用不同，正常节律性呼吸运动是在各级呼吸中枢的共同作用下实现的。

（一）脊髓

脊髓中有支配呼吸肌的运动神经元，它们发出的膈神经和肋间神经分别支配膈肌和肋间肌的活动。呼吸肌在相应的神经元支配下，产生节律性呼吸运动。动物实验中发现，如果在延髓和脊髓之间做一横切，呼吸运动便会立即停止，如图 5.8(A)所示。这表明，产生节律性呼吸运动的中枢并不在脊髓，脊髓的呼吸运动神经元只是联系高位呼吸中枢和呼吸肌的中继站。

(二) 低位脑干

低位脑干指脑桥和延髓。由动物实验观察到，在中脑和脑桥之间横断脑干，呼吸节律无明显变化，如图 5.8(D)所示；在延髓和脊髓之间横断，则呼吸运动停止，如图 5.8(A)所示。这些结果表明呼吸节律产生于低位脑干，而高位脑对节律性呼吸运动的产生不是必需的。其中延髓是调节呼吸运动的基本中枢，如受损则呼吸停止。

若在脑桥的上、中部之间横断，如图 5.8(C)所示，呼吸将变慢、变深；如再切断双侧迷走神经，吸气动作便大大延长，这种形式的呼吸称为长吸式呼吸。这一结果提示，脑桥上部有抑制吸气活动的中枢结构。如果再在脑桥和延髓之间横断，如图 5.8(B)所示，不论迷走神经是否完整，长吸式呼吸会都消失，出现喘息样呼吸，表现为不规则的呼吸节律。这些结果说明，延髓能产生一定节律的呼吸运动，而脑桥中有调整延髓呼吸神经元活动的结构，调整呼吸的频率和深度，称为呼吸调整中枢。

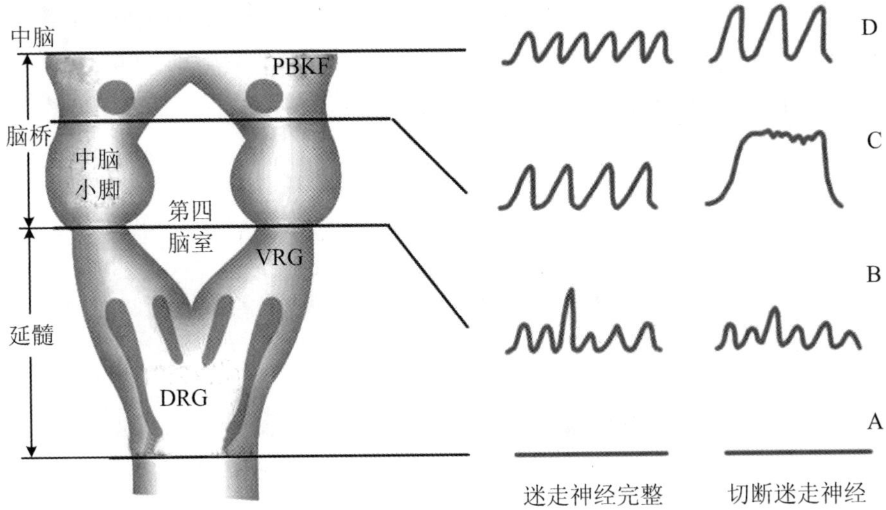

图 5.8 脑干内呼吸核团和在不同平面横断脑干后呼吸的变化(脑干背侧面)

注：DRG 为背侧呼吸组，VRG 为腹侧呼吸组，PBKF 为臂旁内侧核；A、B、C、D 表示不同平面横断后呼吸的变化。

(三) 高位脑

呼吸运动还受脑桥以上中枢部位的影响，如大脑皮质、边缘系统、下丘脑等。大脑皮质可通过皮层脊髓束和皮层脑干束在一定程度上随意控制低位脑干和脊髓呼吸神经元的活动，以保证其他呼吸运动相关活动的完成，例如说话、唱歌、哭笑、咳嗽、吞咽、排便等。一定程度的随意屏气或加深加快呼吸也靠大脑皮质的控制而实现。

二、呼吸运动的反射性调节

中枢神经系统接受各种感受器的传入冲动，实现对呼吸运动的反射性调节，包括化学感受性反射、肺牵张反射、呼吸肌本体感受性反射和防御性呼吸反射。

(一) 化学感受性呼吸反射

化学因素对呼吸运动的调节，称为化学感受性反射。这里的化学因素是指动脉血液、组织液或脑脊液中的 O_2、CO_2 和 H^+。机体通过呼吸运动调节血液中 O_2、CO_2 和 H^+ 的水平，而血液中的 O_2、CO_2 和 H^+ 水平的变化又通过化学感受性反射调节呼吸运动，从而维持机体内环境中这些化学因素的相对稳定和机体代谢活动的正常进行。

1. 化学感受器

参与呼吸运动调节的化学感受器，根据所在部位的不同分为外周化学感受器和中枢化学感受器。

(1) 外周化学感受器：位于颈动脉体和主动脉体，可感受动脉血 P_{O_2}、P_{CO_2} 和 H^+ 浓度的变化。当动脉血 P_{O_2} 降低、P_{CO_2} 或 H^+ 浓度升高时受到刺激，冲动分别经窦神经（舌咽神经的分支，分布于颈动脉体）和迷走神经（分支分布于主动脉体）传入延髓，反射性地引起呼吸加深、加快。

(2) 中枢化学感受器：位于延髓腹外侧部的浅表部位，其生理性刺激是脑脊液和局部细胞外液中的 H^+，而不是 CO_2。但血液中的 CO_2 能迅速通过血-脑屏障进入脑脊液，在碳酸酐酶的作用下与 H_2O 结合生成 H_2CO_3，继而解离出 H^+，H^+ 刺激中枢化学感受器，兴奋延髓呼吸中枢反射性地引起呼吸加强。血液中的 H^+ 不易通过血-脑屏障，故血液 H^+ 浓度的变动对中枢化学感受器的作用较小。

2. CO_2、H^+ 和低氧对呼吸运动的调节

(1) CO_2 对呼吸运动的调节：当动物或人的动脉血液 P_{CO_2} 明显降低时可出现呼吸暂停。因此，一定水平的 P_{CO_2} 对维持呼吸中枢的基本活动是必需的，CO_2 是调节呼吸运动最重要的生理性化学因素。

吸入气中 CO_2 增加时，肺泡气 P_{CO_2} 随之升高，动脉血 P_{CO_2} 也升高，因而呼吸加深、加快，肺通气量增加。肺通气增加可使 CO_2 排出增加，使肺泡气和动脉血 P_{CO_2} 重新接近正常水平。当吸入气 CO_2 含量超过一定水平时，肺通气量不能相应增加，使肺泡气和动脉血 P_{CO_2} 显著升高。CO_2 吸入过多可抑制中枢神经系统包括呼吸中枢的活动，引起呼吸困难、头痛、头昏甚至昏迷，出现 CO_2 麻醉。总之，CO_2 在呼吸调节中经常起作用，动脉血 P_{CO_2} 在一定范围内升高，可加强对呼吸的刺激作用，但超过一定限度则有抑制和麻醉效应。

CO_2 刺激呼吸运动是通过两条途径实现的：一是通过刺激中枢化学感受器再兴奋呼吸中枢；二是刺激外周化学感受器，反射性地使呼吸加深、加快，肺通气量增加。但以前者为主，约占总效应的 80%。

(2) H^+ 对呼吸运动的调节：动脉血液 H^+ 浓度升高时，呼吸运动加深、加快，肺通气量增加；H^+ 浓度降低时，呼吸运动受到抑制，肺通气量降低。如代谢性酸中毒的病人，呼吸运动加强；代谢性碱中毒的病人，呼吸运动减弱。H^+ 主要通过刺激外周化学感受器而起作用。

（3）低氧对呼吸运动的调节：吸入气 P_{O_2} 降低时，肺泡气和动脉血 P_{O_2} 都随之降低，因而呼吸运动加深、加快，肺通气量增加。通常在动脉血 P_{O_2} 下降到80 mmHg以下时，肺通气量才出现可觉察到的增加。可见，动脉血 P_{O_2} 的改变对正常呼吸运动的调节作用不大，仅在特殊情况下低氧刺激才有重要意义。在严重肺气肿、肺心病患者中，由于肺换气功能障碍，导致低氧和 CO_2 潴留，长时间的 CO_2 潴留能使中枢化学感受器对 CO_2 的刺激作用发生适应，而外周化学感受器对低氧刺激的适应则很慢，在这种情况下，低氧对外周化学感受器的刺激就成为驱动呼吸运动的主要刺激因素。所以，对于这类患者不宜快速给氧，要注意控制吸氧流量，应采取低浓度、低流量持续给氧，以免突然解除低氧的刺激作用，导致呼吸抑制。

动物实验发现，摘除外周化学感受器后，低氧对呼吸运动的兴奋作用完全消失，呼吸反而抑制，这说明低氧对呼吸的兴奋是通过外周化学感受器实现的，而低氧对中枢的直接作用是抑制性的。低氧通过外周化学感受器对呼吸中枢的兴奋作用可对抗其直接抑制作用。但是，在严重缺氧时，如果外周化学感受器的反射效应不足以克服低氧的直接抑制作用，将导致呼吸运动的抑制。

综上所述，动脉血或脑脊液中的 P_{O_2} 降低、P_{CO_2} 升高和 H^+ 浓度升高时，都可以兴奋呼吸中枢，其中以 P_{CO_2} 兴奋作用最为显著（图 5.9）。

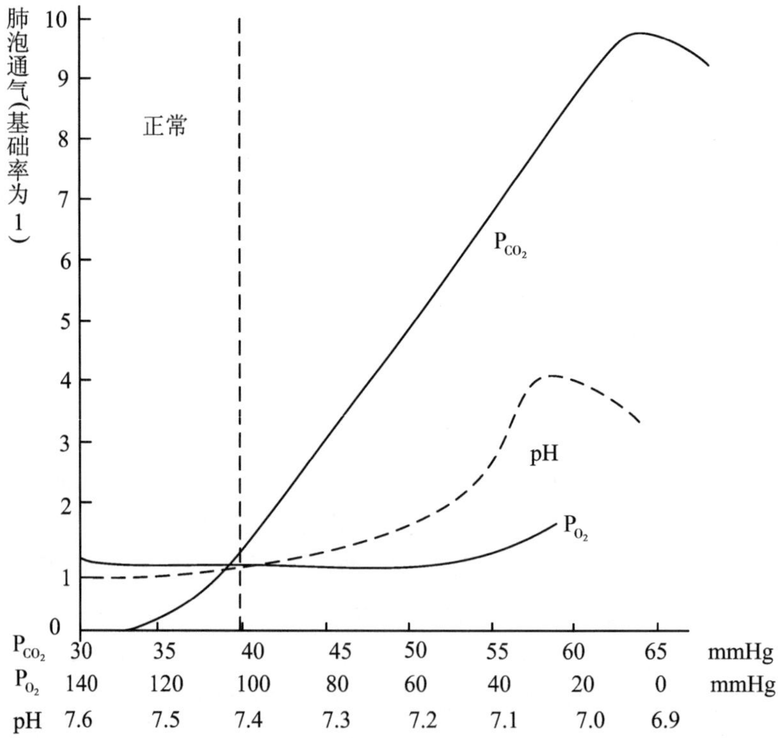

图5.9 改变动脉血液 P_{CO_2}、P_{O_2}、pH 三因素之一而不控制另外两个因素时的肺泡通气反应

（二）肺牵张反射

由肺扩张或肺萎陷引起的吸气抑制或吸气兴奋的反射称为肺牵张反射或黑-伯反射。包括肺扩张反射和肺萎陷反射两种成分。

1. 肺扩张反射

肺扩张反射是肺扩张时抑制吸气活动的反射。其生理意义在于加速吸气过程向呼气过程的转换，使呼吸频率增加。在病理情况下，肺顺应性降低，肺扩张时对气道的牵张刺激较强，可引起该反射，使呼吸变浅、变快。

2. 肺萎陷反射

肺萎陷反射是肺萎陷时增强吸气活动或促进呼气转换为吸气的反射。感受器同样位于气道平滑肌内，但其性质尚不清楚。肺萎陷反射一般在发生了较大程度的肺萎陷时才出现，所以它在平静呼吸时并不参与调节，但在防止呼气过深以及在肺不张等情况下可能起一定作用。

（三）呼吸肌本体感受性反射

呼吸肌本体感受性反射指由呼吸肌本体感受器传入冲动所引起的反射性呼吸变化。它也参与正常呼吸运动的调节，在呼吸肌负荷增加时能发挥较明显的作用。

（四）防御性呼吸反射

1. 咳嗽反射

咳嗽反射是常见的重要的防御性反射。正常的咳嗽反射可清除呼吸道内的分泌物，保护和维持呼吸道通畅。但剧烈咳嗽时，可因胸膜腔内压显著升高而阻碍静脉回流，使静脉压和脑脊液压升高。

2. 喷嚏反射

喷嚏反射是类似于咳嗽的反射，其生理意义是清除鼻腔中的刺激物。

课后复习题

一、名词解释

1. 每分通气量
2. 肺活量

二、单项选择题

1. 维持胸膜腔负压的必要条件是（　　）。
   A. 胸膜腔的密闭性　　B. 两层胸膜之间有浆液
   C. 呼吸肌收缩　　D. 胸膜腔内压低于大气压

E. 肺内有表面活性物质

2. 维持呼吸中枢正常兴奋性所必需的是(　　)。

A. 缺 O_2　B. 一定浓度的 CO_2　C. $NaHCO_3$

D. 一定浓度的 H^+　E. HCO_3^-

3. 以下叙述错误的是(　　)。

A. 机体与环境之间的气体交换过程称为呼吸

B. 呼吸由外呼吸、气体在血液中的运输、内呼吸组成

C. 生理条件下,胸膜腔内压均高于大气压

D. 胸膜腔负压可以维持肺扩张、有利于静脉血和淋巴液的回流

E. 机体在新陈代谢中需要不断地吸入 O_2、排出 CO_2

4. P_{O_2} 降低,使呼吸运动增强,主要是通过(　　)。

A. 刺激外周化学感受器　B. 刺激中枢化学感受器

C. 直接兴奋延髓呼吸中枢　D. 直接抑制延髓呼吸中枢

E. 直接兴奋脑桥呼吸调整中枢

5. P_{CO_2} 升高,使呼吸运动增强,主要是通过(　　)。

A. 刺激外周化学感受器　B. 刺激中枢化学感受器

C. 直接兴奋延髓呼吸中枢　D. 直接抑制延髓呼吸中枢

E. 直接兴奋脑桥呼吸调整中枢

6. H^+ 浓度升高,使呼吸运动增强,主要是通过(　　)。

A. 刺激外周化学感受器　B. 刺激中枢化学感受器

C. 直接兴奋延髓呼吸中枢　D. 直接抑制延髓呼吸中枢

E. 直接兴奋脑桥呼吸调整中枢

7. 能较好地评价肺的通气功能的是(　　)。

A. 肺活量　B. 时间肺活量　C. 肺泡通气量

D. 潮气量　E. 残气量

8. 肺的有效通气量是(　　)。

A. 肺活量　B. 时间肺活量　C. 肺泡通气量

D. 潮气量　E. 残气量

9. 平静呼吸时,每次吸入或呼出的气体量称(　　)。

A. 肺活量　B. 时间肺活量　C. 肺泡通气量

D. 潮气量　E. 残气量

10. 以下呼吸的过程,错误的是(　　)。

A. 吸气时:肺内压<大气压　B. 呼气时:肺内压<大气压

C. 吸气末:肺内压=大气压　D. 呼气末:肺内压=大气压

E. 上述只有一项错误

11. 肺通气的原动力是指(　　)。

A. 肺内压和大气压之差　B. 呼吸运动

C. 肺的弹性回缩力　D. 肺泡表面张力

E. 胸膜腔内压

12. 肺通气的直接动力是指(　　)。

A. 肺内压和大气压之差　B. 呼吸运动

C. 肺的弹性回缩力　D. 肺泡表面张力

E. 胸膜腔内压

13. 以下过程属于被动过程的是(　　)。

A. 平静呼吸的吸气　B. 深呼吸的吸气　C. 平静呼吸的呼气

D. 深呼吸的呼气　E. 以上都不是

14. 正常呼吸形式是(　　)。

A. 腹式呼吸　B. 胸式呼吸　C. 人工呼吸

D. 混合式呼吸　E. 用力呼吸

15. 关于胸膜腔内压的叙述,错误的是(　　)。

A. 通常情况下呈负压

B. 胸膜腔内压=肺内压—肺回缩力

C. 有利于静脉血和淋巴液的回流

D. 有利于肺的扩张　E. 气胸是负压增大

16. 关于肺泡表面活性物质的叙述,错误的是(　　)。

A. 由肺泡Ⅱ型细胞合成和分泌的　B. 可减小肺的弹性阻力

C. 使肺扩张,保证肺通气　D. 防止肺水肿的发生

E. 可增大肺泡表面张力

17. 肺泡通气量是指(　　)。

A. 每分钟吸入的气体量　B. 每分钟呼出的气体量

C. 每分钟吸入肺泡的新鲜气量

D. 尽力呼吸时,每分钟吸入的最大气体量

E. 肺泡通气量=(潮气量+无效腔气量)×呼吸频率

18. 呼吸的基本中枢在(　　)。

A. 脊髓　B. 延髓　C. 脑桥

D. 下丘脑　E. 大脑皮质

19. 呼吸的调整中枢在(　　)。

A. 脊髓　B. 延髓　C. 脑桥

D. 下丘脑　E. 大脑皮质

20. 肺活量等于(　　)。

A. 潮气量+补呼气量　B. 潮气量+补吸气量　C. 潮气量+补吸气量+补呼气量

D. 潮气量+残气量　E. 潮气量+功能残气量

21. 有关顺应性的叙述,错误的是(　　)。

A. 表示在外力作用下肺的可扩张性　B. 容易扩张,顺应性越大

C. 与肺的弹性阻力呈正比关系　D. 肺炎、肺水肿时会减小

E. 上述只有一项错误

22. 关于影响肺换气的因素，错误的是(　　)。

A. 气体扩散速率与呼吸膜厚度成反比

B. 气体扩散速率与呼吸膜厚度成正比

C. 通气/血流比值减小不利于换气

D. 气体扩散速率与气体的分压差高低有关

23. O_2在血液中运输的主要形式是(　　)。

A. 物理溶解　B. 氧合血红蛋白　C. 碳酸氢盐

D. 氨基甲酸血红蛋白　E. 以上都不是

24. CO_2在血液中运输的主要形式是(　　)。

A. 物理溶解　B. 氧合血红蛋白　C. 碳酸氢盐

D. 氨基甲酸血红蛋白　E. 以上都不是

三、多项选择题

正常呼吸节律的形成主要依赖于(　　)。

A. 延髓　B. 脑桥　C. 中脑

D. 脊髓　E. 大 脑皮质

四、填空题

呼吸的全过程包括__________、__________、__________。

参考答案

一、名词解释

1. 是指每分钟吸入或呼出肺的气体总量。
2. 是指最大吸气后再尽力呼气所能呼出的气体量。

二、单项选择题

1. A　2. B　3. C　4. A　5. B　6. A　7. B　8. C　9. D
10. B　11. B　12. A　13. C　14. D　15. E　16. E　17. C
18. B　19. C　20. C　21. C　22. B　23. B　24. C

三、多项选择题

AB

四、填空题

外呼吸、气体在血液中的运输、内呼吸。

第六章 消化和吸收

第一节 概 述

人和高等动物的消化系统由消化道（包括口腔、咽、食管、胃、小肠和大肠）和消化腺（包括唾液腺、肝、胰和散布于消化道壁内的腺体）组成。消化系统的主要生理功能是对食物进行消化和吸收，为机体提供营养物质和能量来源。此外，消化器官还具有内分泌功能和免疫功能。

食物中所含的营养物质，如糖类、蛋白质和脂肪，都以结构复杂的大分子形式存在，不能被人体直接利用，须在消化道内经消化而分解成结构简单的小分子物质，如氨基酸、甘油、脂肪酸和葡萄糖等，才能被机体吸收和利用。而维生素、无机盐和水则不需要分解就可直接被吸收利用。

消化是指食物中所含的营养物质在消化道内被分解为可吸收的小分子物质的过程。消化的方式有两种：① 机械性消化：是指通过消化道的运动将消化道内的食物加工处理并将食物不断地向消化道远端推送的过程。② 化学性消化：是指通过消化液中含有的各种消化酶的作用，将食物中的大分子物质分解为结构简单的、可被吸收的小分子物质的过程。正常情况下，这两种消化方式是紧密配合、互相促进、同时进行的。食物经消化后形成的小分子物质，以及维生素、无机盐和水通过消化道黏膜上皮细胞进入血液和淋巴的过程，称为吸收。未被吸收的食物残渣和消化道脱落的上皮细胞等在进入大肠后形成粪便，经肛门排出体外。消化和吸收是两个相辅相成、紧密联系的过程。

第二节 口腔内消化

消化过程从口腔开始。食物在口腔内通过咀嚼被磨碎，并与唾液混合，形成食团，而后被吞咽。

一、咀嚼和吞咽

(一) 咀嚼

咀嚼是由咀嚼肌群的顺序收缩所完成的复杂的节律性动作。咀嚼的作用是:① 将食物切碎、研磨、搅拌,使食物与唾液混合而成食团,便于吞咽;② 使食物与唾液淀粉酶充分接触而引起化学性消化;③ 咀嚼动作能反射性地引起胃肠、胰、肝和胆囊等消化器官的活动,为食物的进一步消化做好准备。

(二) 吞咽

吞咽是指口腔内的食团经咽和食管送入胃内的过程,它是口腔和咽、喉各部分以及食管密切配合的有顺序的复杂动作。可将吞咽动作分为3期。

第1期称为口腔期,指食团由口腔进入咽,是在大脑皮层的控制下进行的随意动作。

第2期称为咽期,指食团由咽进入食管上端,是由食团对软腭和咽部触觉感受器的刺激所引起的一系列反射动作。

第3期称为食管期,指食团从食管上端经贲门入胃。当食团进入食管后,引起食管肌肉的顺序性收缩,食团由上而下蠕动,将食团向下推送。蠕动是消化道平滑肌按顺序性收缩产生的一种向前推进的波形运动,是消化道平滑肌共有的一种基本运动形式,由神经介导(图6.1)。

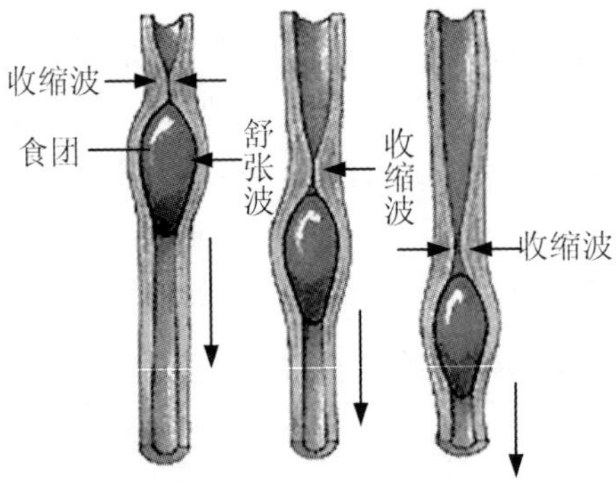

图6.1 食管蠕动

深度麻醉、昏迷或脑神经功能障碍(如偏瘫)的病人,其吞咽功能障碍,进食时食物(尤其是流质食物)易误入气管。

在食管下端和胃连接处有一宽1~3 cm的高压区,其内压比胃内压高5~10 mmHg,成为阻止胃内容物逆流入食道的一道屏障,起到生理括约肌的作用,故称为食管下括约肌。

二、唾液及其分泌

人的口腔内有3对主要的唾液腺:腮腺、下颌下腺和舌下腺。此外,还有众多散在的小唾液腺。唾液就是由这些大小腺体所分泌的混合液。

(一) 唾液的性质和成分

唾液无色、无味、近于中性(pH 6.6～7.1)。正常成年人每日分泌量为1.0～1.5 L,其中水分约占99%;有机物主要有黏蛋白、黏多糖、唾液淀粉酶、溶菌酶、免疫球蛋白等;无机物有Na^+、K^+、Ca^{2+}、Cl^-、HCO_3^-以及一些气体分子等。

(二) 唾液的作用

唾液的生理作用为:① 湿润口腔,利于吞咽;② 溶解食物,产生味觉;③ 清洁和保护口腔,唾液可冲洗和清除食物残渣,减少细菌繁殖。唾液中的溶菌酶和免疫球蛋白具有杀灭细菌和病毒的作用;④ 消化作用,唾液淀粉酶可把食物中的淀粉分解为麦芽糖;⑤ 排泄功能,进入体内的某些异物(如铅、汞等)可随唾液排出。此外,某些药物等也随唾液的分泌进行排泄。

(三) 唾液分泌的调节

进食时唾液的分泌完全是神经反射性调节,基本中枢在延髓。

第三节　胃 内 消 化

胃是消化道中最膨大的部分,一般成年人胃的容量为1～2 L,具有暂时储存食物和消化食物的功能。胃的消化功能包括胃运动的机械性作用和胃液的化学性消化,使进入胃内的半固体食团被胃运动所研磨和被胃液水解,形成食糜,此后,逐次少量地通过幽门被排入十二指肠。

一、胃的运动

胃的运动的主要功能是混合、磨碎食物形成食糜,并加快固体食物的排空。

(一) 胃的运动形式

1. 容受性舒张

当咀嚼和吞咽时,食物对咽、食管等处感受器的刺激可引起胃底和胃体肌肉的舒张,称为容受性舒张。这种舒张可使胃容量由空腹时的 50 mL 增加到进食后的 1.5 L 左右。这一运动形式使胃的容量明显增大,而胃内压则无明显升高。其生理意义是使胃更好地完成容纳和贮存食物的机能。

2. 紧张性收缩

紧张性收缩是指胃平滑肌经常处于轻度的收缩状态。这种收缩会使胃腔内具有一定的压力,有助于胃液渗入食物内部,促进化学性消化,并协助推动食糜移向十二指肠。同时有助于保持胃的形状和位置,不致出现胃下垂。

3. 蠕动

食物入胃后约 5 min,胃即开始蠕动。蠕动波起自胃体中部,逐步地向幽门方向推进。人胃的蠕动波频率约 3 次/min,每个蠕动波约需 1 min 到达幽门,通常是一波未平,一波又起(图 6.2)。胃蠕动的生理意义在于使食物与胃液充分混合,利于化学性消化,也有利于食物被磨碎,并被推入十二指肠。

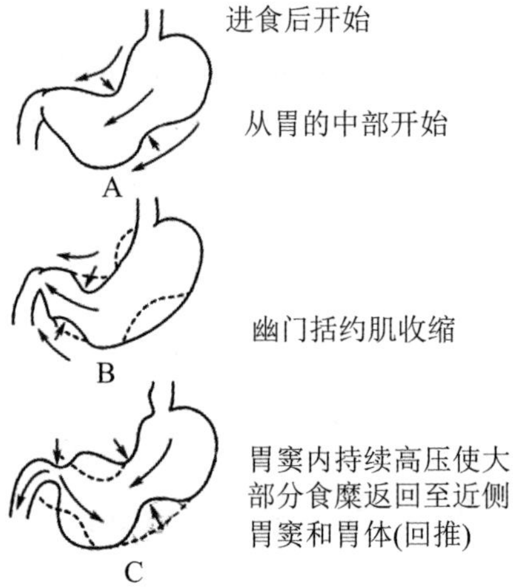

图 6.2 胃的蠕动

(二) 胃的排空及其控制

1. 胃排空的过程

胃的排空是指食糜由胃排入十二指肠的过程。一般在食物入胃后 5 min 即有部分食糜被排入十二指肠。胃的排空速度与食糜的物理性状和化学组成有关,一般稀的流体食物比稠的固体食物排空快。三大营养物质中,糖类排空最快,蛋白质次之,脂肪最慢。混合性食物由胃完全排空的时间为 4～6 h。

2. 胃排空的控制

胃排空的动力是胃运动时产生的胃内压,排空的阻力是幽门及十二指肠的收缩。当胃内压超过十二指肠内压,并足以克服幽门部阻力时,胃的排空才能进行。因此,凡能增强胃运动的因素都能促进胃的排空;反之,则延缓胃的排空。

胃内因素与十二指肠因素是互相配合、共同作用的。食物刚入胃时，胃内食物较多，而肠内食物较少，故此时排空速度较快；之后十二指肠内抑制胃运动的因素逐渐占优势，胃的排空则减慢；随着进入十二指肠的酸被中和，食物的消化产物被吸收，对胃运动的抑制影响逐渐消失，胃的运动又开始逐渐增强，推送另一部分食糜进入十二指肠，如此反复，直至食糜从胃全部排入十二指肠为止。因此，胃排空是间断进行的，并与十二指肠内的消化和吸收相适应。

（三）呕吐

呕吐是将胃和肠内容物从口腔驱出体外的一种反射性动作。机械性和化学性刺激作用于舌根、咽部、胃、大肠、小肠、胆总管和泌尿生殖系统等部位的感受器，都可引起呕吐；视觉和内耳前庭的位置觉感受器受到刺激，也可引起呕吐。

呕吐时，胃和食管下端舒张，膈肌和腹肌强烈收缩而挤压胃体，使胃内容物通过食管经口吐出。剧烈呕吐时，十二指肠和空肠上段的运动显著增强，蠕动加快，并转为痉挛。由于胃舒张，十二指肠收缩，使十二指肠内容物倒流入胃，因此，呕吐物中常混有胆汁和小肠液。

呕吐是一种反射活动。呕吐中枢位于延髓的孤束核附近。当脑水肿、脑出血及脑瘤等引起颅内压增高时，可直接刺激呕吐中枢引起呕吐。呕吐是一种具有保护意义的反射。临床上遇有食物中毒的病人，借助呕吐可把进入胃内的有毒物质在未被吸收前排出体外。但剧烈频繁的呕吐将会影响进食和正常的消化活动，使大量消化液丢失，导致水盐代谢紊乱和酸碱平衡失调。

二、胃液及其作用

胃黏膜含有两类分泌细胞：一类是外分泌细胞，它们构成外分泌腺，包括贲门腺、泌酸腺和幽门腺。胃液的主要成分就是这 3 种腺体分泌物的混合液。另一类是内分泌细胞，散布于胃黏膜中，如分泌促胃液素的 G 细胞、分泌生长抑素的 D 细胞等。

纯净的胃液是无色的酸性液体，pH 为 0.9～1.5，正常成年人每日分泌量为 1.5～2.5 L。主要成分包括盐酸、胃蛋白酶原、内因子、黏液和碳酸氢盐。

（一）盐酸

盐酸也称胃酸，由泌酸腺中的壁细胞所分泌。正常人空腹时基础胃酸排出量 0～5 mmol/h。在食物或某些药物（如胃泌素或组胺）的刺激下，盐酸排出量可达 20～25 mmol/h。盐酸的最大排出量主要取决于胃黏膜壁细胞的数目及其功能状态。男性的酸分泌率大于女性；50 岁以后分泌速率有所降低。

据测定，胃液中的 H^+ 浓度比血浆中的 H^+ 浓度约高 300 万倍，且胃液中的 Cl^- 浓度是血浆中的 Cl^- 浓度 1.7 倍左右，这表明胃液中的 H^+ 和 Cl^- 不可能是由血浆扩散而来的，而是由壁细胞逆着巨大的浓度梯度主动分泌的，因此需要消耗能量。现已证明，H^+ 的主动分泌与壁细胞顶膜上的质子泵的作用有关。质子泵每水解 1 个分子 ATP，可驱使一个 H^+ 分泌进入分泌小管腔内，同时从分泌小管腔内换回一个 K^+。所以镶嵌于壁细胞膜内的质子泵

是一种 H^+-K^+-ATP 酶。

壁细胞泌酸的离子转运过程可归纳如下：① 壁细胞分泌的 H^+ 是由胞质中的 H_2O 解离生成的。H^+ 在顶端膜上的质子泵的作用下，主动分泌到分泌小管腔内，并从分泌小管腔内换回一个 K^+。与此同时，顶端膜上存在的 K^+ 通道和 Cl^- 通道也同时开放，故进入壁细胞内的 K^+ 又经 K^+ 通道再次进入分泌小管腔，细胞内的 Cl^- 也由 Cl^- 通道分泌至分泌小管腔内，然后与 H^+ 形成 HCl，当需要时，HCl 则由壁细胞分泌入胃腔；② 在壁细胞内，H^+ 被质子泵泵出后，留在胞质中的 OH^- 则和 CO_2 在碳酸酐酶的催化下形成 HCO_3^-。胞质内的 HCO_3^- 通过壁细胞的基底侧膜上的 Cl^--HCO_3^- 逆向转运体，与来自血浆中的 Cl^- 进行交换，被转运至细胞外进入血液，与 Na^+ 形成 $NaHCO_3$，而 Cl^- 则被转运入壁细胞，再经顶端膜上的 Cl^- 通道进入分泌小管腔，不断地与 H^+ 形成 HCl；③ 壁细胞基底侧膜上存在的 Na^+-K^+-ATP 酶可将细胞内的 Na^+ 泵出细胞，最终转运回血液，同时将 K^+ 泵入壁细胞内，以补充转运到分泌小管腔内的部分 K^+。

在消化期，因为胃酸的大量分泌，同时有大量的 HCO_3^- 进入血液，从而形成所谓餐后碱潮。壁细胞分泌小管上的质子泵可被其选择性抑制剂奥美拉唑所阻断，目前该药已在临床上被用来有效抑制胃酸分泌。

盐酸的生理作用：① 激活无活性的胃蛋白酶原为有活性的胃蛋白酶，并为胃蛋白酶提供适宜的酸性环境；② 使食物中蛋白质变性而易于水解；③ 杀灭进入胃内的细菌；④ 盐酸随食糜进入小肠后，可间接促进胰液、胆汁和小肠液的分泌；⑤ 盐酸造成的酸性环境有利于小肠对铁和钙的吸收。

（二）胃蛋白酶原

胃蛋白酶原主要是由泌酸腺的主细胞合成和分泌的。胃蛋白酶原本身无生物活性，进入胃肠后，在盐酸的作用下，被水解掉一个小分子的肽链，转变为有活性的胃蛋白酶。胃蛋白酶本身也可激活胃蛋白酶原。

胃蛋白酶的功能是水解蛋白质，生成朊和胨及少量多肽和氨基酸。当胃酸分泌不足而导致消化不良时，可服用稀盐酸和胃蛋白酶。

（三）内因子

内因子是壁细胞分泌的一种糖蛋白。它可与维生素 B_{12} 结合成复合物，以防止小肠内水解酶对维生素 B_{12} 的破坏。到达回肠末端时，内因子与黏膜细胞上的特殊受体结合，促进维生素 B_{12} 的吸收。当缺乏内因子时，可造成维生素 B_{12} 缺乏症，影响红细胞生成，引起巨幼红细胞性贫血。

（四）黏液和碳酸氢盐

胃的黏液是由胃黏膜表面的上皮细胞、黏液颈细胞、贲门腺和幽门腺共同分泌的，其主要成分是糖蛋白。胃黏液具有润滑作用，可减轻食物对胃黏膜的机械性与化学性损伤。

胃内 HCO_3^- 主要由胃黏膜非泌酸细胞所分泌。胃黏液和碳酸氢盐共同构成的一个抗胃黏膜损伤的屏障，称为黏液-碳酸氢盐屏障（图 6.3）。当 H^+ 从黏膜表面向深层扩散时，与胃黏膜上皮细胞分泌的 HCO_3^- 相遇而发生中和，形成 H_2CO_3。此时在胃黏膜层中出现一个 pH 梯度，即靠近胃腔面一侧的黏液层呈酸性，pH 约为 2.0；靠近上皮细胞一侧的黏液层则呈中性或偏碱性，pH 约为 7.0。因此，这个黏液-碳酸氢盐屏障在一定程度上能有效保护胃黏膜免受 H^+ 的直接侵蚀，同时也使胃蛋白酶原在上皮细胞侧不能被激活，因而可防止胃蛋白酶对胃黏膜的消化作用。

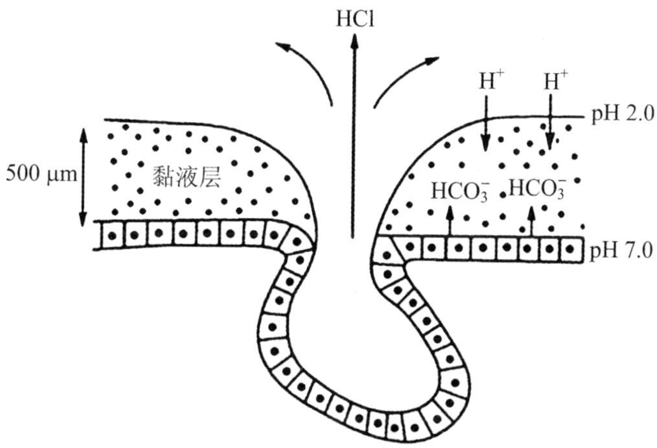

图 6.3　黏液-碳酸氢盐屏障

除黏液-碳酸氢盐屏障外，胃上皮细胞的顶端膜和相邻细胞之间存在的紧密连接构成了胃黏膜屏障，它对 H^+ 相对不通透，可防止胃腔内的 H^+ 向黏膜内扩散。许多因素如酒精、胆盐、阿司匹林类药物、肾上腺素以及幽门螺杆菌感染等，均可破坏或削弱胃黏膜的屏障作用，严重时可造成胃黏膜的损伤，引起胃炎或溃疡。

第四节　小肠内消化

小肠内消化是整个消化过程中最重要的阶段。在小肠内，食物受到小肠运动的机械性消化和胰液、胆汁、小肠液的化学性消化。在这里，食物的消化基本完成，许多物质也是在这里被吸收的，余下的食物残渣则进入大肠。小肠是食物消化和吸收最重要的部位。食物在小肠内所经历的时间与食物的性质有关，一般混合性食物在小肠内停留的时间为 3～8 h。

一、小肠运动的形式

（一）紧张性收缩

小肠平滑肌的紧张性收缩是小肠其他运动形式有效进行的基础，即使在空腹时也存在，在进食后则显著增强。它使小肠平滑肌保持一定的紧张度，保持肠道一定的形状，并维持一定的腔内压，有助于肠道内容物的混合，使食糜与肠黏膜密切接触，有利于吸收的进行。

（二）分节运动

小肠的分节运动是一种以肠壁环行肌为主的节律性收缩和舒张活动。在食糜所在的一段肠道，环形肌在许多不同部位同时收缩，把食糜分割成许多节段，随后，原来收缩的部位发生舒张，而原先舒张的部位发生收缩，将原先的食糜节段分为两半，而相邻的两半则合并为一个新的节段，如此反复交替进行，使食糜不断分开又不断混合（图 6.4）。

分节运动的意义主要在于使食糜与消化液充分混合，有利于化学性消化的进行；同时能增强食糜与小肠黏膜的接触，有利于营养物质的吸收；此外，通过对肠壁的挤压，有助于血液和淋巴的回流，为吸收创造良好的条件。

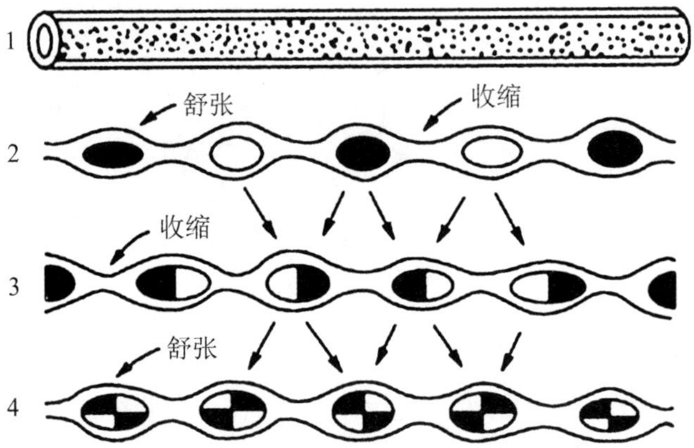

图 6.4 小肠分节运动

（三）蠕动

小肠的蠕动可发生于小肠的任何部位，并向肠的远端传播。蠕动的意义在于将经过分节运动的食糜向前推进，到达新的肠段，再开始新的分节运动。小肠内可见一种进行速度很快、传播较远的蠕动，称为蠕动冲。它可将食糜从小肠始端一直推送到末端或直达结肠。此外，在回肠末端可出现逆蠕动，即与一般的蠕动方向相反，其作用是防止食糜过早地通过回盲瓣进入大肠，有利于食物的充分消化和吸收。

小肠蠕动过程中，推送肠内容物(包括水、气体等)时产生的声音称为肠鸣音，正常 4～5 次/min。肠蠕动增强时，肠鸣音亢进；肠麻痹时，肠鸣音减弱或消失。

在回肠末端与盲肠交界处的环行肌显著加厚，称为回盲括约肌，其长度约 4 cm，静息状态下回肠末端内压比结肠内高 15～20 mmHg。进食后，食物入胃，引起胃-回肠反射，使回肠蠕动加强，当蠕动波到达回肠末端时，回盲括约肌舒张，有 3～4 mL 食糜被排入结肠。正常情况下，每日有 450～500 mL 食糜进入大肠。盲肠的充盈刺激可通过肠段局部的壁内神经丛反射，引起回盲括约肌收缩和回肠运动减弱，延缓回肠内容物通过。故回盲括约肌的作用是防止回肠内容物过快、过早地进入结肠，以便小肠内容物充分消化和吸收；同时，回盲括约肌具有活瓣样作用，可阻止大肠内容物倒流入回肠。

二、小肠内的消化液

(一) 胰液

胰腺由外分泌腺和内分泌腺两部分组成。外分泌腺可分泌胰液，胰液具有很强的消化能力，是最重要的消化液。

1. 胰液的性质和成分

胰液是无色、无味的碱性液体，pH 为 7.8～8.4。成年人每日分泌的胰液量为 1～2 L。主要成分有水、碳酸氢盐和多种消化酶。

2. 胰液的作用

(1) 碳酸氢盐：由胰腺小导管管壁细胞分泌。其主要作用是中和进入十二指肠的胃酸，保护肠黏膜；此外，HCO_3^- 可为小肠内多种消化酶发挥作用提供最适宜的 pH 环境。

(2) 胰淀粉酶：对生的和熟的淀粉的水解效率都很高，可将淀粉水解为糊精、麦芽糖和麦芽寡糖。

(3) 胰脂肪酶：是消化脂肪的主要酶，可将脂肪分解为甘油、甘油一酯及脂肪酸。此外，胰液中还有一定量的胆固醇酯水解酶和磷脂酶 A_2，分别水解胆固醇酯和磷脂。

(4) 胰蛋白酶和糜蛋白酶：两者均以无活性的酶原形式存在于胰液中。当进入小肠后，在肠激酶的作用下，可将无活性的胰蛋白酶原转变为有活性的胰蛋白酶。随后胰蛋白酶又进一步激活糜蛋白酶原。胰蛋白酶和糜蛋白酶作用相似，都能将蛋白质分解为脲和胨。当两者协同作用时，可使蛋白质进一步分解成小分子的多肽和氨基酸。

由于胰液中含有 3 种消化主要营养物质的消化酶，因而胰液是所有消化液中消化能力最强、消化功能最全面的一种消化液。当胰液分泌缺乏时，即使其他消化腺的分泌都很正常，食物中的脂肪和蛋白质仍然不能完全被消化和吸收，常可引起脂肪泻；同时，也可使脂溶性维生素 A、D、E、K 等吸收受到影响，但对糖的消化和吸收影响不大。

正常情况下，胰液中的蛋白水解酶并不消化胰腺本身，这是因为它们是以无活性的酶原形式分泌的。同时，腺泡细胞还能分泌少量胰蛋白酶抑制物，后者能与胰蛋白酶和糜蛋白酶结合而形成无活性的化合物，从而防止胰腺自身被消化。但胰蛋白酶抑制物在胰液中的含量较少，作用有限，当胰腺导管梗阻、痉挛或饮食不当引起胰液分泌急剧增加时，可因胰管内压力升高导致胰小管和胰腺腺泡破裂，胰蛋白酶原渗入胰腺间质而被组织液激活，出现胰腺组织的自身消化，从而发生急性胰腺炎。

(二) 胆汁

肝细胞能持续生成胆汁，胆汁生成后由肝管流出，经胆总管排入十二指肠，或由肝管转入胆囊管而储存于胆囊中，在消化期再由胆囊排至十二指肠。

1. 胆汁的性质和成分

胆汁是一种味苦的有色液汁，肝胆汁呈金黄色，pH 约 7.4，胆囊胆汁因在胆囊中被浓缩而颜色变深。成人每日分泌的胆汁为 800～1 000 mL。

胆汁的成分很复杂，除水和无机盐外，其有机成分有胆盐、胆色素、胆固醇、脂肪酸、卵磷脂和黏蛋白。此外，还含少量离子，如 Cu^{2+}、Zn^{2+}、Mn^{2+}、Al^{3+} 等。胆汁中不含消化酶。

正常情况下，胆汁中的胆盐（或胆汁酸）、胆固醇和卵磷脂的适当比例是维持胆固醇呈溶解状态的必要条件。胆盐是参与脂肪消化和吸收的主要成分。当胆固醇分泌过多，或胆盐减少时，胆固醇可析出而形成胆固醇结晶，这是形成胆结石的原因之一。

胆盐随肝胆汁排至小肠后，约有 95％在回肠末端被吸收入血液，经门静脉进入肝脏再合成胆汁，而后又被排入肠内，这个过程称为胆盐的肠-肝循环。

2. 胆汁的作用

胆汁在消化中的作用主要由胆盐来承担，它对脂肪的消化和吸收具有重要意义。

（1）乳化脂肪：降低脂肪的表面张力，使脂肪乳化成脂肪微滴，分散在肠腔内，从而增加了与胰脂肪酶的接触面积，可加快脂肪酶对脂肪消化分解。

（2）促进脂肪的吸收：胆盐达到一定浓度后可聚合形成微胶粒，脂肪分解产物如脂肪酸和甘油一酯及胆固醇等均可渗入到微胶粒中，形成水溶性复合物（即混合微胶粒）。这样，胆盐作为运载工具，就将不溶于水的脂肪分解产物运送到小肠黏膜表面，从而促进它们的吸收。如果缺乏胆盐，食入的脂肪将有 40％左右不能被消化和吸收。

（3）促进脂溶性维生素的吸收：由于胆汁能促进脂肪的消化吸收，所以对脂溶性维生素 A、D、E、K 的吸收也有促进作用。

（4）其他作用：中和胃酸；通过肠-肝循环而被重吸收后的胆盐，可直接刺激肝细胞合成和分泌胆汁（即为胆盐的利胆作用）。

（三）小肠液

小肠中有两种腺体，包括十二指肠腺和小肠腺。小肠液是这两种腺体分泌的混合液，其分泌量是消化液中最多的一种，每日分泌量为 1～3 L。小肠液呈弱碱性，pH 约 7.6，渗透压与血浆相近。小肠液中除水和无机盐外，还有黏蛋白和肠激酶等。小肠液中还常混有脱落的肠上皮细胞、白细胞等。

小肠液的主要生理作用有：① 碱性黏稠液体可保护十二指肠黏膜免受胃酸侵蚀；② 肠激酶可激活胰蛋白酶原，促进蛋白质的消化；③ 稀释肠内消化产物，降低其渗透压，有利于吸收。

第五节 大肠的功能

大肠没有重要的消化功能，其主要功能有：① 吸收肠内容物中的水分和无机盐；② 吸收结肠内微生物合成的维生素 B 复合物和维生素 K；③ 形成并暂时储存粪便，以及将粪便排出体外。

一、大肠的运动和排便

大肠的运动少而缓慢，对刺激的反应也较迟缓，这些特点有利于粪便在大肠内暂时储存。

（一）大肠运动的形式

1. 袋状往返运动

由环行肌的不规则收缩而引起，空腹时多见。这种运动使结肠袋中的内容物向前、后两个方向作短距离位移，但并不向前推进。有利于对内容物的研磨与混合，促进水和无机盐的吸收。

2. 分节或多袋推进运动

这是一个结肠袋或多个结肠袋收缩，把内容物推进到下一肠段的运动。餐后或副交感神经兴奋时这种运动增加。

3. 蠕动

大肠蠕动的意义也在于将肠内容物向远端推进。此外，大肠还有一种进行快而行程远的蠕动，称为集团蠕动。它常见于餐后或胃内有大量食物充盈时。这种餐后结肠运动的增强称为胃-结肠反射。

（二）排便

正常人的直肠内通常是没有粪便的。当肠蠕动将粪便推入直肠时，刺激直肠壁内的感受器，冲动经盆神经和腹下神经传入脊髓腰、骶段的初级排便中枢，并同时上传到大脑皮层引起便意。当条件许可时，即可发生排便反射。此时，传出冲动沿盆神经下传，使降结肠、乙状结肠和直肠收缩，肛门内括约肌舒张；同时，阴部神经的冲动减少，使肛门外括约肌舒张，于是将粪便排出体外。在排便过程中，膈肌和腹肌收缩，腹内压升高，促进粪便的排出。

排便反射受大脑皮层的意识控制，昏迷或脊髓高位损伤时，初级排便中枢失去了大脑皮质的意识控制，可发生大便失禁；若排便反射的反射弧受损，大便不能排出，称为大便潴留；如果对便意经常予以制止，可使直肠对粪便压力刺激的敏感性逐渐降低，便意的刺激阈就会提高。粪便在大肠内滞留过久，水分被吸收过多而干硬，引起排便困难和排便次数减少，称为便秘。另外，直肠黏膜由于炎症而导致敏感性增强，即使肠内只有少量粪便和黏液等，也可引起便意及排便反射，并在便后有排便未尽的感觉，临床上称为“里急后重”，常见于痢疾或肠炎等疾病。

二、大肠液的分泌和大肠内细菌的活动

(一) 大肠液的分泌

大肠液是由大肠黏膜表面的柱状上皮细胞及杯状细胞分泌的。大肠的分泌物富含黏液和碳酸氢盐,pH 为 8.3～8.4,其发挥作用的关键在于其中的黏液蛋白,它能保护肠黏膜并润滑粪便。

(二) 大肠内细菌的活动

大肠内有大量细菌,主要是大肠杆菌、葡萄球菌等,它们主要来自空气和食物,肠内的酸碱度和温度适合于一般细菌的活动和繁殖。大肠内的细菌含有能分解食物残渣的酶,能水解糖和脂肪(发酵作用),产生乳酸、乙酸、CO_2、甲烷等;也能分解蛋白质(腐败作用),产生氨、硫化氢、组胺、吲哚等,其中有些成分由肠壁吸收后到肝脏中进行解毒。

大肠内的细菌能利用肠内较为简单的物质合成维生素 B 复合物和维生素 K,它们在肠内被吸收,能为人体所利用。临床上大量运用抗生素杀灭肠道细菌时,可造成上述维生素缺乏。

第六节 吸 收

一、吸收的部位和机制

消化道不同部位对各种物质的吸收能力和速度是不同的。食物在口腔和食管内一般不能被吸收,只有某些脂溶性药物(如硝酸甘油)能通过口腔黏膜进入血液;在胃内,食物也很少被吸收,仅有乙醇和少量水分以及某些药物(如阿司匹林)可在胃内被吸收;大肠主要吸收水分和无机盐。

小肠作为重要的吸收部位,因而具备多方面的有利条件:① 吸收面积大。正常成年人的小肠长 4～5 m,其黏膜具有许多环状皱褶,皱褶上有大量绒毛、微绒毛,最终使小肠黏膜的总面积达到 200～250 m^2;② 小肠绒毛内富含毛细血管、毛细淋巴管、平滑肌纤维和神经纤维网等结构。绒毛节律性的伸缩和摆动,促进了血液和淋巴液的回流,有利于吸收;③ 营养物质在小肠内已被消化为结构简单的可吸收的物质;④ 食物在小肠内停留时间较长,一般为 3～8 h。

小肠内营养物质的吸收机制有多种,大致分为被动转运和主动转运两种方式。

二、小肠内主要营养物质的吸收

(一) 糖的吸收

食物中的糖类包括多糖(淀粉、糖原)、双糖(蔗糖、麦芽糖)和单糖(葡萄糖、果糖、半乳糖等),糖类只有被分解为单糖后才能被小肠吸收。各种单糖的吸收速率有很大差别,其中以半乳糖和葡萄糖的吸收为最快,果糖次之,甘露糖则最慢。

葡萄糖的吸收是逆浓度梯度进行的主动转运过程,其能量来自钠泵的活动,属于继发性主动转运。肠黏膜上皮细胞侧面膜上有 Na^+ 泵,腔面膜上还有可与 Na^+ 和葡萄糖结合的转运体。由于 Na^+ 泵的运转,维持细胞内低 Na^+,造成细胞膜外即肠腔液中 Na^+ 的高势能。当 Na^+ 与转运体结合顺浓度差进入细胞时,由此释放的能量可用于葡萄糖分子逆浓度差进入细胞。之后,葡萄糖再通过基底侧膜上的载体,以易化扩散的方式扩散到细胞外间隙而入血(图 6.5)。

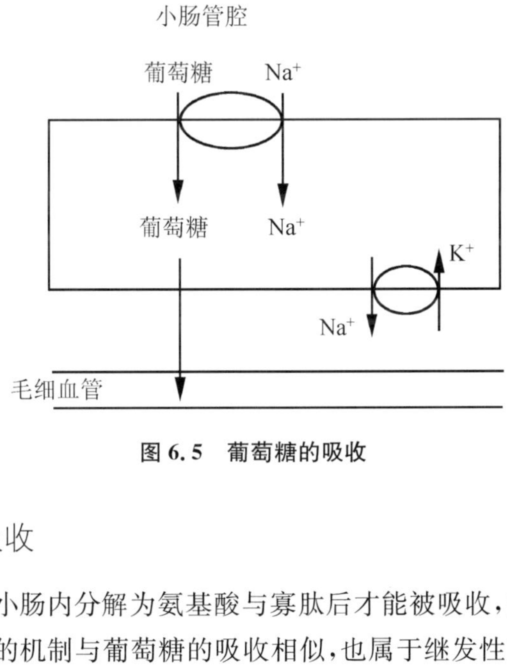

图 6.5　葡萄糖的吸收

(二) 蛋白质的吸收

食物中的蛋白质在小肠内分解为氨基酸与寡肽后才能被吸收,主要以氨基酸的形式在小肠全部被吸收。吸收的机制与葡萄糖的吸收相似,也属于继发性主动转运。但所涉及的转运体远比单糖复杂。吸收后经过小肠内毛细血管进入血液循环。

(三) 脂肪的吸收

在小肠内,脂类的消化产物脂肪酸、甘油一酯、胆固醇等很快与胆汁中的胆盐结合形成水溶性混合微胶粒,然后透过肠黏膜上皮细胞表面的静水层到达细胞的微绒毛。在这里,甘油一酯、脂肪酸和胆固醇等又逐渐地从混合微胶粒中释出,并通过微绒毛的细胞膜进入肠黏膜上皮细胞,而胆盐则被留在肠腔内继续发挥作用。

长链 (含 12 个碳原子以上)脂肪酸及甘油一酯进入上皮细胞后,在内质网中大部分被重新合成为甘油三酯,并与细胞中生成的载脂蛋白合成乳糜微粒,再以出胞的方式进入细胞外组织间隙,然后扩散至淋巴管(图 6.6)。

中、短链(含 12 个碳原子以下)甘油三酯水解产生的脂肪酸和甘油一酯是水溶性的,可直接进入血液循环而不进入淋巴管。

由于动、植物油食物中长链脂肪酸很多,所以脂肪的吸收以淋巴途径为主。

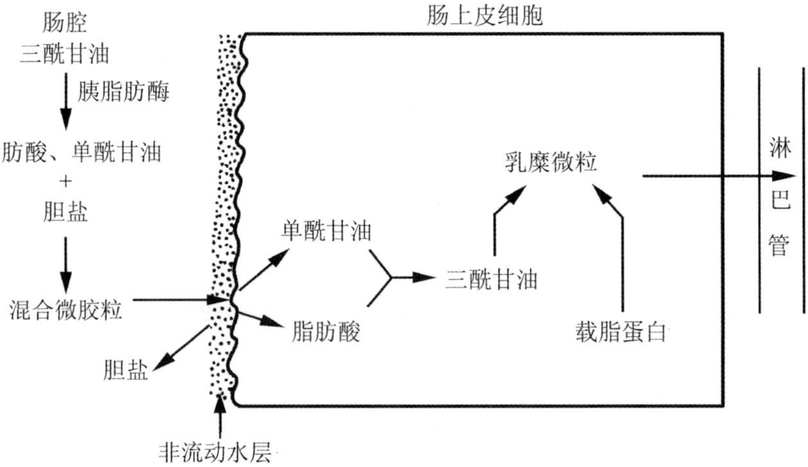

图 6.6 脂肪吸收过程

(四) 水、无机盐和维生素的吸收

1. 水的吸收

机体每日从外界摄取 1.5～2 L 的液体,消化腺每日分泌 6～8 L 的消化液,两者之和达 8～10 L,而每日随粪便排出的水仅 0.1～0.2 L,其余经过消化道时几乎全部被吸收。水的吸收是被动的,各种溶质尤其是 NaCl 的主动吸收所产生的渗透压梯度是水吸收的动力。

2. 无机盐的吸收

一般来说,单价碱性盐类,如钠、钾、铵盐的吸收很快,多价碱性盐则吸收很慢,而与钙结合形成沉淀的盐则不能被吸收。吸收方式有:① 小肠黏膜对钠的吸收属于主动转运。吸收 Na^+ 的原动力来自于肠上皮细胞基底侧膜上的钠泵。② 小肠对铁的吸收量较有限,人每日吸收铁约 1 mg。铁的吸收与人体对铁的需要量有关。体内铁过多,可抑制其吸收;孕妇、儿童及急性失血者对铁的吸收量增加,比正常人高 2～5 倍。铁的吸收是一个主动过程,吸收铁的主要部位是在小肠上部。胃酸可使铁溶解并使之维持于可被吸收的离子状态,故胃酸有促进铁吸收的作用。胃大部切除或胃酸分泌减少的病人,由于影响铁的吸收可导致缺铁性贫血。③ 钙的主要吸收部位是小肠,其中以十二指肠的吸收能力为最强。钙的吸收是一个主动转运过程,食物中的结合钙须转变成离子钙才能被吸收。

3. 维生素的吸收

维生素分为脂溶性和水溶性两大类。大多数水溶性维生素(如维生素 B_1、B_2、B_6、PP)主要以易化扩散的形式在小肠上段被吸收,而维生素 B_{12} 须先与胃黏膜分泌的内因子结合成复合物后才能在回肠被吸收。脂溶性维生素 A、D、E、K 的吸收与脂类消化产物相同。

综上所述，消化和吸收是密切联系、相互影响、不可分割的过程。消化是吸收的前提，食物只有消化后才能吸收。营养物质吸收后，小肠又可接受尚未消化的食糜，因此，吸收又为消化创造了条件。在小肠内，消化和吸收是同时进行的。当消化不良或吸收障碍时，都会影响机体新陈代谢的正常进行，给人体带来不良后果。

第七节　消化器官功能活动的调节

消化系统的功能和其他系统的活动一样，是在神经和体液调节下进行的，各器官之间相互密切配合，达到消化食物、吸收营养物质的目的。消化系统的功能也和人体其他系统的功能活动如循环、呼吸、代谢等紧密协调。所有这些活动都是在神经和体液因素共同调节下实现的。

一、神经调节

支配消化道的神经有分布于消化道壁内的外来神经系统和内在神经系统两大部分。两者相互协调，共同调节胃肠的功能(图 6.7)。

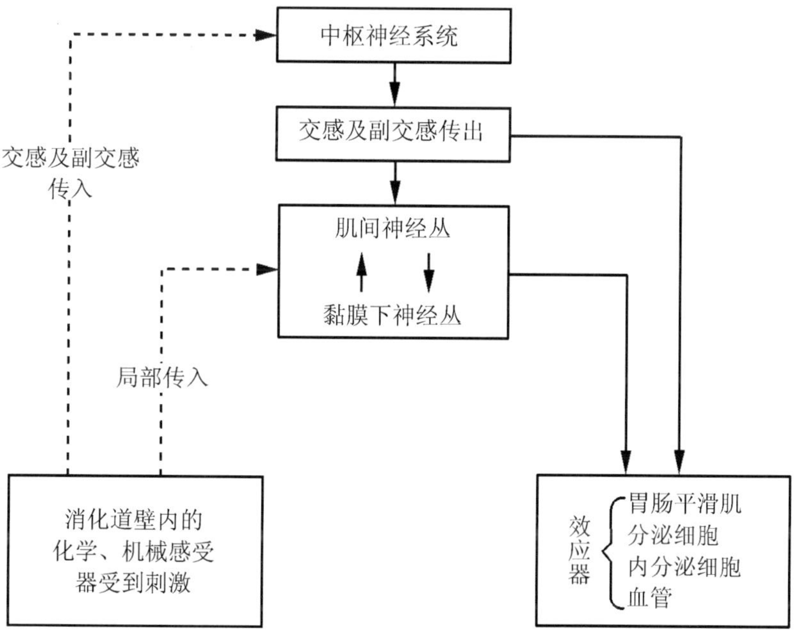

图 6.7　消化系统的局部和中枢性反射通路

(一) 外来神经系统

消化道除口腔、咽、食管上端的肌肉及肛门外括约肌由躯体神经支配外，主要接受自主神经（包括交感和副交感神经）系统的支配(图 6.8)。

1. 交感神经

起源于脊髓的第 5 胸节至第 2 腰节，在腹腔神经节、肠系膜神经节或腹下神经节内更换神经元后，节后纤维末梢释放去甲肾上腺素作用于胃肠道。交感神经兴奋时，可引起消化道运动减弱、腺体分泌抑制和血流量减少，而消化道括约肌收缩。

2. 副交感神经

副交感神经包括迷走神经和盆神经，副交感神经兴奋时，节后纤维末梢释放乙酰胆碱，通过激活 M 受体，可使胃肠平滑肌收缩，消化道运动增强，腺体分泌增多，而消化道括约肌却松弛。临床运用的 M 受体阻断剂主要为阿托品。因其能与乙酰胆碱竞争 M 受体，消除乙酰胆碱的作用，使消化道运动减弱，腺体分泌减少。因此临床上常用阿托品来解除胃肠平滑肌痉挛所致的腹痛。

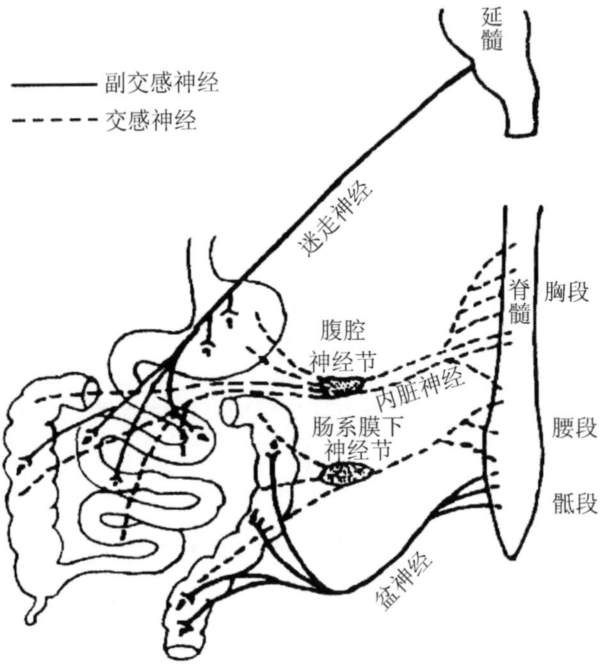

图 6.8 胃肠的外来神经支配系统

(二) 内在神经系统

内在神经系统又称为肠神经系统，是由不同类型的神经元和神经纤维所组成的神经网络。其中有感觉神经元和运动神经元，前者感受消化道内化学、机械和温度等刺激；后者则支配消化道平滑肌、腺体和血管；此外，还有大量的中间神经元。内在神经系统包括两类神经丛，即位于纵行肌和环行肌之间的肌间神经丛和位于环行肌和黏膜层之间的黏膜下神经丛。这些神经丛广泛分布于消化道壁内，它们将消化道壁内的各种感受器、效应细胞、外来神经和壁内神经元紧密地联系在一起。内在神经系统在调节胃肠运动和分泌以及胃肠血流中起着重要作用。

二、体液调节

（一）胃肠激素

消化道不仅是个消化器官，也是目前所知的体内最大的内分泌器官。由消化道内分泌细胞合成和释放的激素，统称为胃肠激素。这类激素在化学结构上都属于肽类物质，故又称胃肠肽。迄今已被鉴定的胃肠肽约30余种，其中最主要的有胃泌素、缩胆囊素、促胰液素、抑胃肽和胃动素等。

胃肠激素的主要作用是调节消化器官的功能，但对体内其他器官的活动也可产生广泛的影响。

1. 调节消化道运动和消化腺的分泌

如胃泌素既能刺激胃酸、胰酶、胆汁、小肠液等的分泌，又能促进食管和胃的括约肌以及消化道平滑肌的收缩；而胃酸的分泌既可为胃泌素、缩胆囊素所促进，又可被促胰液素、抑胃肽所抑制。

2. 营养作用

即刺激消化道组织的代谢和促进组织的生长，如胃泌素能刺激胃泌酸腺区黏膜和十二指肠黏膜的DNA、RNA和蛋白质合成，从而促进其生长。

3. 调节其他激素的释放

如抑胃肽对胰岛素的分泌具有很强的刺激作用。

研究发现，多数胃肠肽也存在于中枢神经系统中，例如，胃泌素、缩胆囊素、胃动素、生长抑素、血管活性肠肽、脑啡肽和P物质等，这种双重分布的肽总称为脑-肠肽。脑-肠肽概念的提出，揭示了神经系统和消化系统之间存在着密切的内在联系。脑-肠肽具有广泛的生物学活性，如调节消化道运动和消化腺分泌，调节代谢、摄食活动，调节免疫功能、细胞保护作用，调节行为活动等。

（二）其他体液因素

1. 组胺

胃黏膜泌酸腺区的黏膜内含有丰富的组胺。组胺与壁细胞膜上的组胺Ⅱ型受体（H_2受体）结合，促进胃酸的分泌。H_2受体阻断剂甲氰咪胍（西咪替丁）不仅抑制组胺与H_2受体结合，还可降低壁细胞对乙酰胆碱和促胃液素的敏感性，使胃酸分泌减少。因此，临床上甲氰咪胍常用于胃溃疡的治疗。

2. 盐酸

盐酸由胃黏膜壁细胞分泌，它又调节胃酸的分泌。当胃窦和十二指肠内pH下降时，可抑制G细胞分泌促胃液素，从而使胃液分泌减少。盐酸对胃液分泌的这种负反馈调节在胃液分泌调节中具有重要意义。

综上所述，人体对消化器官的调节主要包括神经和体液调节两种机制。在消化的各个阶段，这两种机制所起的作用有所不同，但是它们相互协调完成消化与吸收的全过程。

三、社会-心理因素对消化功能的影响

社会-心理因素与消化功能有着密切的关系。不良的心理刺激不仅影响胃肠的运动，也影响消化腺的分泌。如情绪压抑时，胃肠运动和消化腺分泌抑制，结果食欲降低，甚至会引起消化不良。实验研究也发现：在愤怒和焦虑时，胃黏膜充血变红，胃肠蠕动加快，胃酸分泌大大增加，可以诱发和加重胃溃疡病，有时还可发生胃肠痉挛，引起腹痛。人在过分悲伤、失望和恐惧时，消化液分泌抑制，可出现厌食、恶心甚至呕吐等症状。精神性呕吐就是心理因素对胃肠功能影响的结果。另外，忧虑、沮丧的情绪可使十二指肠-结肠反射受到抑制，因而缺少蠕动，常常引起便秘。相反，精神乐观、情绪稳定可使消化器官活动旺盛，从而促进食欲，有益健康。

课后复习题

一、名词解释

胃排空

二、单项选择题

1. 关于唾液的叙述，错误的是(　　)。
   A. 每天分泌量为1～1.5 L　B. 具有杀菌作用
   C. 能清洁和保护口腔　D. 可分解淀粉
   E. 唾液呈碱性
2. 在人的唾液中含有的酶是(　　)。
   A. 脂肪酶　B. 肽酶　C. 蛋白酶
   D. 淀粉酶和溶菌酶　E. 淀粉酶
3. 消化管共有的运动形式是(　　)。
   A. 紧张性收缩　B. 容受性舒张　C. 蠕动
   D. 分节运动　E. 集团蠕动
4. 关于胃液的叙述，错误的是(　　)。
   A. 无色酸性液体　B. 每日分泌量为1.5～2.5 L
   C. pH为0.9～1.5　D. 包括盐酸等物质　E. 胃液呈碱性
5. 内因子跟下列哪种物质吸收有关(　　)。
   A. Vit_{B1}　B. Vit_{B2}　C. Vit_{B6}
   D. Vit_{B12}　E. PP
6. 食物入胃约(　　)分钟，胃开始蠕动。
   A. 5　B. 10　C. 15

D. 30　　E. 20

7. 关于胃的排空速度,正确的是(　　)。

A. 糖最快,蛋白质次之,脂肪最慢　　B. 蛋白质最快,糖次之,脂肪最慢
C. 糖最快,脂肪次之,蛋白质最慢　　D. 脂肪最快,蛋白质次之,糖最慢
E. 脂肪最快,糖次之,蛋白质最慢

8. 关于消化和吸收的叙述,错误的是(　　)。

A. 食物被加工、分解的过程,属于消化
B. 大分子物质可被吸收入血
C. 小分子物质被转运入血或淋巴液的过程,属于吸收
D. 消化分为机械性和化学性
E. 消化在先,吸收在后

9. 胃的特有运动形式是(　　)。

A. 紧张性收缩　　B. 容受性舒张　　C. 蠕动
D. 分节运动　　E. 集团蠕动

10. 小肠的特有运动形式是(　　)。

A. 紧张性收缩　　B. 容受性舒张环球　　C. 分节运动
D. 蠕动　　E. 集团蠕动

11. 营养物质的消化吸收主要发生在(　　)。

A. 大肠　　B. 小肠　　C. 口腔
D. 胃　　E. 食管

12. 混合食物由胃完全排空通常需要(　　)。

A. 1～1.5 h　　B. 2～3 h　　C. 4～6 h
D. 7～8 h　　E. 12～24 h

13. 消化液中最重要的是(　　)。

A. 唾液　　B. 胃液　　C. 胆汁
D. 胰液　　E. 小肠液

14. 消化能力最强的消化液是(　　)。

A. 唾液　　B. 胃液　　C. 胆汁
D. 胰液　　E. 小肠液

15. 含消化酶种类最多的消化液是(　　)。

A. 唾液　　B. 胃液　　C. 胆汁
D. 胰液　　E. 小肠液

16. 不含有消化酶的消化液是(　　)。

A. 唾液　　B. 胃液　　C. 胆汁
D. 胰液　　E. 小肠液

17. 胆汁中参与消化的物质是(　　)。

A. 唾液　　B. 胃液　　C. 胆盐
D. 胰液　　E. 小肠液

18. 与脂肪的消化、吸收有关的消化液是(　　)。
   A. 唾液　　B. 胃液　　C. 胆盐
   D. 胰液　　E. 小肠液
19. 交感神经兴奋可使(　　)。
   A. 胃肠运动加强　　B. 胃排空加快　　C. 胆囊收缩
   D. 消化腺分泌减少　　E. 括约肌舒张
20. 副交感神经兴奋可使(　　)。
   A. 胃肠运动加强　　B. 胃排空减慢　　C. 胆囊舒张
   D. 消化腺分泌减少　　E. 括约肌收缩

三、多项选择题

吸收的主要部位在小肠,原因有(　　)。
   A. 食物在小肠内停留时间长
   B. 小肠长度长,肠壁厚
   C. 小肠黏膜中有丰富的毛细血管和毛细淋巴管
   D. 食物在小肠内已被分解为易吸收的小分子物质
   E. 小肠吸收面积大

四、填空题

消化的方式有__________和__________。

五、问答题

1. 为什么小肠是人体营养物质吸收的主要部位?
2. 简述胃酸(盐酸)的作用。

参考答案

一、名词解释

指胃内容物由胃排入十二指肠的过程或指食糜由胃排入十二指肠的过程。

二、单项选择题

1. E　2. D　3. C　4. E　5. D　6. A　7. A　8. B　9. B
10. C　11. B　12. C　13. D　14. D　15. D　16. C　17. C
18. C　19. D　20. A

三、多项选择题

ABCDE

四、填空题

<u>机械性消化</u>和<u>化学性消化</u>。

五、问答题

1. 答：(1) 小肠的吸收面积大；

(2) 小肠绒毛内有丰富的毛细血管和毛细淋巴管；

(3) 食物在小肠内已被分解成可被吸收的小分子物质；

(4) 食物在小肠内停留的时间较长(3～8 h)，有充分的时间吸收。

2. 答：(1) 激活胃蛋白酶原，提供胃蛋白酶适宜的酸性环境；

(2) 使蛋白质变性，利于蛋白质的水解；

(3) 促进胰液、胆汁和小肠液的分泌；

(4) 促使小肠对铁和钙的吸收；

(5) 抑制和杀死细菌。

第七章　能量代谢与体温

第一节　能 量 代 谢

新陈代谢是生命活动的基本特征之一。新陈代谢过程中既有物质代谢，又有能量代谢，两者是相伴发生的。生理学中通常将生物体内物质代谢过程中伴随发生的能量的释放、转移、储存和利用称为能量代谢。

一、机体能量的来源与利用

（一）能量的来源

1. 三磷酸腺苷的生成与作用

机体能利用的能量来源于食物中糖、脂肪和蛋白质分子结构中蕴藏的化学能。当这些营养物质被氧化分解时便可释放出能量。但机体的组织细胞在进行各种生理活动时并不能直接利用这种能量形式，而是由三磷酸腺苷（ATP）直接供能的。ATP 是糖、脂肪和蛋白质在生物氧化过程中合成的一种高能化合物，当 ATP 水解为二磷酸腺苷（ADP）及磷酸时，同时释放出能量供机体利用。ATP 既是体内直接的供能物质，又是体内能量储存的重要形式。人体在生命活动过程中所消耗的 ATP，可由 ADP 重新氧化、磷酸化而得到补充。

2. 三大营养物质的能量转化

（1）糖类：糖类主要生理功能是供给机体生命活动所需要的能量。人体所需能量的 50%～70%是由糖类物质的氧化分解提供的。食物中的糖经过消化被分解为单糖，在被吸收的单糖中，葡萄糖占总量的 80%，通常所说的血糖是指血中的葡萄糖。体内的糖代谢途径可因供氧情况的不同而有所不同。在氧供应充足的情况下，葡萄糖进行有氧氧化，生成 CO_2 和水，1 mol 葡萄糖完全氧化所释放的能量可合成 38 mol ATP；在缺氧的情况下，葡萄糖进行无氧酵解，生成乳酸，此时 1 mol 葡萄糖只能合成 2 mol ATP。在一般情况下，大多数组织细胞有足够的氧供应，因此，以糖的有氧氧化供能为主。糖酵解虽然只能释放少量能量，但在人体处于缺氧状态时极为重要，因为这是人体的能源物质唯一不需 O_2 的供能途径。例如，人在进行剧烈运动时，骨骼肌的耗氧量剧增，循环、呼吸等功能活动不能很快满足机体对

O_2的需要，骨骼肌因而处于相对缺氧的状态，这种现象称为氧债。在这种情况下，机体只能通过无氧酵解来提供能量。在肌肉活动停止后的一段时间内，循环、呼吸活动仍维持在较高水平，因而可摄取较多的 O_2，以偿还氧债。此外，某些细胞，如成熟红细胞，由于缺乏有氧氧化的酶系，也主要依靠糖酵解来供能。而正常成年人脑组织则主要依赖葡萄糖的有氧氧化供能。脑组织的耗氧量高，对缺氧非常敏感。成年人脑每日消耗 100～150 g 葡萄糖，由于脑组织的糖原储存量较少，对血糖的依赖性也较高，因此，当发生低血糖时，可引起脑功能活动的障碍，出现头晕等症状，重者可发生抽搐甚至昏迷。

（2）脂肪：体内储存的脂肪量较多，可占人体总重量的 20%左右，其主要功能是储存和供给能量。每克脂肪在体内氧化所释放的能量约为糖的 2 倍。通常成年人储备的肝糖原在饥饿 24 h 后即被耗尽，而储存的脂肪所提供的能量可供机体使用多达 10 天至 2 个月之久。当机体需要时，储存的脂肪首先在脂肪酶的催化下分解为甘油和脂肪酸。甘油主要在肝脏被利用，经过磷酸化和脱氢而进入糖的氧化分解途径供能，或转变为糖。脂肪酸的氧化分解可在心、肝、骨骼肌等许多组织细胞内进行。脂肪酸与辅酶 A 结合后，经过β-氧化，逐步分解为乙酰辅酶 A 而进入糖的氧化途径，同时释放能量。

（3）蛋白质：蛋白质的基本组成单位是氨基酸。不论是由肠道吸收的氨基酸，还是由机体自身蛋白质分解所产生的氨基酸，都主要用于重新合成蛋白质，成为细胞的构成成分，以实现组织的自我更新，或用于合成酶、激素等生物活性物质。为机体提供能量则是氨基酸的次要功能。只有在某些特殊情况下，如长期不能进食或体力极度消耗时，机体才会依靠由组织蛋白质分解所产生的氨基酸供能，以维持基本的生理功能。

（二）能量的利用

各种能源物质在体内氧化过程中释放的能量，50%以上转化为热能，其余部分是以化学能的形式储存于 ATP 等高能化合物的高能磷酸键中。当机体的组织细胞需要消耗能量时，ATP 去磷酸化生成 ADP，同时释放能量，供应人体合成代谢以及各种生理活动的需要，如肌肉收缩和舒张、神经传导、细胞内外各种物质的主动转运等（图 7.1）。

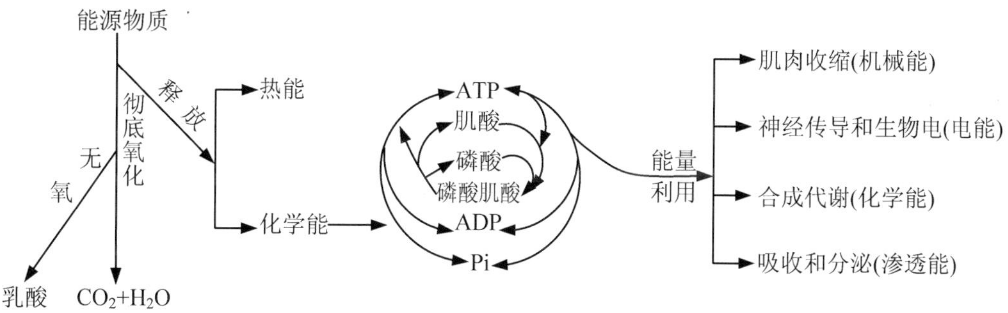

图 7.1　能量的释放、转移、贮存和利用

二、影响能量代谢的主要因素

(一) 肌肉活动

肌肉活动对于能量代谢的影响最为显著,机体任何轻微的运动即可提高代谢率。运动或劳动时,机体的耗氧量显著增加。机体持续进行体育运动或劳动时的耗氧量可达安静时的 10～20 倍。表 7.1 为不同劳动强度或运动时的能量代谢率。

表 7.1 不同活动状态时的能量代谢率

单位:kJ/(m^2 · min)

机体的状态	产热量	机体的状态	产热量
静卧	2.73	扫地	11.37
开会	3.40	打排球	17.50
擦玻璃窗	8.30	打篮球	24.22
洗衣	9.89	踢足球	24.98

(二) 环境温度

当机体处于安静状态、环境温度在 20～30℃范围时能量代谢最为稳定。环境温度降低或升高,能量代谢率均将增高。这是由于低温寒冷刺激,可反射性地引起寒战以及肌肉紧张度的增强,使代谢率提高;高温可使体内化学反应速度加快,发汗功能旺盛以及呼吸、循环功能增强,也可致代谢率提高。

(三) 食物的特殊动力效应

机体进食后即使处于安静状态,其产热量也会比进食前增加,一般从进食后 1 h 左右开始,延续 7～8 h。这种由进食刺激机体产生额外能量消耗的作用,称为食物的特殊动力效应。实验证明,在 3 种主要营养物质中,进食蛋白质产生的特殊动力效应最为显著,进食蛋白质的特殊动力效应约为 30%;进食糖和脂肪的特殊动力效应分别为 6%和 4%左右;进食混合性食物约为 10%。各类食物的特殊动力效应的发生,在时间上也有不同,蛋白质食物在进食后 1～2 h 即开始,2～3 h 可达高峰,持续可达 7～8 h,糖类食物一般仅持续 2～3 h。

有关食物特殊动力效应产生的确切机制目前尚不清楚。实验表明,将氨基酸经静脉注射后仍然可以看到这种现象,但在切除肝脏后此现象即消失。因而认为,食物的特殊动力效应与食物在消化道内的消化和吸收无关,可能主要与肝脏处理氨基酸或合成糖原等过程有关。

(四) 精神活动

精神和情绪活动对能量代谢也有较大影响。人在平静地思考问题时,产热量增加一般不超过 4%。但当人处于精神紧张状态时,如烦恼、恐惧或情绪激动时,能量代谢率可显著增高。这是由于随之出现的无意识的肌紧张，以及交感神经兴奋，甲状腺激素、肾上腺素等刺激代谢的激素释放增多所致。

三、基础代谢

基础代谢是指机体在基础状态下的能量代谢。基础代谢率（BMR）则是指单位时间内机体在基础状态下的能量代谢。所谓基础状态是指人体处于：① 室温 20～25℃；② 空腹（禁食 12 h 以上）；③ 清晨、清醒、静卧；④ 精神安宁。因此，测定基础代谢需要在清醒、静卧，未作肌肉活动，无精神紧张，食后 12～14 h，室温保持在 20～25℃的条件下进行。在这种状态下，体内的能量消耗主要用以维持血液循环、呼吸等基本生命活动，基础代谢比较稳定。因此，基础代谢率常作为评价机体能量代谢水平的指标。基础代谢率不是人体最低的能量代谢率，在熟睡时机体的各种生理功能减弱至更低水平，此时的能量代谢率更低，但在做梦时可增高。基础代谢率常用 $kJ/(m^2 \cdot h)$来表示。基础代谢率与年龄、性别均有关系。我国正常人基础代谢率的平均值如表 7.2所示。

临床上在评价基础代谢率时，常将实测值和表 7.2中的正常平均值进行比较，即采用相对值来表示。具体公式如下

$$基础代谢率=(实测值-正常平均值)\div正常平均值\times100\%$$

如相差在±15%之内，都属于正常范围；差值超过 20%时，才有可能是病理性变化。很多疾病都伴有基础代谢率的改变，特别是影响甲状腺功能的疾病。当甲状腺功能低下时，基础代谢率可比正常值低 20%～40%；而甲状腺功能亢进时，基础代谢率可比正常值高 25%～80%。因此，基础代谢率的测定是临床诊断甲状腺疾病的重要辅助方法。此外，其他如肾上腺皮质和垂体功能低下、肾病综合征、病理性饥饿等，常出现基础代谢率降低；糖尿病、红细胞增多症、白血病以及伴有呼吸困难的心脏病等，基础代谢率可升高。当人体发热时，基础代谢率也升高，一般情况下，体温每升高 1℃，基础代谢率将升高 13%左右。

表 7.2　我国正常人基础代谢率(BMR)的平均值

单位：$kJ/(m^2 \cdot h)$

性别＼年龄(岁)	11～15 岁	16～17 岁	18～19 岁	20～30 岁	31～40 岁	41～50 岁	>51 岁
男	195.5	193.4	166.2	157.8	158.6	154.0	149.0
女	172.5	181.7	154.0	146.5	146.9	142.4	138.6

第二节　体温及其调节

临床上所说的体温是指机体核心部分的平均温度，也称体核温度。它与体表温度是完全不同的两个概念。体表温度由于散热快，一般比机体深部温度低。正常情况下，人和高等

动物的体温是相对恒定的，不会因外界气温变化或机体活动情况的改变而发生明显的变动。体温的恒定，是机体新陈代谢和一切生命活动正常进行的必要条件。人体的新陈代谢是以酶促反应为基础的，而酶类必须在适宜的温度条件下才能充分有效地发挥作用，体温过高或过低，都会降低酶的活性。当体温上升到40～41℃机体会出现神经系统功能障碍，发生谵语乃至神志不清，超过42～43℃就会引起死亡。相反，当体温下降到22～23℃时，机体代谢过程极度缓慢，会有生命危险。

一、体温及其生理变动

（一）正常体温

在实际工作中，由于机体的体核温度特别是血液温度不易测量，故临床上通常用直肠、口腔和腋窝等部位的温度来代表体温。直肠温度最高，接近机体的体核温度，其正常值为36.9～37.9℃，测量时温度计应插入直肠6 cm以上，才能比较接近深部温度。口腔温度的正常值为36.7～37.7℃，测量时应将温度计含于舌下，由于应用比较方便，因而是临床上常用的测温方法。腋窝温度的正常值为36.0～37.4℃，测量腋温的时间比口温、肛温的时间稍长，一般需持续10 min，还应保持腋窝处干燥。

（二）体温的正常变动

在生理情况下，体温可随昼夜节律、年龄、性别等因素而波动。

1. 昼夜节律

正常人体温在一昼夜之间有周期性的波动，在清晨2～6时体温最低，午后13～18时最高，但这种波动幅度一般不超过1℃。人体体温的这种昼夜周期性波动，称为体温的昼夜节律或日节律。研究结果表明，体温的日节律是由内在的生物节律所决定的，而与机体的精神或肌肉活动状态等没有因果关系。目前认为，生物节律现象主要受下丘脑视交叉上核的控制。

2. 性别

在相同状态下，男性和女性体温略有差别，成年女性的体温平均高于男性0.3℃。此外，女性的基础体温随月经周期而变动，在月经期和排卵前期体温较低，排卵日最低，排卵后体温升高0.3～0.6℃（图7.2）。因此，通过每天测定基础体温有助于了解有无排卵和排卵的日期。排卵后体温升高是由于黄体分泌的孕激素的作用所致。

3. 年龄

儿童和青少年的体温较高，而老年人因基础代谢率低，体温偏低。新生儿，特别是早产儿，由于其体温调节中枢尚未发育成熟，调节体温的能力差，体温易受环境因素的影响而变动。因此，临床上要特别重视老年人和新生儿的保温护理。

4. 肌肉活动与精神因素

肌肉活动时由于代谢增强，产热量增加，可使体温升高。所以，临床上测量体温应让受试者先安静一段时间后再进行。

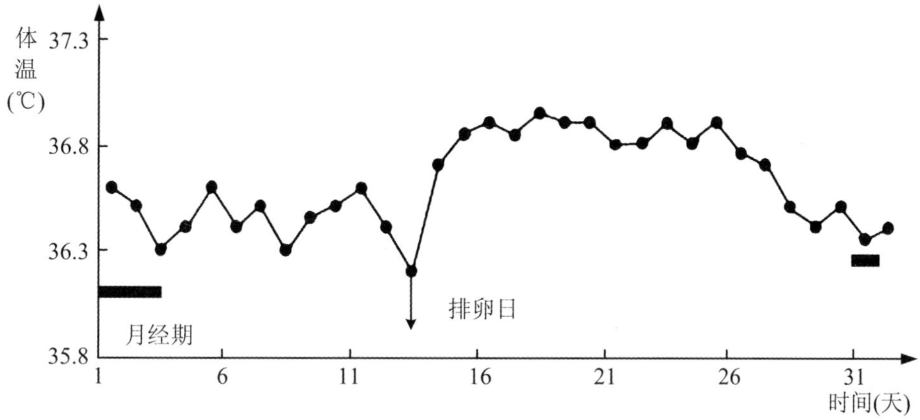

图 7.2 女性月经周期中基础体温曲线

情绪激动、精神紧张等情况对体温也会产生影响，临床上测量小儿体温时应防止小儿哭闹。

5. 其他因素

麻醉药物能降低体温，因此，对于麻醉手术的患者，在术后一段时间内，要特别注意保温护理。

二、机体的产热与散热

机体在代谢过程中不断地产热，同时又不断地将热量向外界散发出去。人体体温的正常维持及相对恒定正是产热和散热两个生理过程取得动态平衡的结果。

（一）产热过程

1. 主要产热器官

机体的热量是由三大营养物质在组织细胞中进行分解代谢时产生的，其中对体温影响较大的主要产热器官是肝脏和骨骼肌。机体在安静时主要由内脏产热，占总产热量的 56%。其中，以肝的代谢最旺盛，产热量最高；而当运动或劳动时，骨骼肌则成为主要的产热器官。当剧烈运动时，其产热量约可增加 40 倍，占机体总产热量的 90%左右。在新生儿时期，还有棕色脂肪组织参与非寒战产热。

2. 产热的形式

机体有多种产热形式，如基础代谢产热、骨骼肌运动产热、食物的特殊动力效应产热、寒战和非寒战产热等。机体安静时在寒冷环境中主要依靠寒战产热和非寒战产热两种形式增加产热量。

(1) 寒战产热。寒战是指在寒冷环境中骨骼肌发生不随意的节律性收缩，其特点是屈肌和伸肌同时收缩，其意义在于最大限度地增加产热量，可使机体的代谢率增加 4～5 倍，有利于维持机体在寒冷环境中的体热平衡。

(2) 非寒战产热。非寒战产热又称代谢产热,是一种通过提高组织代谢率来增加产热的形式,以棕色脂肪组织的产热量为最大。棕色脂肪组织的代谢产热量约占非寒战产热总量的70%。人类的棕色脂肪组织只存在于新生儿体内。由于新生儿体温调节功能尚不完善,不能发生寒战,所以非寒战产热对新生儿的意义尤为重要。

(二) 散热过程

1. 散热的部位

人体的主要散热部位是皮肤。当环境温度低于体表温度时,大部分体热可通过辐射、传导和对流等方式向外界发散,小部分体热则随呼出气、尿、粪等排泄物排出体外。当环境温度高于体表温度时,则通过蒸发散热来发散体热。

2. 散热的方式

(1) 辐射散热。辐射散热是指人体以热射线的形式将体热传给外界较冷物质的一种散热方式。辐射散热量的多少主要取决于皮肤与周围环境之间的温度差及人体有效散热面积。温度差越大,有效散热面积越大,散热量就越多。由于四肢的表面积较大,因而在辐射散热中起重要作用。

(2) 传导散热。传导散热是指机体的热量直接传给与之接触的温度较低物体的一种散热方式。发散热量的多少主要取决于皮肤温度与接触物体之间的温度差、接触面积,以及与皮肤接触的物体的导热性能等。当接触比皮肤温度低的良导热体如金属和水时,由于这些物体导热性能好,热传导迅速,故体热散发快;若接触不良导热体如棉毛织物、泡沫塑料等,由于导热性能差,故散热缓慢。另外,人体脂肪的导热效能也较小,因而肥胖的人身体深部的热量不易传向表层,在炎热的天气里就容易出汗。临床上利用冰帽、冰袋等给高热患者降温,就是根据传导散热原理设计的。

(3) 对流散热。对流散热是指通过气体流动进行热量交换的一种散热方式。散热的多少,取决于气体的流速。若风速越大,散热量就越多;相反,风速越小,散热量也越少。将衣服覆盖于皮肤表面,将阻碍空气对流,减少散热而有利于保温。增添衣物后,衣服覆盖于皮肤表面,加之棉毛纤维间的空气不易流动,从而可以抵御寒冷,就是这个道理。

(4) 蒸发散热。蒸发散热是指水分从体表汽化时吸收热量而散发体热的一种方式。在正常体温条件下,体表每蒸发1 g水可使机体散发2.43 kJ的热量。因此,体表水分的蒸发是一种十分有效的散热形式。当环境温度等于或高于皮肤温度时,蒸发将成为唯一有效的散热形式。蒸发散热有不感蒸发和发汗两种形式。

① 不感蒸发:是指体液的水分从皮肤和黏膜(主要是呼吸道黏膜)表面不断渗出而被汽化的形式。这种蒸发形式不被人们所察觉,且与汗腺活动无关。人体24 h的不感蒸发量一般约1 000 mL,其中从皮肤表面蒸发的水分为600～800 mL,通过呼吸道黏膜蒸发的水分为200～400 mL。临床上给病人补液时,应注意勿忘补充由不感蒸发丢失的这部分体液。有些不能分泌汗液的动物,不感蒸发是一种有效的散热途径,如狗在炎热环境下,常采取热喘呼吸的方式来加强散热。

② 发汗：是指汗腺主动分泌汗液的过程。通过汗液蒸发可有效带走大量体热。发汗可被意识到，故又称可感蒸发。汗腺分泌量差异很大，人体在寒冷或低温环境中，无汗液分泌或分泌量少不能形成汗滴，一般计入不感蒸发；而在高温、剧烈运动和劳动时，汗腺分泌量可达每小时 1.5 L 以上。通过汗液蒸发可有效带走大量体热，使体热不至于淤积体内导致体温骤升。

当机体大量发汗时会导致血浆晶体渗透压升高，造成高渗性脱水。但当发汗速度快时，由于汗腺管不能充分吸收 NaCl，汗液中的 NaCl 浓度高，机体丢失大量水分的同时，也丢失大量 NaCl，因此应注意在补充水的同时补充食盐，以免引起水和电解质平衡紊乱，甚至由于神经系统和骨骼肌组织的兴奋性改变而发生热痉挛。

（三）散热调控

人体主要通过皮肤血流量的调节和发汗等方式来调控散热。当皮肤温度高于环境温度时，机体要通过辐射、传导、和对流的方式散热，散热量的大小主要取决于皮肤与外界环境之间的温度差；当环境温度高于皮肤的温度时，通过辐射、传导和对流的方式进行散热的作用很小，而主要依靠发汗散热来调节体温。

三、体温调节

人体体温的相对恒定有赖于自主性体温调节和行为性体温调节的功能活动，使人体的产热和散热处于动态平衡之中。自主性体温调节是在体温调节中枢的控制下，通过增减皮肤的血流量、发汗或寒战等生理调节反应，维持产热和散热过程的动态平衡，使体温保持相对稳定的水平。行为性体温调节是指有意识的调节体热平衡的活动，即通过在不同环境中采取的姿势和发生的行为来调节体热的平衡。行为性体温调节是以自主性体温调节为基础，是对自主性体温调节的补充。例如，人在严寒环境中，如果衣着不暖，则在发生肌肉寒战的同时，还会采取拱肩缩背的姿势和踏步或跑步等御寒行为。以下主要讨论自主性体温调节。

机体通过自主性体温调节使体温维持相对稳定是依靠负反馈控制系统实现的。下丘脑的体温调节中枢是控制部分，它发出的传出信息控制受控系统的活动，如肝和骨骼肌等产热器官的活动改变，还有皮肤血管、汗腺等散热器官的活动改变，从而使体温维持在相对稳定的水平。而体温总是因内、外环境因素的变化而受到干扰，这些干扰通过温度检测装置，即皮肤及机体深部的温度感受器，将干扰信息反馈至体温调节中枢。经过中枢的整合，再调整受控系统的活动，建立起当时条件下的体热平衡，使体温保持相对稳定（图 7.3）。

（一）温度感受器

1. 外周温度感受器

外周温度感受器是存在于皮肤、黏膜和内脏中的对温度变化敏感的游离神经末梢，包括热感受器和冷感受器。它们能感受外界环境的温度变化，将信息传入体温调节中枢。当局部温度升高时,热感受器兴奋;反之,当局部温度降低时,冷感受器兴奋。因此,外周温度感受器可对机体外周部位的温度起到监测作用。

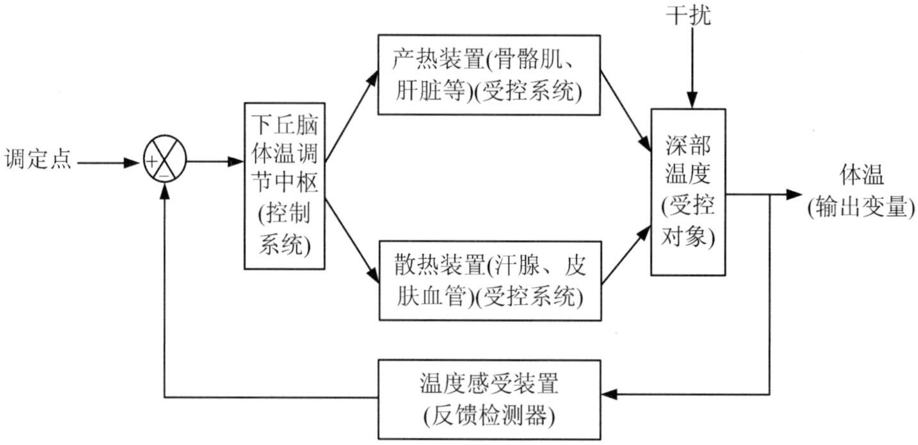

图 7.3 体温调节机构

2. 中枢温度感受器

中枢温度感受器是指存在于中枢神经系统内的对温度变化敏感的神经元。下丘脑、脑干网状结构和脊髓等处都含有两种性质不同的温度敏感神经元,即热敏神经元和冷敏神经元。它们能感受机体深部组织的温度变化。动物实验表明,在视前区-下丘脑前部(PO/AH),热敏神经元居多,在局部组织温度升高时发放冲动的频率增加;而在脑干网状结构和下丘脑的弓状核,则冷敏神经元较多,在局部组织温度降低时发放冲动的频率增加。当局部脑组织温度变动 0.1℃时,这两种神经元的放电频率都会发生变化,且不出现适应现象。

(二) 体温调节中枢

1. 体温调节中枢的部位

从脊髓到大脑皮层的整个中枢神经系统中都存在参与调节体温的神经元。但对恒温动物进行脑分段横断实验证明,只要保持下丘脑及其以下的神经结构完整,动物虽然在行为等方面可能出现障碍,但仍具有维持体温相对恒定的能力,这说明调节体温的中枢主要位于下丘脑。PO/AH 中的某些温度敏感神经元不仅能感受到局部脑温的变化,还能对下丘脑以外的部位,如中脑、延髓、脊髓以及皮肤、内脏等处的温度变化发生反应。广泛破坏 PO/AH 区后,与体温调节有关的散热和产热反应都明显减弱或消失。这些事实都说明 PO/AH 是体温调节中枢整合机构的中心部位。

2. 体温调定点学说

体温调定点学说认为,体温的调节类似于恒温器的调节。PO/AH 可通过某种机制决定体温调定点水平,如 37℃。体温调节中枢就按照这个设定温度进行体温调节,即当体温与调定点的水平一致时,机体的产热与散热取得平衡;当体温高于调定点的水平时,中枢的调节活动会使机体产热活动降低,散热活动加强;反之,当体温稍低于调定点水平时,机体产热活动加强，散热活动降低，直到体温回到调定点水平。

如果某种原因使调定点向高温侧移动，则出现发热。例如，由细菌感染所致的发热，就是由于在致热原作用下引起机体内一系列的反应，使体温调定点被重新设置，如上移到39℃，这称为重调定。由于在发热初期体温低于此时的调定点水平，机体首先表现为皮肤血管收缩，减少散热。随即出现寒战等产热反应，直到体温升高到39℃。此时，产热和散热过程在新的调定点水平达到平衡，即发热属于调节性体温升高，是体温调节活动的结果。当致热原被清除后，已升高的调定点即可重新回到正常水平，此时机体的实际体温高于调定点水平，于是散热活动增强，出现皮肤血管扩张、出汗等退热的临床表现，体温随之下降至调定点水平，恢复正常。

此外，由于环境温度过高或受到烈日暴晒而引起机体中暑时也可出现体温升高，但是这种情况并非因为体温调节中枢调定点的上移，而是由于体温调节中枢本身的功能障碍所致，为非调节性体温升高。

课后复习题

一、名词解释

1. 基础代谢率
2. 食物的特殊动力效应

二、单项选择题

1. 机体能量的主要来源是(　　)。

A. 蛋白质　　B. 脂肪　　C. 糖类

D. 氨基酸　　E. 甘油三酯

2. 机体的直接供能物质是(　　)。

A. 蛋白质　　B. 脂肪　　C. 糖类

D. 氨基酸　　E. ATP

3. 对能量代谢影响最显著的因素是(　　)。

A. 环境温度　　B. 精神因素　　C. 肌肉活动

D. 进食　　E. 睡眠状态

4. 环境温度在(　　)能量代谢相对稳定。

A. 20～30℃　　B. 30～40℃　　C. 5～10℃

D. 10～15℃　　E. 15～20℃

5. 进食以下哪种食物的产热量最多(　　)。

A. 蛋白质　　B. 脂肪　　C. 糖类

D. 氨基酸　　E. 甘油三酯

6. 基础状态时的温度要求是(　　)。

A. 20～30℃　　B. 20～25℃　　C. 5～10℃

D. 10～15℃　　E 、15～20℃

7. 空腹是指(　　)未进食。
   A. 8 h　B. 10 h　C. 12 h
   D. 6 h　E. 24 h
8. 甲状腺激素增多(　　)。
   A. 基础代谢加快　B. 基础代谢减慢　C. 基础代谢不变
   D. 无法定论　E. 都不对
9. 通常所说的体温是指(　　)。
   A. 体表温度　B. 深部温度　C. 皮肤温度
   D. 口腔温度　E. 腋窝温度
10. 安静状态下,产热最多的器官是(　　)。
   A. 心脏　B. 肝脏　C. 胃
   D. 小肠　E. 肺
11. 活动状态下,主要的产热部位是(　　)。
   A. 心脏　B. 肝脏　C. 胃
   D. 骨骼肌　E. 肺
12. 敷冰袋、戴冰帽是利用(　　)。
   A. 传导散热　B. 辐射散热　C. 对流散热
   D. 蒸发散热　E. 发汗
13. 酒精擦浴降温属于(　　)。
   A. 传导散热　B. 辐射散热　C. 对流散热
   D. 蒸发散热　E. 发汗
14. 电风扇能加快(　　)。
   A. 传导散热　B. 辐射散热　C. 对流散热
   D. 蒸发散热　E. 发汗
15. 人在安静状态下,环境温度达(　　)时开始发汗。
   A. 20℃　B. 25℃　C. 30℃
   D. 15℃　E. 40℃
16. 中暑的易发条件不包括(　　)。
   A. 高温　B. 环境空气干燥　C. 高湿
   D. 通风差　E. 湿度大
17. 测定基础代谢的条件,不包括(　　)。
   A. 清晨空腹　B. 睡眠状态　C. 室温 20～25℃
   D. 昏迷　E. 空腹
18. 体温调节的基本中枢是(　　)。
   A. 大脑皮质　B. 中脑　C. PO/AH
   D. 脊髓　E. 延髓
19. 关于体温的生理变异,错误的是(　　)。
   A. 清晨 2～6 时最低,午后 1～6 时最高　B. 月经期和排卵日最高

C. 儿童高于成年人,老年人又略低于成年人　D. 情绪激动、紧张体温会增高
E. 昼夜波动幅度不超过1℃

20. 安静状态下,当环境温度升高到30℃左右时,机体的主要散热方式是(　　)。
A. 辐射散热　B. 对流散热　C. 发汗
D. 传导散热　E. 不感蒸发

三、多项选择题

成年女子基础体温的特点有(　　)。
A. 与孕激素有关　B. 月经期较低　C. 排卵日最低
D. 同龄男子体温略高　E. 随月经期而发生变动

四、填空题

机体散热的主要器官是__________;安静时的产热器官是__________,剧烈运动或劳动时的产热器官是__________。

五、问答题

1. 简述影响能量代谢的主要因素。
2. 所谓基础状态有哪些条件?

参考答案

一、名词解释

1. 指人在基础状态下的能量代谢率。基础状态指:① 清晨、清醒、静卧;② 安静(精神安宁);③ 室温在18～25℃;④ 空腹(禁食12 h);⑤ 体温正常。

2. 指由于进食(食物)引起机体额外增加产热量的现象。

二、单项选择题

1. C　2. E　3. C　4. A　5. A　6. B　7. C　8. A　9. B
10. B　11. D　12. A　13. D　14. C　15. C　16. B　17. D
18. C　19. B　20. C

三、多项选择题

ABCE

四、填空题

皮肤;内脏(肝脏),骨骼肌。

五、问答题

1. 答:(1) 肌肉活动;
(2) 精神因素;
(3) 环境温度(因素);
(4) 食物的特殊动力作用。

2. 答:(1) 清晨、清醒、静卧;

(2) 安静(精神安宁);

(3) 室温在 18～25℃;

(4) 空腹(禁食 12 h);

(5) 体温正常。

第八章　肾脏的排泄功能

排泄是指机体将代谢终产物、过剩及有害的物质，经血液循环，通过排泄器官排至体外的过程。人体的排泄途径主要有：① 由呼吸器官排出 CO_2、少量的水分和挥发性物质等。② 由消化器官排出胆色素及一些无机盐，如 Ca^{2+}、Mg^{2+} 等。由直肠排出的食物残渣，因不经血液循环，未进入内环境，故不属于排泄范畴。③ 由皮肤汗腺分泌汗液，排出一部分水分、少量 NaCl、尿素等。④ 由肾以尿液的形式排出水分、多种无机盐和有机物等。其中肾排出的代谢产物种类最多、数量最大，并可根据机体的状况调整尿液的质和量，肾在调节机体的水、电解质和酸碱平衡，维持内环境稳态中起着重要的作用。此外，肾还兼有内分泌功能，可分泌肾素、促红细胞生成素、前列腺素和维生素 D_3 等。本章主要介绍肾的排泄功能。

第一节　肾的结构和血液循环

一、肾的结构

肾实质由大量的肾单位和集合管组成，其间有少量结缔组织、血管和神经等构成肾间质。

（一）肾单位

肾单位是肾的基本功能单位，它与集合管共同完成泌尿功能。人的两侧肾约有 200 万个肾单位，每个肾单位由肾小体和肾小管组成（图 8.1）。

肾小体包括肾小球和肾小囊两部分。肾小球又称血管球，是一团毛细血管网，其峡谷端分别与入球小动脉和出球小动脉相连（图 8.2）。肾小球的包囊称为肾小囊。它有两层上皮细胞，内层（脏层）紧贴在毛细血管壁上，外层（壁层）与肾小管壁相连；两层上皮之间的腔隙称为囊腔，与肾小管管腔相通。血浆中某些成分通过肾小球毛细血管网向囊腔滤出，滤出时依次通过肾小球毛细血管内皮细胞、基膜和肾小囊脏层上皮细胞，这三者构成滤过膜（图 8.3）。

肾小管由近端小管、细段和远端小管三部分组成。近端小管上接肾小体，包括近曲小管和近直小管。远端小管包括远直小管和远曲小管。远曲小管末端下续集合管。髓袢由髓袢降支和髓袢升支组成，前者包括髓袢降支粗段（即近直小管）和降支细段，后者是指髓袢升支

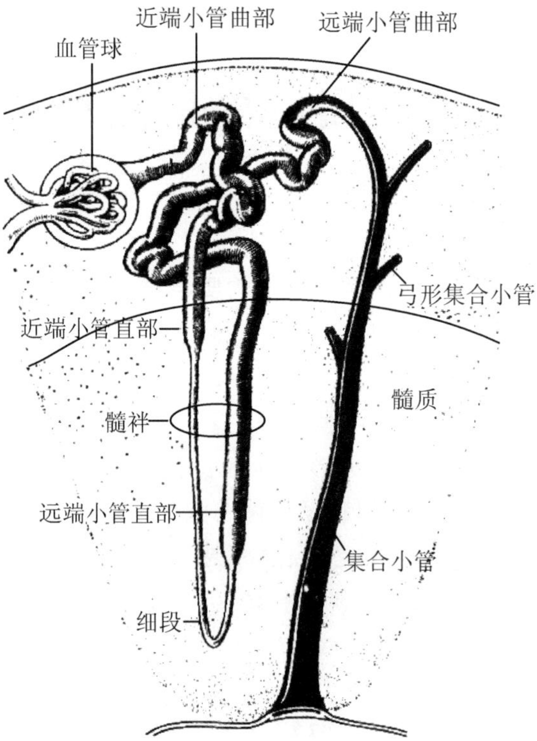

图 8.1 肾单位和集合管

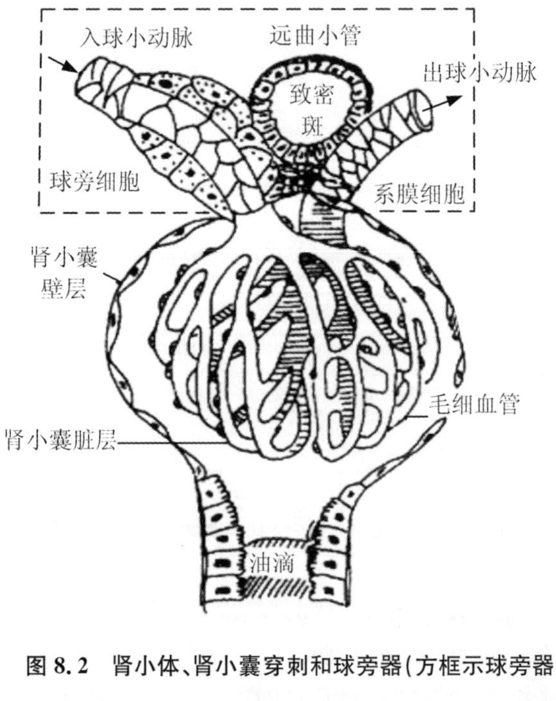

图 8.2 肾小体、肾小囊穿刺和球旁器(方框示球旁器)

细段和升支粗段(即远直小管)。

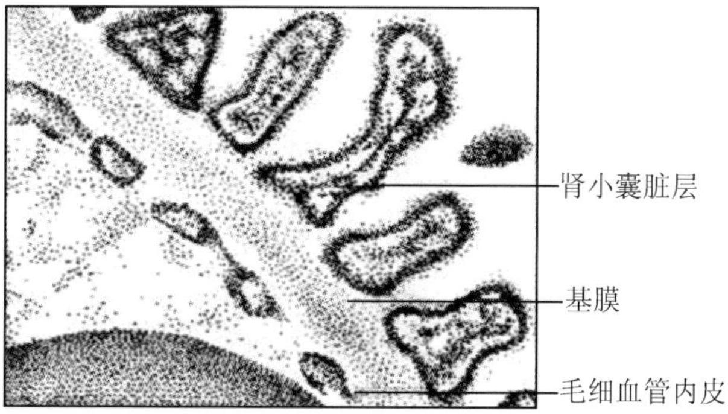

图 8.3　滤过膜

(二) 集合管

集合管不包括在肾单位内,但在功能上和远端小管密切相关,它在尿生成过程中,特别是在尿液浓缩过程中起着重要作用,每一条集合管接受多条远端小管运来的液体。许多条集合管又汇入乳头管,最后形成的终尿经肾乳头、肾小盏、肾大盏、肾盂、输尿管而进入膀胱贮存,由膀胱排出体外。

(三) 球旁器

球旁器又称近球小体,由颗粒(球旁)细胞、系膜(间质)细胞和致密斑三者组成(图 8.2)。颗粒细胞是位于入球小动脉的中膜内的肌上皮样细胞,内含分泌颗粒,可合成、贮存和释放肾素。系膜细胞又称间质细胞,是指入球小动脉和出球小动脉之间的一群细胞,具有合成和分泌前列腺素、吞噬和收缩的功能。致密斑位于远曲小管的起始部分,此处的上皮细胞变为柱状细胞,局部呈现斑纹隆起,称为致密斑,致密斑与入球小动脉和出球小动脉相接触。致密斑可感受小管液中 NaCl 含量的变化,并将信息传递至颗粒细胞,调节肾素的释放和肾小球滤过率。

二、肾的血液循环

(一) 肾的血液供应

肾动脉由腹主动脉垂直分出,其分支经叶间动脉、弓形动脉、小叶间动脉、入球小动脉进入肾小体后,又分支成肾小球毛细血管网,后者汇集成出球小动脉而离开肾小体。出球小动脉再次分成毛细血管网,缠绕于肾小管和集合管的周围。后汇合成静脉,经由小叶间静脉、弓形静脉、叶间静脉,最后进入肾静脉(图 8.4)。

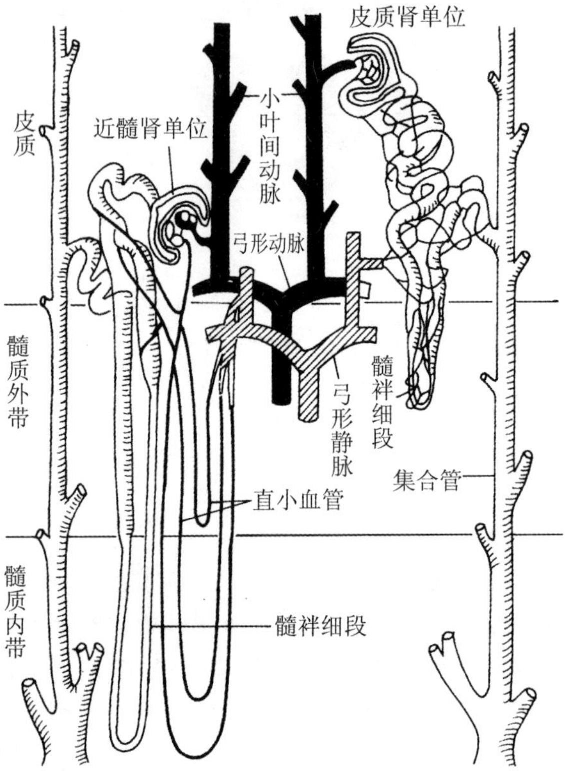

图 8.4 肾的血液循环

(二) 肾血液循环的特点

1. 肾血流量大、分布不均

足够的肾血流量(RBF)是尿生成的前提。正常成人安静时,两肾的血流量约为1 200 mL/min,相当于心输出量的20%~25%。肾血流量的94%左右分布于肾皮质,5%~6%分布于外髓,其余不足1%分布于内髓。通常所说的肾血流量主要指肾皮质血流量。

2. 肾血流经过两套毛细血管网

肾动脉经过多次分支变成入球小动脉,进入肾小体形成肾小球毛细血管网,再汇集成出球小动脉而离开肾小体。这种肾小球毛细血管的血压高,有利于肾小球的滤过。出球小动脉再次分支形成毛细血管网,缠绕于肾小管和集合管的周围,然后再汇合成静脉。这种肾小管周围毛细血管血压较低,有利于发挥肾小管和集合管的重吸收作用。

(三) 肾血流量的调节

1. 肾血流量的自身调节

肾血流量的自身调节表现为动脉血压在一定范围内变动时,肾血流量仍然保持相对恒定。肾动脉灌注压在80~180 mmHg范围内变动时,肾血流量基本保持稳定,从而保证肾小球的滤过在一定范围内不受动脉血压改变的影响。这种不依赖肾外神经支配使肾血流量在一定的血压变动范围内能保持不变的现象，称为肾血流量的自身调节。

关于自身调节的机制，可用肌源学说来解释。当肾灌注压增高时，血管平滑肌因灌注压增加而受到牵张刺激，使平滑肌的紧张性加强，血管口径相应缩小，血流的阻力便相应地增大，保持肾血流量稳定；而当肾灌注压减小时则发生相反的变化。如果用罂粟碱、水合氯醛或氰化钠等药物抑制血管平滑肌的活动，自身调节便告消失。

2. 肾血流量的神经调节和体液调节

肾血流量的神经、体液调节使肾血流量与全身的血液循环调节相配合。肾交感神经活动加强时，引起肾血管收缩、肾血流量减少。在各种体液调节因素中，肾上腺素与去甲肾上腺素都能使肾血管收缩、肾血流量减少。血管升压素和血管紧张素等也能使肾血管收缩；内皮细胞通过旁分泌释放内皮素也能引起肾血管收缩，释放的一氧化氮和前列腺素则可使肾血管扩张。

总之，通常情况下，在一般的血压变化范围内，肾主要依靠自身调节来保持血流量的相对稳定，以维持正常的泌尿功能；紧急情况下，全身血液将重新分配，通过交感神经及肾上腺素的作用来减少肾血流量，使血液分配到脑、心脏等重要器官，这对维持脑和心脏的血液供应有重要意义。

综上所述，肾自身的结构特点和血液循环特点为其排泄提供了基础。尿液生成是一个连续、复杂的生理过程。首先通过肾小球的滤过作用形成原尿，再经肾小管和集合管的重吸收及分泌作用，以及对尿液的浓缩或稀释作用，最后形成终尿。

第二节　尿的生成过程

一、肾小球的滤过

肾小球的滤过是指循环血液经过肾小球毛细血管时，血浆中的水和小分子溶质滤入肾小囊的囊腔而形成原尿的过程。用微穿刺法实验分析表明，原尿与血浆相比，除了蛋白质含量甚少之外，各种晶体物质如葡萄糖、氯化物、无机磷酸盐、尿素、尿酸和肌酐等的浓度均与血浆非常接近，而且渗透压及酸碱度也与血浆相似，故可认为原尿是血浆的超滤液。

（一）肾小球滤过的结构基础

肾小球滤过的结构基础是滤过膜。滤过膜由三层结构组成(图 8.3)：① 内层为毛细血管的内皮细胞。内皮细胞有上许多直径为 50～100 nm 的小孔，称为窗孔，它可防止血细胞通过，但对血浆蛋白的滤过可能不起阻留作用。② 中间层为非细胞性的基膜，是滤过膜的主要滤过屏障。基膜是由水合凝胶构成的微纤维网结构，水和部分溶质可以通过微纤维网的网孔。微纤维网孔的大小可能决定着分子大小不同的溶质何者可以滤过。③ 外层为肾小囊的上皮细胞。上皮细胞具有足突,相互交错的足突之间形成裂孔。裂孔上有一层滤过裂孔膜,膜上有直径 4～14 nm 的孔,它是滤过的最后一道屏障。三层结构上的孔道,构成了滤过膜的机械屏障。正常情况下只允许分子量为 69 000 以内的物质通过。此外,滤过膜各层含有许多带负电荷的物质,主要为糖蛋白。这些带负电荷的物质起着电学屏障的作用,排斥带负电荷的血浆蛋白,限制它们的滤过。当物质分子大到不能通过膜的孔道时,即使带正电荷,也不能通过,而微小物质,虽带负电荷,也可顺利通过。所以,电学屏障只是对那些刚好能通过滤过孔道的大分子物质因其所带负电荷而有选择性阻挡作用。肾在病理情况下,滤过膜上带负电荷的糖蛋白减少或消失,就会导致带负电荷的血浆蛋白滤过量比正常时明显增加,从而出现蛋白尿。

(二) 肾小球滤过的动力

肾小球滤过的动力是有效滤过压。

肾小球有效滤过压＝(肾小球毛细血管压＋囊内液胶体渗透压)
－(血浆胶体渗透压＋肾小囊内压)

由于肾小囊内的滤过液中蛋白质浓度较低,其胶体渗透压力可忽略不计。因此,肾小球毛细血管血压是滤出的唯一动力,而血浆胶渗透压和肾小囊囊内压则是滤出的阻力。

有效滤过压＝肾小球毛细血管压－(血浆胶体渗透压＋肾小囊内压)

肾小球有效滤过压如图 8.5 所示。

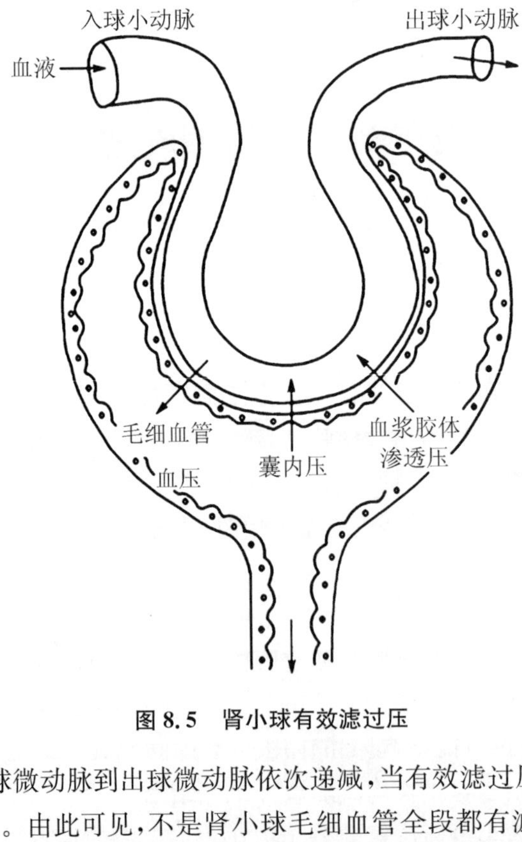

图 8.5　肾小球有效滤过压

有效滤过压从入球微动脉到出球微动脉依次递减,当有效滤过压下降到零时,就达到滤过平衡,滤过便停止了。由此可见,不是肾小球毛细血管全段都有滤过作用,只有从入球小动脉端到滤过平衡这一段才有滤过作用。

(三) 评价肾小球滤过的指标

单位时间内(每分钟)两肾生成的超滤液量(原尿量)称为肾小球滤过率(GFR)。据测定,体表面积为 1.73 m^2的个体,其肾小球滤过率为 125 mL/min 左右。照此计算,两侧肾每一昼夜从肾小球滤出的血浆总量将高达 180 L。

肾小球滤过率和肾血浆流量的比例称为滤过分数。经测算,肾血浆流量为 660 mL/min,所以滤过分数为:125/660×100%≈19%。滤过分数表明,流经肾的血浆约有 1/5滤入肾小囊内形成原尿,其余 4/5 进入出球小动脉。

(四) 影响肾小球滤过的因素

肾小球的滤过决定于有效滤过压、滤过膜的面积、滤过膜通透性以及肾血浆流量。

1. 有效滤过压

(1) 肾小球毛细血管血压。由于肾血流量具有自身调节机制,动脉血压在 80～180 mmHg范围内变动时,肾小球毛细血管血压维持稳定,从而使肾小球滤过率基本保持不变。但当动脉血压降到 80 mmHg 以下时,肾小球毛细血管血压将相应下降,于是有效滤过压降低,肾小球滤过率也减少,出现少尿。当动脉血压降到 40 mmHg 以下时,肾小球滤过率将降低到零,出现无尿。如大失血时,自身调节失去作用,同时由于交感神经兴奋,肾上腺髓质激素分泌增多,使肾血管收缩,肾小球毛细血管血压显著降低,有效滤过压因此下降,从而导致肾小球滤过率降低,导致少尿或无尿。

(2) 血浆胶体渗透压。人体血浆胶渗透压在正常情况下不会有很大变动。但若全身血浆蛋白的浓度明显降低时,血浆胶体渗透压也将降低。此时有效滤过压将升高,肾小球滤过率也随之增加。如静脉快速注入生理盐水时,肾小球滤过率将增加,其原因之一可能是血浆胶体渗透压的降低。

(3) 囊内压。在正常情况下,肾小囊内的超滤液不断生成,又不断经肾小管引流带走,两者总是处于动态平衡状态,因此,肾小囊内压是比较稳定的。肾盂或输尿管结石、肿瘤压迫或其他原因引起的输尿管阻塞,都可以使肾盂内压显著升高。此时囊内压也将升高,致使有效滤过压降低,肾小球滤过率因此而减少。人体患者某些疾病时溶血过多,血红蛋白可堵塞肾小管,这些情况也会导致囊内压升高而影响肾小球滤过。

2. 滤过膜的通透性和面积

(1) 滤过膜的通透性。滤过膜有大小不等的孔道,血浆中小分子物质极易通过所有孔道,分子量较大的物质不能通过小的孔道。白蛋白是血浆蛋白中分子量较小的一种蛋白质,它的分子量为 69 000,在滤液中的浓度只有血浆的 0.2%。分子量超过白蛋白的球蛋白和纤维蛋白原,则完全不能滤过。

(2) 滤过膜的面积。肾小球的滤过面积是指两侧肾小球毛细血管的总面积,约 1.5～2 m^2,相当于机体的体表面积。正常情况下,所有肾小球都处于活动状态。当活动的肾小球数目减少时,如急性肾小球肾炎,肾小球遭到破坏,有效滤过面积减少,可出现少尿;

严重时出现无尿。

3. 肾血浆流量

肾血浆流量对肾小球滤过率有很大影响，主要影响滤过平衡的位置。如前所述，肾小球毛细血管的全长不是都进行滤过的，而仅在滤过平衡前具有滤过作用。如果肾血浆流量加大，肾小球毛细血管内血浆胶体渗透压的上升速度减慢，滤过平衡就靠近出球小动脉端，有效滤过压和滤过面积就增加，肾小球滤过率将随之增加。如果肾血流量进一步增加，血浆胶体渗透压上升速度就进一步减慢，肾小球毛细血管的全长都达不到滤过平衡，全长都有滤过。相反，肾血浆流量减少时，血浆胶体渗透压的上升速度加快，滤过平衡就靠近入球小动脉端，有效滤过压和滤过面积就减少，肾小球滤过率将减少。在严重缺氧、中毒性休克等病理情况下，由于交感神经兴奋，肾血流量和肾血浆流量将显著减少，肾小球滤过率也因此显著减少。

二、肾小管和集合管的重吸收

人体两肾每天生成的原尿达 180 L。原尿进入肾小管后称为小管液。小管液流经肾小管和集合管后，约 99%的水被其重吸收。每昼夜生成的终尿只有 1.5 L 左右，仅约为原尿的 1%。大部分的水和溶质被管壁细胞吸收回血液的过程，称为肾小管和集合管的重吸收。

（一）重吸收的部位

肾小管各段和集合管都具有重吸收的功能，但近端小管重吸收的物质种类多、数量大，因而是重吸收的主要部位。正常情况下，小管液中的葡萄糖、氨基酸等营养物质，几乎全部在近端小管重吸收；80%～90%的 HCO_3^-、65%～75%的水、Na^+、K^+ 和 Cl^- 等，也在此重吸收。余下的水和盐类的绝大部分在细段、远端小管和集合管重吸收，少量随尿排出。虽然在这些部位重吸收的量较近端小管少，但却与机体内水盐和酸碱平衡的调节密切相关。

（二）重吸收的方式

重吸收的方式有主动和被动两种不同形式。主动重吸收是指肾小管和集合管上皮细胞在耗能的情况下，将小管液中的溶质逆浓度梯度或电位梯度转运到管周组织液并入血的过程。如 Na^+、K^+、葡萄糖、氨基酸和有机酸等的重吸收。被动重吸收是指小管液中的物质顺浓度差、电位差和渗透压差，从管腔内转运至管周组织并入血的过程。如尿素、Cl^-、水的重吸收等。

（三）重吸收的特点

1. 选择性

各种物质重吸收的比例是不同的。一般情况下，对机体有用的物质，如葡萄糖、氨基酸、Na^+、HCO_3^- 等，肾小管和集合管上皮细胞能够全部重吸收或大部分重吸收；而有的物质重吸收较少，甚至完全不被重吸收。说明肾小管和集合管上皮细胞对于物质重吸收具有一定的选择性。这既可避免营养物质的流失,又能有效地清除代谢产物、过剩的及有害的物质,从而净化血液。

2. 有限性

当小管液中某种物质的浓度过高,超过上皮细胞对其吸收的极限时,则不能被完全重吸收,终尿中将会出现该物质,这种现象称为有限性。这是由于肾小管和集合管的上皮细胞上转运该物质的蛋白质数量有限的缘故。

(四) 几种物质的重吸收

1. NaCl 和水的重吸收

原尿中 99%以上的 Na^+ 被重吸收入血。除髓袢降支细段外,肾小管各段和集合管对 Na^+ 均具有重吸收的能力,主要以主动吸收形式重吸收。

在近端小管重吸收的 NaCl 中,占滤液总量的 65%~70%。肾小管上皮细胞的管腔膜对 Na^+ 的通透性大,小管液中的 Na^+ 浓度比细胞内高,Na^+ 顺浓度差扩散入细胞内,随即被管周膜和基侧膜上的钠泵泵入组织液。随着细胞内的 Na^+ 被泵出,小管液中的 Na^+ 又不断地进入细胞内。伴随 Na^+ 的重吸收,细胞内呈正电位,管腔内呈负电位,加之小管液中的 Cl^- 浓度比上皮细胞内高,Cl^- 顺其电位差和浓度差而被动重吸收。NaCl 进入管周组织液,使其渗透压升高,促使小管液中的水不断进入上皮细胞及管周组织液。NaCl 和水进入后,使细胞间隙的静水压升高,促使 Na^+ 和水通过基膜进入相邻的毛细血管而被重吸收(图 8.6)。

小管液流经髓袢的过程中,滤液中 20%的 NaCl 在这里被重吸收。髓袢各段对 NaCl 的重吸收情况比较复杂。髓袢降支细段对 NaCl 的通透性极低,但对水的通透性高,由于水不断渗透至管周组织液,使小管液中的 NaCl 浓度升高。升支细段对水几乎不通透,但对 Na^+ 和 Cl^- 的通透性高,小管液中的 Na^+ 和 Cl^- 顺浓度差扩散至管周组织液,故小管液中的 Na^+ 和 Cl^- 的浓度又明显降低。髓袢升支粗段对 NaCl 的重吸收,是通过管腔膜上的同向转运体及基侧膜上的 Na^+ 泵协同作用实现的。同向转运体按 Na^+:2 Cl^-:K^+ 的比例,将 Na^+、Cl^- 和 K^+ 一起转入细胞内;进入细胞内的 Na^+ 被泵入组织间液,Cl^- 经通道进入组织间液,而 K^+ 则又经管腔膜返回小管液中,再与同向转运体结合,继续参与 Na^+:2 Cl^-:K^+ 的转运过程(图 8.7)。髓袢升支粗段对水几乎不通透,水不被重吸收而留在小管内,由于其中的 NaCl 被上皮细胞重吸收入管周组织液,因此造成小管液渗透压降低和管周组织液渗透压增高。该段对水和 NaCl 的重吸收的分离,在尿液的浓缩和稀释中起重要作用。呋塞米和依他尼酸等利尿剂,能特异性地与管腔膜转运体上的 Cl^- 结合点相结合,抑制 Na^+、Cl^- 和 K^+ 的同向转运,使小管液中 NaCl 和 K^+ 的含量增加,渗透压升高,阻碍水的重吸收,导致利尿。

远曲小管和集合管重吸收的 NaCl 和水约占滤液中的总量的 12%。在机体缺盐和缺水时,对 NaCl 的主动重吸收增加,水的重吸收亦相应地增多。远曲小管对 Na^+ 和水的重吸收也是受抗利尿激素、醛固酮调节,属于调节性重吸收。

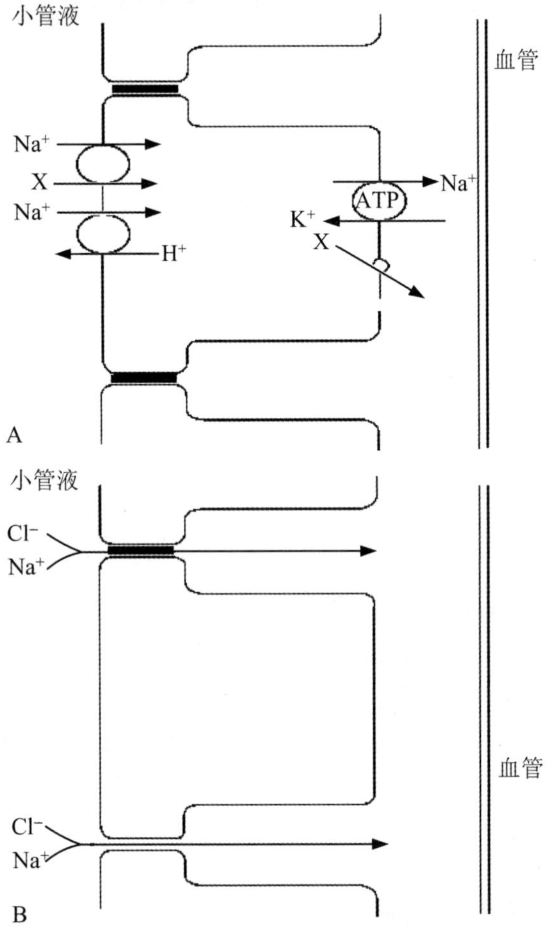

图 8.6 近端小管对 NaCl 的重吸收

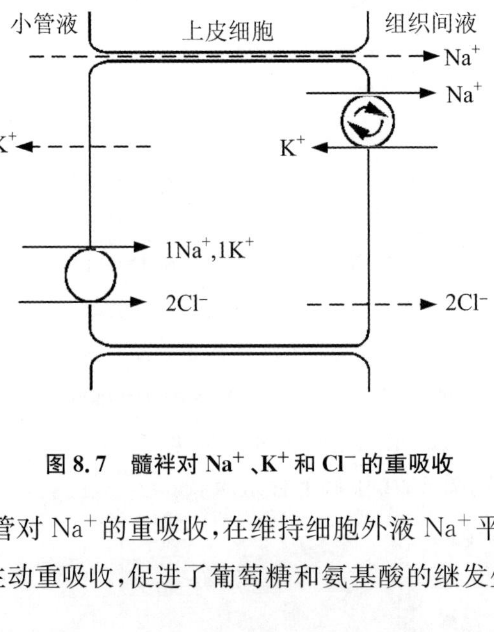

图 8.7 髓袢对 Na^+、K^+ 和 Cl^- 的重吸收

肾小管各段和集合管对 Na^+ 的重吸收，在维持细胞外液 Na^+ 平衡和渗透压中有重要作用。而且，随着 Na^+ 的主动重吸收，促进了葡萄糖和氨基酸的继发生性主动重吸收，间接促

进了 HCO_3^-、Cl^- 的被动重吸收（髓袢升支粗段，Cl^- 属于继发生性主动重吸收），同时还促进了 Na^+-H^+ 交换和 Na^+-K^+ 交换的过程。因此，Na^+ 的重吸收在肾小管和集合管对其他物质的重吸收及分泌功能中也起着重要的作用。

2. K^+ 的重吸收

K^+ 的重吸收量占总滤过量的 94%。其中，在近端小管重吸收的量占滤过量的 65%～70%；髓袢升支粗段可重吸收少量 K^+；至远曲小管始段，小管液中 K^+ 的仅为滤过量的 5%～10%，这部分 K^+ 在远曲小管和集合管可被继续重吸收，特别是在 K^+ 的摄入过度减少时尤其明显。小管液中的 K^+ 含量同细胞外液相同，约为 4 mmol/L，细胞内含量约 150 mmol/L。小管液 K^+ 的逆浓度差主动转运入细胞，然后扩散至管周组织液并入血。终尿中 K^+ 的绝大部分是由集合管和远曲小管分泌的，其分泌量的多少取决于血 K^+ 浓度，并受醛固酮的调节。

3. HCO_3^- 的重吸收

小管液中的 HCO_3^- 是以 CO_2 的形式进行重吸收的。HCO_3^- 的吸收量占滤过总量的 99%以上。HCO_3^- 不易透过管腔上皮细胞膜，其重吸收是与上皮细胞的交换（上皮细胞分泌 H^+ 入小管液中，小管液中 Na^+ 则进入细胞内）耦联进行的。分泌入小管液中的 H^+ 与 HCO_3^- 生成 H_2CO_3，H_2CO_3 再分解为 CO_2 和水。CO_2 为高脂溶性物质，可迅速扩散入上皮细胞内，在碳酸酐酶的催化下和细胞内的水又生成 H_2CO_3，H_2CO_3 解离成 H^+ 和 HCO_3^-，前者经 Na^+-H^+ 交换再进入小管液，后者与 Na^+ 生成 $NaHCO_3$ 而转运入血（图 8.8）。HCO_3^- 是体内主要的碱储备物质，对于体内酸碱平衡的维持具有重要意义。

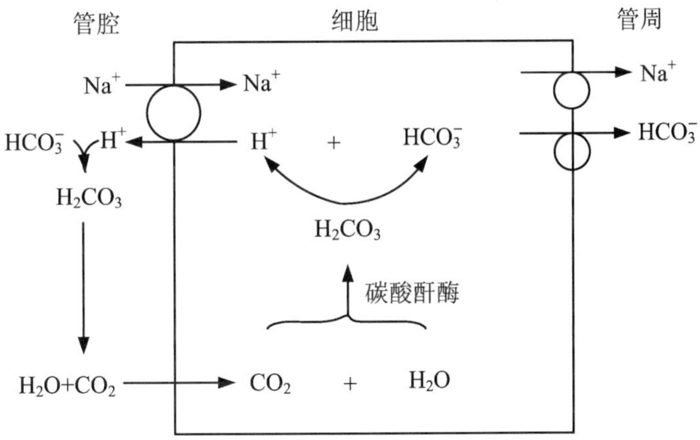

图 8.8　HCO_3^- 的重吸收

4. 葡萄糖的重吸收

原尿中的葡萄糖浓度和血中的相等，正常人血糖浓度为 4.48～6.72 mmol/L(0.8～1.2 g/L)，终尿中几乎不含葡萄糖。葡萄糖的重吸收部位仅限于近端小管（主要在近曲小管），其余的各段肾小管无重吸收葡萄糖的能力，所以，一旦近端小管不能将小管液中的葡萄糖全部重吸收，余下的部分则随尿排出。

葡萄糖的重吸收是继发于 Na^+ 的主动重吸收。小管液中的葡萄糖和 Na^+ 与上皮细胞刷状缘上的转运体结合形成复合体后，引起其构型改变，使 Na^+ 易化扩散入细胞内，葡萄糖亦伴随进入。在细胞内，Na^+、葡萄糖和转运体分离，后者恢复原构型。Na^+ 被泵入组织液，葡萄糖则和管周膜上的载体结合，易化扩散至管周组织液再入血。

近端小管对葡萄糖的重吸收有一定的限度，当血中的葡萄糖浓度超过 8.96～10.08 mmol/L(1.6～1.8 g/L)时，部分近端小管上皮细胞对葡萄糖的吸收已达极限，葡萄糖就不能被全部重吸收，随尿排出而出现糖尿。尿中开始出现葡萄糖时的最低血糖浓度，称为肾糖阈。血糖浓度超过肾糖阈后，随着血糖浓度的升高，肾小管对葡萄糖吸收达极限的上皮细胞数量增加，随尿排出的葡萄糖便增多。

5. 其他物质的重吸收

氨基酸、HPO_4^{2-}、SO_4^{2-} 等的重吸收机制基本上与葡萄糖相同，但转运体可能不同。部分尿酸在近端小管重吸收。大部分的 Ca^{2+} 和 Mg^{2+} 在近端小管和髓袢升支粗段重吸收。小管液中微量的蛋白质，在近端小管通过入胞作用将其摄入细胞内，再经溶酶体酶水解成氨基酸后，通过与葡萄糖重吸收相同的机制进入组织液。近端小管和髓袢升支细段及内髓部集合管，对尿素有不同程度的通透。由于水的重吸收，使小管液的尿素浓度增加，尿素顺浓度差扩散而被吸收。

三、肾小管和集合管的分泌作用

肾小管和集合管上皮细胞将自身代谢产生的物质排入小管液中称为分泌；将血液中的某种物质排入小管液中称为排泄。由于这两种作用都是将物质排入管腔，因而通常不严格区分，一般统称为分泌作用。肾小管和集合管主要分泌 H^+、NH_3 和 K^+，这对保持体内的酸碱和电解质平衡具有重要意义。

(一) H^+ 的分泌

肾小管各段及集合小管的上皮细胞都有分泌 H^+ 的功能，但分泌 H^+ 的主要部位在近端小管。在肾小管和集合小管的上皮细胞内，由细胞代谢产生或由小管液进入细胞的 CO_2，在碳酸酐酶(CA)的催化作用下与 H_2O 生成 H_2CO_3，H_2CO_3 自动解离成 H^+ 和 HCO_3^-。H^+ 在转运体的帮助下进入小管液，同时小管液中 Na^+ 也被同一转运体转运到上皮细胞内。H^+ 的分泌与 Na^+ 的重吸收呈逆向转运，两者相互联系同时进行，称为 H^+-Na^+ 交换(图 8.9)。在细胞内生成的 HCO_3^- 扩散至管周组织液，同其中的 Na^+ 生成 $NaHCO_3$ 并扩散进入血液。分泌入小管液的 H^+ 与其内的 HCO_3^- 结合生成 H_2CO_3，后者又分解为 CO_2 和 H_2O，CO_2 又扩散入细胞，在细胞内再生成 H_2CO_3。如此循环往复，肾小管上皮细胞每分泌 1 个 H^+ 到小管液中，即可从小管液重吸收 1 个 Na^+ 和 1 个 HCO_3^- 回到血液。Na^+ 和 HCO_3^- 再形成 $NaHCO_3$，这一过程称为排酸保碱。$NaHCO_3$ 是体内重要的碱贮备，对维持体内酸碱平衡具有非常重要的意义。

(二) NH_3 的分泌

正常情况下，NH_3 主要由远曲小管和集合管分泌。酸中毒时，近端小管也可分泌 NH_3。

NH_3 是脂溶性物质，能以单纯扩散的方式通过细胞膜，它分泌的动力是细胞与管腔内的 NH_3 浓度差。进入小管液的 NH_3 与其中的 H^+ 结合生成 NH_4^+，其结果减少了小管液中的 H^+，有助于 H^+ 的继续分泌。NH_4^+ 是水溶性的，不能通过细胞膜。小管液中的 NH_4^+ 则与强酸盐（如 NaCl）的负离子结合生成铵盐（如 NH_4Cl），随尿排出（图 8.9）。

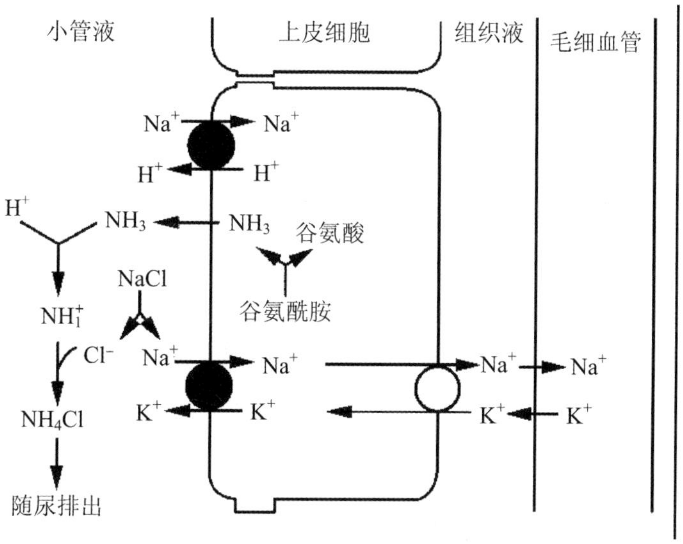

图 8.9　H^+、NH_3 和 K^+ 的分泌

注：实心圆表示转运体，空心圆表示钠泵。

NH_3 的分泌与 H^+ 的分泌密切相关，H^+ 分泌增多可促进 NH_3 的分泌。肾小管和集合管细胞在分泌 H^+ 和 NH_3 的同时，促进了 $NaHCO_3$ 的重吸收。因此，NH_3 的分泌液具有排酸保碱、维持机体酸碱平衡的作用。

（三）K^+ 的分泌

小管液中的 K^+ 绝大部分在近曲小管已被重吸收入血，尿液中的 K^+ 主要是由远曲小管和集合管分泌的。K^+ 的分泌与 Na^+ 的重吸收密切相关，一是由于 Na^+ 主动重吸收使管腔内变为负电位（$-10\sim-40$ mV），二是钠泵的活动促使组织液的 K^+ 进入细胞，增加了细胞内和小管液之间的 K^+ 浓度差，这两个因素均有利于 K^+ 进入小管液中。小管液中的 Na^+ 重吸收入细胞内的同时，K^+ 被分泌到小管液内，这种分泌 K^+ 与重吸收 Na^+ 相互关联的现象，称为 K^+-Na^+ 交换（图 8.9）。由于 K^+-Na^+ 交换和 H^+-Na^+ 交换都是 Na^+ 依赖性的，故两者存在竞争性抑制，即当 H^+-Na^+ 交换强时，K^+-Na^+ 交换减弱；反之，H^+-Na^+ 交换减弱时，K^+-Na^+ 交换则增强，以增加 $NaHCO_3$ 的重吸收。人体酸中毒时，H^+-Na^+ 交换增强，K^+-Na^+ 交换减弱，排出的 K^+ 减少，可能发生高血钾。正常情况下，机体摄入的 K^+ 和排出的 K^+ 保持动态平衡。血 K^+ 过高或过低，都会对人体的功能，尤其是对神经和心脏的兴奋性功能产生不利的影响。

第三节 尿液的浓缩和稀释

尿的渗透压可以根据机体水平衡的需要发生很大变化。当机体缺水时，机体排出高于血浆渗透压的高渗尿；若体内水分过剩时，则使尿液稀释，排出低于血浆渗透压的低渗尿。如果肾脏浓缩和稀释尿的功能严重损坏，则无论机体缺水或水分过剩，排出的尿的渗透压与血浆的几乎相等，成为等渗尿。

一、尿液的稀释

正常人在某些情况下（如饮入大量清水），体内水分过剩，此时不仅尿量增多，而且排出的是低渗尿。低渗尿的形成是由于小管液中的溶质被重吸收而水不易被重吸收所造成的。近端小管对溶质与水是等渗重吸收，而髓袢升支粗段能主动重吸收 Na^+ 和 Cl^-，但对水却不通透，所以小管液在流经髓袢升支粗段时，Na^+ 和 Cl^- 被大量重吸收，以致小管液成为低渗液。当低渗的小管液流经远端小管和集合管时，Na^+ 和 Cl^- 继续被重吸收，而远端小管和集合管上皮细胞对水的通透性则决定于抗利尿激素的水平；如果机体不缺水，血浆缺乏抗利尿激素，远端小管和集合管对水的通透性就小，水无法被重吸收，使小管液渗透压进一步降低，从而形成低渗尿。因此，是否形成低渗尿是由血浆抗利尿激素水平决定的。尿崩症患者，因为血浆抗利尿激素浓度下降，因而每天都排出大量的低渗尿。

二、尿液的浓缩

尿液的浓缩是由于小管液中的水被重吸收而溶质仍留在小管液中造成的。皮质部细胞内液和组织间液与血浆是等渗的。而髓质部与血浆的渗透浓度之比，随着由髓质外层向乳头部深入而逐渐升高，具有明确的渗透梯度。在抗利尿激素存在时，远曲小管和集合管对水通透性增加，小管液从外髓集合管向内髓集合管流动时，由于渗透作用，水便不断进入高渗的肾间质，使小管液不断被浓缩而变成高渗液，最后形成浓缩尿。可见髓质的渗透梯度就成为浓缩尿的必要条件。髓袢是形成髓质渗透梯度的重要结构，只有具有髓袢的肾才能形成浓缩尿，髓袢愈长，浓缩能力就愈强。

第四节 影响尿生成的因素

尿的生成基本过程包括肾小球的滤过、肾小管和集合管的重吸收以及分泌。因此，机体对尿的生成的调节也就是通过对肾小球滤过、肾小管和集合管重吸收以及分泌的调节来实现的。肾小球滤过的调节已在本章第二节叙述，本节重点讨论肾小管和集合管重吸收以及分泌的调节。

一、体液调节

（一）抗利尿激素

抗利尿激素（ADH）又称血管升压素（AVP），是由下丘脑的视上核和室旁核的神经元分泌的，贮存于神经垂体内，由神经垂体释放入血。它的主要作用是增加远曲小管和集合管上皮细胞对水的通透性，从而增加水的重吸收，使尿液浓缩，尿量减少，故称抗利尿激素。此外，抗利尿激素也能增加髓袢升支粗段对 NaCl 的主动重吸收和内髓部集合管对尿素的通透性，从而增加髓质组织间液的溶质浓度，提高髓质组织间液的渗透浓度，有利于尿液浓缩。大剂量的抗利尿激素除抗利尿作用外，还能收缩全身小动脉（包括冠状动脉），使外周阻力增大，动脉血压升高，又称血管升压素。

调节抗利尿激素释放的主要因素是血浆晶体渗透压和循环血量（图 8.10）。

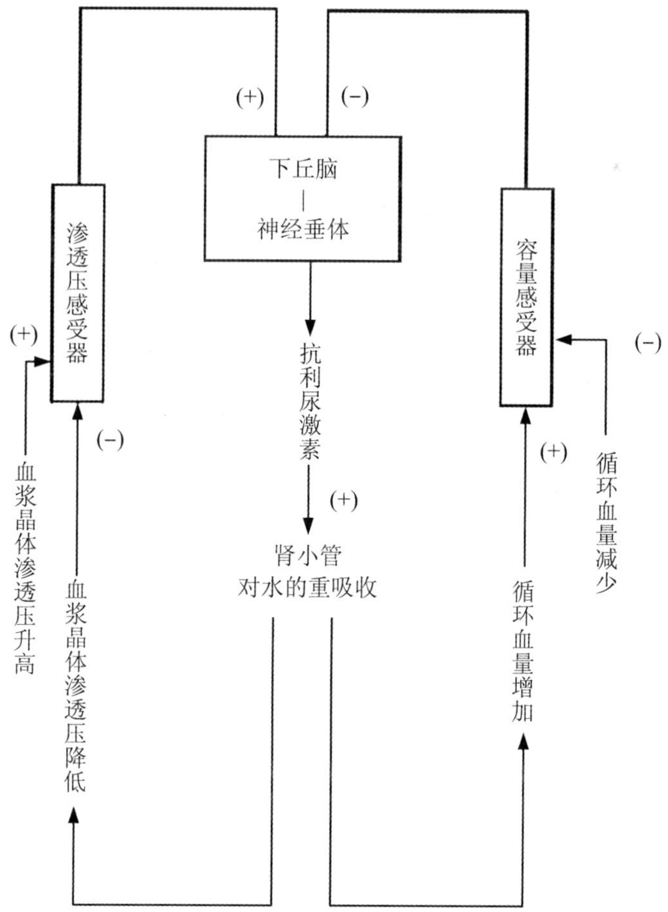

图 8.10　抗利尿激素分泌的调节

1. 血浆晶体渗透压

渗透压感受器位于下丘脑视上核及其周围区域。血浆晶体渗透压升高，对渗透压感受器的刺激加强，可使抗利尿激素释放增多，尿量减少，以保持体内的水分。大量出汗、严重呕吐、腹泻等造成的水分丢失所引起的尿量减少，就是这个道理。而大量饮水，必然造成血浆晶体渗透压降低，对渗透压感受器的刺激减弱，则抗利尿激素分泌减少，水的排出量增多，出现水利尿。

2. 循环血量

循环血量的改变可以通过刺激心房和胸腔大静脉的容量感受器，反射性地影响抗利尿激素的释放。循环血量过多刺激容量感受器产生兴奋，兴奋沿迷走神经传入下丘脑，引起抗利尿激素分泌减少，产生利尿效应，排出多余的水分，使循环血量恢复正常。反之，如大量失血使循环血量减少时，对容量感受器的牵张刺激减弱，抗利尿激素释放增多，促进水的重吸收，以恢复循环血量。

此外，尚有其他因素可以影响抗利尿激素的合成和释放。例如疼痛、情绪紧张时的尿量减少和冷刺激所引起的尿量增多等。下丘脑或下丘脑垂体束病变导致抗利尿激素合成和分泌障碍时，则出现尿量显著增多，严重时每日尿量可达 10 L 以上，称为尿崩症。

（二）醛固酮

醛固酮(ALD)是由肾上腺皮质球状带细胞分泌的一种调节水盐代谢的激素。其主要生理作用是促进远曲小管和集合管对 Na^+ 的重吸收，同时促进 K^+ 的分泌。Na^+ 重吸收增加的同时，还伴有 Cl^- 和水的重吸收增加，因此，醛固酮具有保 Na^+、排 K^+、间接保水的作用，可使血 Na^+ 增高、血 K^+ 降低、尿量减少、血容量增多。

醛固酮的分泌主要受肾素-血管紧张素-醛固酮系统和血 K^+、血 Na^+ 浓度的调节(图 8.11)。

1. 肾素-血管紧张素-醛固酮系统

肾缺血时，近球细胞分泌肾素。肾素可将血浆中的血管紧张素原水解为血管紧张素 I，血管紧张素 I 在转换酶的作用下转变为血管紧张素 II，血管紧张素 II 可进一步在氨基肽酶的作用下水解为血管紧张素 III。血管紧张素 I 主要刺激肾上腺髓质，使其分泌肾上腺素和去甲肾上腺素而增强心脏活动；血管紧张素 II 和血管紧张素 III 都具有收缩血管和刺激醛固酮分泌的双重作用，但血管紧张素 II 收缩血管的作用比较强，血管紧张素 III 主要刺激肾上腺皮质球状带分泌醛固酮。由于肾素的分泌决定了血浆中血管紧张素的浓度，进而决定了血中的醛固酮的水平，因此，在肾素、血管紧张素和醛固酮之间构成了一个彼此联系的功能系统，称为肾素-血管紧张素-醛固酮系统。

2. 血 K^+ 和血 Na^+ 浓度

血 K^+ 浓度升高和血 Na^+ 浓度降低，可直接刺激肾上腺皮质球状带增加醛固酮的分泌，导致保 Na^+、排 K^+，从而维持了血 K^+ 和血 Na^+ 浓度的平衡；反之，血 K^+ 浓度降低，或血 Na^+ 浓度升高，则醛固酮分泌减少。

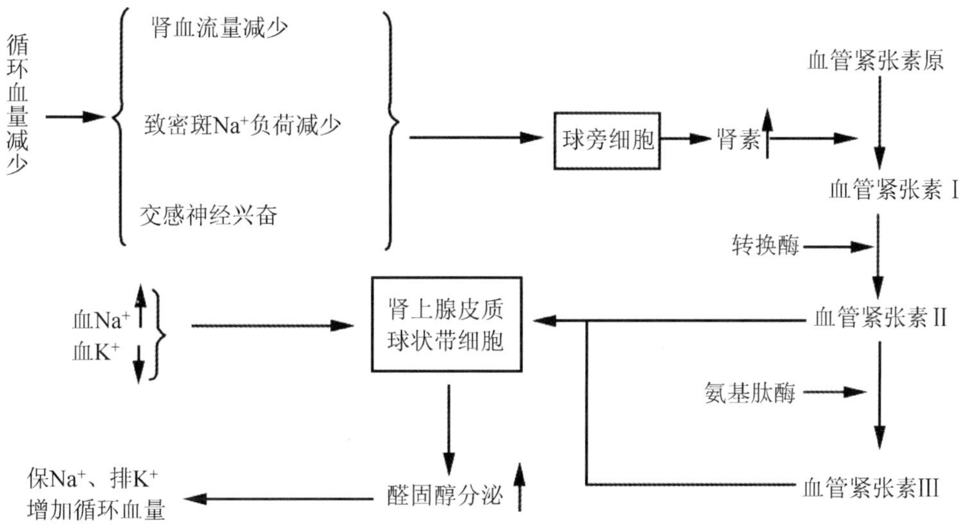

图 8.11　肾素-血管紧张素-醛固酮系统和血 Na^+、血 K^+ 浓度对醛固酮分泌的调节

(三) 心房尿钠肽

心房尿钠肽(ANP)是心房肌合成的激素。它的作用是促进 NaCl 和水的排出。

二、神经调节

神经调节主要是通过交感神经的活动来实现的。交感神经兴奋通过下列作用影响尿生成:① 入球小动脉和出球小动脉收缩,而前者血管收缩比后者更明显,因此,肾小球毛细血管的血浆流量减少和肾小球毛细血管的血压下降,肾小球的有效滤过压下降,肾小球滤过率减少;② 刺激近球小体中的颗粒细胞释放肾素,导致循环中的血管紧张素Ⅱ和醛固酮含量增加,增加肾小管对 NaCl 和水的重吸收;③ 增加近球小管和髓袢上皮细胞重吸收 Na^+、Cl^- 和水。抑制肾交感神经活动则有相反的作用。

三、自身调节

(一) 小管液中溶质浓度

小管液中溶质浓度决定着小管液的渗透压,而小管液的渗透压是对抗肾小管重吸收水分的力量。小管液中溶质浓度愈高,小管液的渗透压也愈高,对抗水分重吸收的力量则愈强,尿量必然增多。例如:糖尿病患者的多尿,就是因为肾小管不能将小管液中的糖全部重吸收,致使小管液中溶质浓度升高和小管液渗透压升高,阻碍了水的重吸收造成的。临床上可以根据这个原理,采用某些不能被肾小管重吸收的物质(如甘露醇)来提高小管液的渗透压,以达到利尿的目的。这种利尿方式,称为渗透性利尿。

(二) 球-管平衡

近端小管对溶质和水的重吸收量不是固定不变的,而是随肾小球滤过率的变动而发生变化。但不论肾小球滤过率增加或减少,近端小管是定比重吸收的,即近端小管的重吸收率始终占肾小球滤过率的 65%～70%左右(即重吸收百分率为 65%～70%)。这种现象称为球-管平衡。球-管平衡的生理意义在于使尿中排出的溶质和水不致因肾小球滤过率的增减而出现大幅度的变动。

球-管平衡在某些情况下可能被打乱。例如,渗透性利尿时,近端小管重吸收率减少,而肾小球滤过率不受影响,这时重吸收百分率就会小于 65%～70%,尿量和尿中的 NaCl 排出量明显增多。目前认为球-管平衡障碍与临床上见到的某些水肿的形成机制有关。例如,在充血性心力衰竭时,肾灌注压和血流量可明显下降。但由于出球小动脉发生代偿性收缩,所以肾小球滤过率仍能保持原有水平。因此滤过分数将变大。此时近端小管旁毛细血管血压下降而血浆胶体渗透压增高。如上所述,这将导致 Na^+ 和水的重吸收增加,重吸收百分率将超过 65%～70%。于是因机体内钠盐潴留、细胞外液量增多而发生水肿。

第五节 尿液及其排放

一、尿液

(一) 尿量

正常人每昼夜尿量为 1 000～2 000 mL,平均值为 1 500 mL。正常情况下,机体水的摄入量与排出量总是保持平衡的。尿量的多少,主要取决于水分的摄入量和经其他途经的排出量。如果水分经其他途经排出量不变,水的摄入量增多,尿量也增多,水分经其他途经的排出量增多,则尿量减少。

每昼夜尿量长期超过 2 500 mL,称为多尿;持续在 100～400 mL 范围之内,称为少尿,持续低于 100 mL,称为无尿。多尿会因为水分的大量丢失,而引起脱水;少尿或无尿会因代谢产物在体内堆积,而影响内环境的相对稳定,特别是无尿,后果更加严重。

(二) 尿的化学成分

尿液中水分占 95%～97%,溶质占 3%～5%,其中包括有机物和无机物两大类。有机物中以非蛋白氮为主,如尿素、肌酐、尿酸等;无机物中以电解质为主,如 Na^+、Cl^-、SO_4^{2-}、HPO_4^{2-}、K^+ 和 NH_4^+ 等。

正常尿液中含有微量的蛋白质和葡萄糖,但用一般检验难以测出,故可忽略不计。若查出尿液中有葡萄糖时,称为糖尿,多见于糖尿病患者。尿液中蛋白含量增加,称蛋白尿,多见于肾炎患者。

（三）尿的理化性质

1. 颜色

新鲜尿液呈透明或淡黄色。尿的颜色来自尿色素，并受某些食物和药物的影响，如服用大量胡萝卜素、维生素 B_2 时，尿液呈亮黄色。病理情况下尿液的颜色也会发生相应的改变，如血尿、血红蛋白尿、胆红素尿和乳糜尿等。

2. 比重

尿的比重与所含溶质成正比，并受年龄、饮水量和出汗的影响。正常情况下比重在1.010～1.025之间。大量饮水时，比重可低于1.003；缺水时，比重可高于1.030。尿的比重与肾对尿的浓缩和稀释功能有关，因此尿比重的检查，可以作为了解肾功能的指标之一。

3. 渗透压

尿的渗透压一般比血浆高，介于925～3 727 kPa(350～1450 mOsm)之间。尿的渗透压与所含溶质的颗粒浓度成正比。大量饮水，尿被稀释，渗透压降低；缺水时，尿被浓缩，渗透压升高。尿液渗透压可反映肾稀释和浓缩尿的功能。

4. 酸碱性

正常尿一般呈酸性，pH在5.0～7.0之间。尿的酸碱度受食物和新陈代谢产物的影响。富有蛋白质的饮食，在体内产生硫酸盐、磷酸盐较多，尿为酸性。蔬菜或水果中的有机酸根在体内氧化，生成 CO_2 和水，进而转变为碳酸氢盐而排泄，故使尿呈碱性。

二、尿的排放

尿的生成是连续不断的过程。进入肾盂的尿液，在压力差及肾盂收缩的作用下，被送入输尿管。再经输尿管的周期性蠕动，输入膀胱贮存。膀胱排尿是间歇的，只有膀胱内的尿液达到一定容量时，才能引起排尿反射。一般情况下，膀胱内尿量达100～150 mL时，才有充盈感觉；达150～260 mL时，开始产生尿意；当尿量增加到400～500 mL时，膀胱内压开始明显升高；尿量增加到700 mL时，逼尿肌会出现节律性收缩，但仍能有意识地控制排尿。如果尿量继续增多，则将出现明显的痛感，并不得不排尿。

（一）排尿反射

排尿活动是一种反射活动，称为排尿反射。当膀胱尿量充盈到一定程度时(400～500 mL)，膀胱壁的牵张感受器受到刺激而兴奋。冲动沿盆神经传入，到达骶髓的排尿反射初级中枢；同时，冲动也到达脑干和大脑皮层的排尿反射高位中枢，并产生排尿欲。排尿反射进行时，冲动沿盆神经传出，引起逼尿肌收缩、内括约肌松弛，于是尿液进入后尿道。这时尿液还可以刺激尿道的感受器，冲动沿阴部神经传到脊髓排尿中枢，进一步加强其活动，使外括约肌开放，于是尿液被强大的膀胱内压驱出。尿液对尿道的刺激可进一步反射性地加强排尿中枢活动。这是一种正反馈，它使排尿反射一再加强，直至尿液排完为止（图 8.12）。在排尿末期，由于尿道海绵体肌肉收缩，可将残留于尿道的尿液排出体外。此外，在排尿时，腹肌和膈肌的强大收缩也产生较高的腹内压，协助克服排尿的阻力。

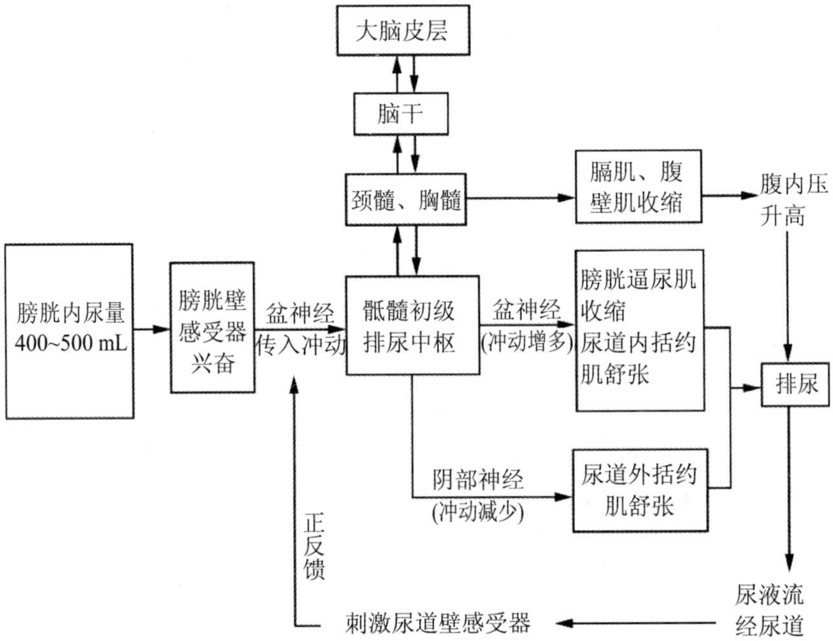

图 8.12 排尿反射

大脑皮层等排尿反射高位中枢能对脊髓初级中枢施加易化或抑制性影响，以控制排尿反射活动。小儿大脑发育未臻完善，对初级中枢的控制能力较弱，所以小儿排尿次数多，且易发生夜间遗尿现象。

（二）排尿异常

排尿或贮存尿发生障碍，均可出现排尿异常。当膀胱有炎症或机械性刺激（如结石）时，可致排尿次数增多，这种现象称为尿频。若腰骶部脊髓中枢损伤，排尿反射将不能实现，可致膀胱充满尿液而不能排出，这种现象称为尿潴留。如脊髓排尿中枢与大脑皮层失去联系时（如外伤），排尿便失去了随意控制，这种现象称为尿失禁。

课后复习题

一、名词解释

1. 肾小球滤过率
2. 渗透性利尿
3. 肾糖阈

二、单项选择题

1. 肾功能最重要的是(　　)。
   A. 排出代谢终产物　B. 排出多余或无用物质
   C. 分泌肾素　D. 维持内环境相对稳定
   E. 分泌促红细胞生成素
2. 人体最重要的排泄器官是(　　)。
   A. 皮肤　B. 肾　C. 消化道
   D. 肺　E. 都不是
3. 以下排泄量最大的器官是(　　)。
   A. 皮肤　B. 肾　C. 消化道
   D. 肺　E. 都不是
4. 肾小球滤过的结构基础是(　　)。
   A. 有效滤过压　B. 滤过膜　C. 肾血流量
   D. 动脉血压　E. 滤过率
5. 肾小球有效滤过压等于(　　)。
   A. 肾小球毛细血管血压－(血浆胶体渗透压＋囊内压)
   B. 肾小球毛细血管血压－血浆胶体渗透压＋囊内压
   C. 肾小球毛细血管血压＋血浆胶体渗透压＋囊内压
   D. 血浆胶体渗透压－(肾小球毛细血管血压＋囊内压)
   E. 囊内压－(血浆胶体渗透压＋肾小球毛细血管血压)
6. 肾小管和集合管对水的重吸收占滤过量的(　　)。
   A. 70％　B. 80％　C. 90％
   D. 99％　E. 60％
7. 正常情况下,尿量占滤过量的(　　)。
   A. 2％　B. 3％　C. 1％
   D. 0.5％　E. 5％
8. 葡萄糖的吸收只限于(　　)。
   A. 远曲小管　B. 近端小管　C. 集合管
   D. 髓袢　E. 都不是
9. 正常情况下,尿量决定于(　　)。
   A. 滤过量　B. 水的调节重吸收　C. 水的必需重吸收
   D. 肾小球率过率　E. 有效滤过压
10. 正常情况下,影响终尿量的最主要因素是(　　)。
    A. 肾血流量　B. 有效滤过压　C. 抗利尿激素
    D. 醛固酮　E. 小管液溶质浓度
11. 正常情况下,决定尿量的主要部位是(　　)。
    A. 远曲小管　B. 近端小管　C. 集合管

D. 远曲小管 E. 远曲小管和集合管

12. 抗利尿激素的作用部位在(　　)。

A. 远曲小管 B. 近端小管 C. 集合管

D. 远曲小管 E. 远曲小管和集合管

13. 直接影响远曲小管和集合管重吸收水的激素是(　　)。

A. 醛固酮 B. 抗利尿激素 C. 肾素

D. 肾上腺素 E. 血管紧张素

14. 醛固酮的作用是(　　)。

A. 保 Na^+ 排 K^+ B. 保 K^+ 排 Na^+ C. 保 Na^+ 保 K^+

D. 排 Na^+ 排 K^+ E. 以上都不是

15. 醛固酮作用的主要部位是(　　)。

A. 近端小管 B. 髓袢 C. 集合管

D. 远曲小管和集合管 E. 远曲小管

16. 肾小球滤过液中,大部分溶质重吸收的部位是(　　)。

A. 远曲小管 B. 集合管 C. 近端小管

D. 远曲小管和集合管 E. 髓袢

17. 以下关于尿量的说法正确的是(　　)。

A. 少尿:＜1 000 mL B. 无尿:＜100 mL C. 多尿:＞2 000 mL

D. 无尿:0 mL E. 多尿:＞3 000 mL

18. 关于抗利尿激素分泌调节的描述,错误的是(　　)。

A. 大量出汗、呕吐、腹泻可导致合成和释放增多

B. 大量饮水可导致合成和释放减少

C. 循环血减少可导致合成和释放增多

D. 血钾升高可导致合成分泌增加

E. 循环血量增加可导致合成和释放减少

19. 肾小球滤过率是指(　　)。

A. 每分钟两肾生成的原尿量 B. 每分钟通过两肾尿量

C. 每分钟一侧肾生成的尿量 D. 每分钟两肾小管液的总量

E. 以上都不对

20. 肾小球滤过的动力是(　　)。

A. 肾小球毛细血管血压 B. 肾小球有效滤过压

C. 血浆胶体渗透压 D. 囊内压 E. 血浆晶体渗透压

21. 在酸中毒情况下,肾小管的(　　)。

A. H^+-Na^+ 交换减少 B. K^+-Na^+ 交换增多

C. H^+-Na^+ 交换增多 D. K^+-Na^+ 交换不变 E. 血钾浓度降低

22. 在碱中毒情况下,肾小管的(　　)。

A. H^+-Na^+ 交换减少 B. K^+-Na^+ 交换减少 C. H^+-Na^+ 交换增多

D. K^+-Na^+ 交换不变 E. 血钾浓度降低

23. 当动脉血压(　　),肾血流量可保持不变。
A. 80～180 mmHg　B. 60～180 mmHg　C. 80～120 mmHg
D. 100～120 mmHg　E. 60～90 mmHg

24. 当动脉血压<80 mmHg时,可出现(　　)。
A. 无尿　B. 少尿　C. 多尿
D. 尿量不变　E. 血尿

25. 当动脉血压<40 mmHg时,可出现(　　)。
A. 无尿　B. 少尿　C. 多尿
D. 尿量不变　E. 血尿

26. 血浆晶体渗透压升高,抗利尿激素释放________,尿量________(　　)。
A. 不变　减少　B. 减少　增多　C. 增多　减少
D. 减少　减少　E. 增多　增多

27. 循环血量增加,抗利尿激素释放________,尿量________(　　)。
A. 不变　减少　B. 减少　增多　C. 增多　减少
D. 减少　减少　E. 增多　增多

28. 水利尿的原因不包括(　　)。
A. 血浆晶体渗透压降低　B. 抗利尿激素减少
C. 水的通透性降低　D. 水的重吸收增多　E. 醛固酮激素升高

29. 膀胱内充满尿液但不能自行排出,称为(　　)。
A. 尿失禁　B. 尿潴留　C. 尿频
D. 遗尿　E. 尿急

30. 球-管平衡是指,重吸收量始终占滤过量的(　　)。
A. 50%～60%　B. 60%～70%　C. 65%～70%
D. 70%～80%　E. 60%～65%

三、多项选择题

1. 下列物质中,肾小管和集合管分泌的有(　　)。
A. NH_3　B. H^+　C. 尿素
D. K^+　E. 肌酐

2. 影响肾小球滤过的因素有(　　)。
A. 肾血流量　B. 血糖浓度　C. 肾小球有效滤过压
D. 滤过膜通透性　E. 有效滤过面积

3. 影响肾小球有效滤过压的因素中,描述错误的是(　　)。
A. 肾小球毛细血管血压降低,有效滤过压降低
B. 囊内压升高有效滤过压升高
C. 囊内压升高有效滤过压降低
D. 血浆胶体渗透压升高,有效滤过压降低
E. 毛细血管血压降低、囊内压、血浆胶体渗透压的改变不会影响肾小球有效滤过压

四、填空题

1. 肾小管和集合管中,重吸收能力最强的部位在__________。
2. 肾小管和集合管的重吸收特点有__________和__________。
3. 肾小球有效滤过压=__________ -__________。
4. 影响肾小球滤过的因素有__________、__________、__________。
5. 影响重吸收的主要因素有__________、__________和__________。
6. 肾小管和集合管主要分泌__________、__________和__________。

五、问答题

1. 影响肾小球滤过的因素有哪些?
2. 简述尿的生成的过程。

参考答案

一、名词解释

1. 指单位时间内(每分钟)两肾生成的原尿量(滤过量)。

2. 指由于小管液中溶质浓度增加,渗透压升高,使水的重吸收减少导致尿量增多的现象;或指通过提高小管液的渗透压,使水的重吸收减少,尿量增多。

3. 指尿中出现葡萄糖时的最低血糖浓度;或指终尿中不出现葡萄糖的最低血糖浓度。

二、单项选择题

1. D　2. B　3. B　4. B　5. A　6. D　7. C　8. B　9. B
10. C　11. E　12. E　13. B　14. A　15. D　16. C　17. B
18. D　19. A　20. B　21. C　22. A　23. A　24. B　25. A
26. C　27. B　28. D　29. B　30. C

三、多项选择题

1. ABD　2. ACDE　3. BE

四、填空题

1 近端(球或曲)小管。
2. 选择性、有限性。
3. (肾小球毛细血管血压)、(血浆胶体渗透压+囊内压)。
4. 肾血浆流量、肾小球有效滤过压、滤过膜的面积和通透性。
5. 小管液的溶质浓度、抗利尿激素、醛固酮。
6. H^+、NH_3、K^+。

五、问答题

1. 答:(1) 肾血浆流量;

(2) 肾小球有效滤过压；

(3) 滤过膜的面积和通透性。

2. 答：(1) 肾小球的滤过；

(2) 肾小管和集合管的重吸收；

(3) 肾小管和集合管的分泌。

第九章　感觉器官的功能

感觉是人主观上对客观事物的反映。外界环境中的各种刺激首先作用于机体的感受器或感觉器官，再以神经冲动的方式传递到相应脑区，形成感觉。各种感觉都是通过特定的感受器或感觉器官，传入神经及大脑皮层的共同活动而产生的。本章主要讨论视觉、听觉、味觉和嗅觉的形成。

第一节　感受器与感觉器官

一、感受器与感觉器官的分类

感受器是指分布于体表或组织内部的一些专门感受机体内、外环境变化的结构或装置。人的感受器种类繁多，神经末梢是最简单的感受器，如体表和组织内部与痛觉有关的游离神经末梢。除此之外，体内还有一些结构和功能上都高度分化的感受细胞，如视网膜上的视杆细胞、视锥细胞及自感光神经节细胞是光感受细胞，毛细胞是耳蜗中的声感受细胞等，这些感受细胞连同它们的附属结构（如眼的屈光系统、耳的集音与传音装置），构成了复杂的感觉器官。高等动物最主要的感觉器官有眼（视觉）、耳（听觉）、前庭（平衡觉）、舌（味觉）、鼻（嗅觉）等，由于这些感觉器官都分布在头部，因此称为特殊感觉器官。

根据分布部位的不同，感受器可分为内感受器和外感受器。外感受器分布于体表，主要感受外界环境的变化，如视网膜上的光感受器可以感受光强，耳蜗内的感受器可以感受声音的频率等。内感受器主要感受机体内部环境的变化，如颈动脉窦压力感受器可以感受动脉血压的改变等。根据感受器所感受的外界刺激性质的不同，感受器又可以分为机械感受器、温度感受器、化学感受器、光感受器等。

二、感受器的一般生理特性

（一）感受器的适宜刺激

一种感受器总是对某种特定形式的刺激最敏感，这种形式的刺激就称为该感受器的适宜刺激。例如，一定波长的光是视网膜感光细胞的适宜刺激，一定频率的机械振动是耳蜗毛细胞的适宜刺激等。

（二）感受器的换能作用

各种感受器在功能上的一个共同特点是将外界刺激，如光能、机械能和热能等转换为化学能，并以神经冲动的形式传入中枢。这种能量转换称为感受器的换能作用，因此可以把感受器看成是生物换能器。

（三）感受器的编码功能

感受器在感受外界刺激的过程中，不仅发生了能量的转换，而且把刺激所包含的环境信息也转移到了动作电位的序列之中，起到了信息转移的作用，这就是感受器的编码功能。其编码信息的机制目前尚不清楚。

（四）感受器的适应现象

当某一恒定强度的刺激持续作用于一个感受器时，传入神经冲动的发放频率会逐渐降低，这一现象称为感受器的适应。各种感受器适应的速度有很大的区别，如嗅觉和触觉感受器适应速度很快，这有利于机体不断接收新的刺激；而痛觉感受器、颈动脉窦压力感受器等不容易产生适应，这有利于机体对某些生理功能进行经常性的监控。

第二节　视觉功能

眼睛接收环境中由物体发射或反射的光，并将他们聚焦于视网膜以成像。研究表明，人脑所获得的外界信息中，至少有70%以上来自于视觉。通过视觉系统，我们能感知外界物体的形状、大小、颜色及辨别方向等。人体的视觉是在眼、视神经和视觉中枢的共同参与下完成的。

引起视觉的外周感觉器官是眼，图9.1是人右眼水平切面的示意图。眼内与产生视觉直接有关的结构是眼的折光系统和感光系统。折光系统由角膜、房水、晶状体和玻璃体组成；视网膜上所含的感光细胞以及双极细胞、视神经节细胞，共同构成眼的感光系统。

一、眼的折光系统及调节

（一）眼的折光系统

眼的折光系统是一个复杂的光学系统，由角膜、房水、晶状体和玻璃体共同组成。光线在穿过角膜弯曲的表面时产生折射，进而汇集于眼睛背部，而直接进入眼睛中心部位的光则直接射向视网膜。由于角膜、房水、晶状体和玻璃体的折光系数与曲率半径均不相同，其折光力也各不相同。入射光线的折射主要发生在角膜的前表面。晶状体参与距眼睛6 m之外

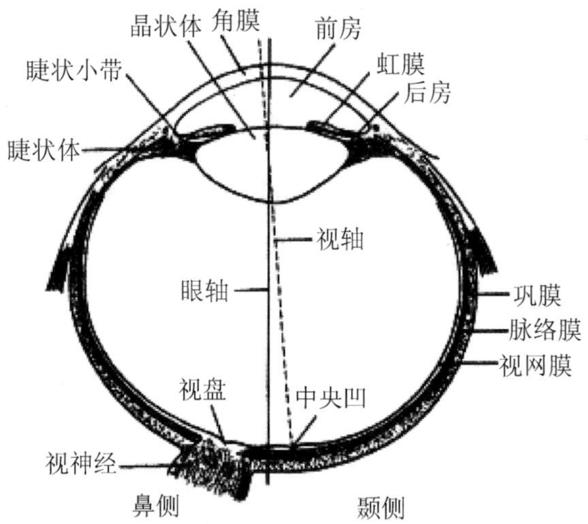

图 9.1 眼水平切面图(右眼)

物体的清晰成像,而 6 m 以内的物体发出的光线往往是发散的,需要更强的折射力将光线聚集到视网膜上,这就需要改变晶状体的形状来实现。因此,晶状体在视觉成像中起着重要的作用。

眼折光成像的原理与凸透镜的成像原理基本相似,但复杂得多。为了便于理解,一般用简化眼来说明折光系统的成像功能(图 9.2)。

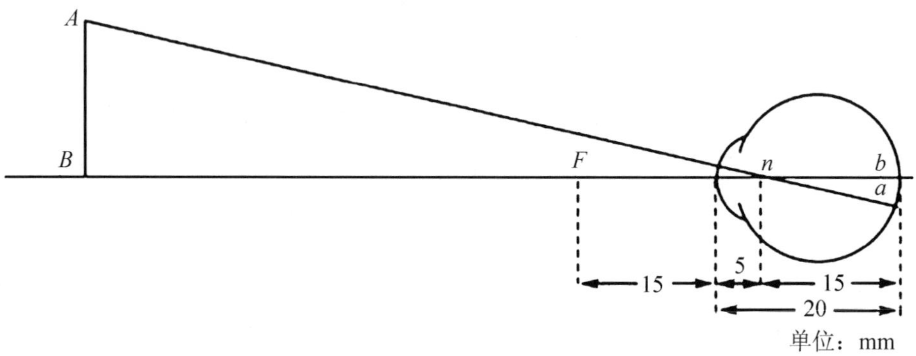

图 9.2 简化眼成像

简化眼是一个假想的人工模型,眼内容物均匀,折射率为 1.333,眼的前后径为 20 mm,入射光线只在由空气进入球形界面时折射一次,此球面的曲率半径为 5 mm,第二焦点相当于视网膜的位置。这个模型和正常安静状态下的人眼一样,正好能使 6 m 处物体发出的平行光线聚焦在视网膜上,形成一个清晰的物像。

1. 眼的调节

正常人眼状态下看 6 m 以外远处物体时,从物体上发出的光线可认为是平行光线,这时眼不需作任何调节,物体即可在视网膜上形成清晰的物像。通常将人眼不作任何调节时所能看清的物体的最远距离称为远点。当眼看 6 m 以内的近物时,从物体上发出光线呈不同程度的辐射状，这时如果人眼不做任何调节，光线通过眼的折光系统将成像在视网膜之后，因此只能产生一个模糊的物象。为使 6 m 以内的近物也可以在视网膜上清晰成像，正常眼在看近物时要进行适当的调节，包括晶状体变凸、瞳孔缩小和双眼球汇聚 3 个方面。

(1) 晶状体的适应性调节。晶状体位于虹膜后面，由和睫状肌相连的悬韧带支撑，当这些韧带的张力减小时，晶状体会由于其自然弹性变得厚一些。这个过程增加了晶状体表面的曲率，从而增加了他们的折射力。相反，当悬韧带的张力增大时，晶状体会展平。晶状体的调节有一定的限度，通常把眼做最大调节所能看清的最近距离称为近点。晶状体的调节力取决于晶状体的弹性，弹性越好调节能力越强。调节变化的能力随年龄而变。一个婴儿能对他鼻尖上的物体聚焦，而许多中年人不能对手臂以内的物体聚焦。这种视远物正常、视近物模糊则称为远视，即通常所说的老花眼，可通过佩戴适宜的凸透镜进行矫正。

(2) 瞳孔的调节。除了角膜和晶状体，瞳孔也通过对环境光强的持续调节，对眼睛的光学质量起作用。正常人眼瞳孔的直径可变动于 1.5～8.0 mm 之间，通过瞳孔的缩小和散大可调节进入眼睛的光量。当视近物时，可反射性地引起双侧瞳孔缩小，称作瞳孔调节反射。当强光照射眼睛时，瞳孔也会缩小，强光离开眼球后瞳孔又会散大，这种瞳孔的大小随光线强弱而改变的反应称作瞳孔光反射。瞳孔缩小可减少入眼的光量并减少折光系统的球面像差和色像差，使视网膜成像更为清晰。瞳孔光反射的效应是双侧的，即用光照射一侧眼睛会使双眼瞳孔缩小。

(3) 双眼会聚。当双眼注视一个由远移近的物体时，两眼视轴向鼻侧会聚的现象，称为双眼会聚。其作用在于两眼同时看一近物时，物像仍可落在两眼视网膜的对称点上，避免复视。

2. 眼的折光能力异常

正常人眼无需作任何调节就可使平行光线聚焦于视网膜上，因而可看清远处的物体；经过调节的眼，只要物体离眼的距离不小于近点，也能看清 6 m 以内的物体，这种眼称为正视眼；若眼的折光能力异常，或眼球的形态异常，使平行光线不能聚焦于安静未调节的视网膜上，则称为非正视眼，也称屈光不正，包括近视眼、远视眼和散光眼，其产生原因及矫正方法见表 9.1。

表 9.1　屈光不正的产生原因及其矫正方法

折光异常	产生原因	矫　正
近视	眼球前后径过长或折光系统折光力过强，物体成像于视网膜之前	佩戴凹透镜
远视	眼球前后径过短或折光系统折光力过弱，物体成像于视网膜之后	佩戴凸透镜
散光	角膜经纬线曲率半径不一致，物体不能在视网膜上清晰成像	佩戴与角膜经纬曲率相反的圆柱形透镜

二、眼的感光换能功能

(一) 视网膜的感光换能系统

电磁辐射与神经信号之间的换能发生在视网膜后部的光感受器中。每个光感受器由 4 个部分构成:外端、内段、胞体和轴突终末。根据外段形状的不同可将视网膜中的光感受器分为两类:视椎细胞和视杆细胞。两类细胞结构上的不同造成了他们在功能上的重大区别。视杆细胞对光敏感性比视椎细胞高 1 000 倍,在夜间照明或暗视情况下,只有视杆细胞对视觉的形成起作用。视椎细胞内含有 3 种视色素,使其对不同波长的光敏感,从而参与色觉的形成。

(二) 视网膜的光化学反应

神经系统信息表达的一种形式是神经元膜电位的改变,光感受器能将光能转化成膜电位的变化,起到光转导作用。

光感受器对光反应呈超极化,这种光反应始于视杆外端膜盘上视色素对电磁辐射的吸收。在视杆细胞上,这种色素称为视紫红质。视紫红质是由视蛋白和视黄醛构成的结合蛋白,在光照时分解为视蛋白和视黄醛。这一反应是可逆的,光照下迅速分解,在暗处又可以重新结合。在视紫红质分解与合成的过程中,有一部分视黄醛被消耗,需要体内维生素 A 的补充。因此,体内缺乏维生素 A 会影响人的暗视觉,引起夜盲症。

所有的视杆细胞都含有同样的视色素,而视椎细胞具有 3 种不同类型的视色素,即红、绿、蓝 3 种光敏感的感光色素,从而导致视椎细胞对不同波长的光敏感。当不同色光作用于视网膜时,会使 3 种视椎细胞产生不同程度的兴奋,兴奋经过信息处理后最终转换为不同组合的神经冲动,再经视神经传到视觉中枢产生色觉。

大多数的色觉异常是由于微小的基因错误导致的某种视色素缺乏,或由于某种视色素光谱敏感性的偏移引起。最多见的是红色-绿色色觉异常,且男性数量大大多于女性数量。

三、与视觉有关的几种生理现象

(一) 视野

眼睛的结构以及他们在头部的位置,使我们在特定的时间里可以看到的外界世界受到限制。用单眼固定注视正前方一点时,该眼所能看到的空间范围,称为视野。左视野成像于视网膜的右侧,右视野成像于视网膜的左侧。颜色不同视野也不一样,其中白色视野最大,蓝色、红色、绿色视野依次递减(图 9.3)。通过视野检查可以辅助判断某些视网膜或视觉传导通路的病变。

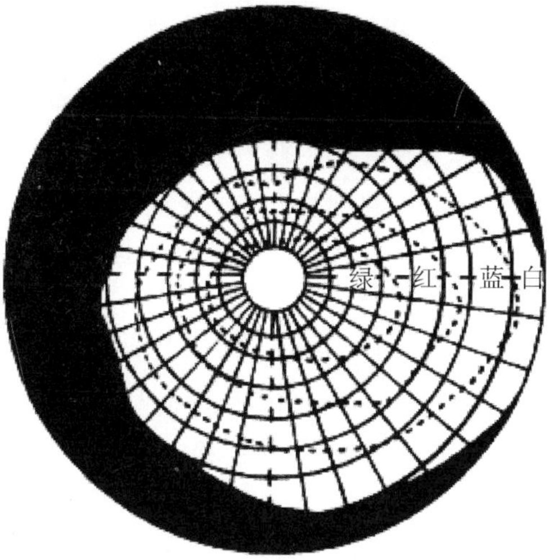

图 9.3　右眼的视野

(二) 视力

视力也称视锐度，指眼睛辨别两个相邻点的能力大小。通常以视角的大小作为衡量标准。视角是指物体上两点发出的光线射入眼球经节点交叉所形成的夹角。眼能辨别的视角越小，表明视力越好。一般正常眼能分辨的视角约为 1 分，视力表就是根据这个原理设计的。

(三) 暗适应和明适应

从全视椎的明视到全视杆的暗视的转化不是瞬间完成的，一般需要 20～25 min。这个过程称为暗适应，即对黑暗环境的适应。在这个过程中，视网膜对光的敏感性增强了 100 万倍。由于这个敏感性的大幅度增加，当暗适应的眼睛重新回到明亮处时的最初 5～10 min 内，眼睛进入明适应，使眼睛在暗适应时所发生的变化逆转。视网膜的明适应和暗适应赋予我们的视觉系统从黑夜到白天的光适应能力。

第三节　听觉器官

耳是听觉器官，它由外耳、中耳和内耳组成。一般在内耳发生对声音的神经反应。许多声源都会使空气压强产生周期性的变化。声音的频率是指每分钟掠过我们耳朵的受压缩或变稀薄的空气小块的个数。以赫兹(Hertz，Hz)为单位。我们的听觉系统可以对范围为 20～20 000 Hz的声波有反应。

一、外耳的功能

自耳郭至鼓膜的部分为外耳。耳郭的形状有利于收集声波，还可以帮助判断声源的方向，外耳道是声波传导的通路，同时还起到共鸣腔的作用。

二、中耳的功能

外耳将声音传递至中耳，中耳是一个充满空气的腔体，包括鼓膜、听小骨及附着于听小骨的 2 块微小肌肉。在中耳，空气压强的变化被转换成听小骨的运动。听小骨由锤骨、砧骨及镫骨依次连接而成。锤骨与鼓膜相连并与砧骨形成刚性连接。砧骨和镫骨形成柔性的连接，镫骨将声波的振动传给内耳耳蜗内的液体。中耳的主要功能是将空气中的声波振动高效地传递到内耳淋巴液。

中耳的气体通过咽鼓管与鼻腔内的气体相通，咽鼓管通常情况下为瓣膜所关闭。打哈欠和吞咽会使瓣膜打开，使内耳内的压力与环境气压形成平衡。咽鼓管的主要功能是调节鼓室内的压力，使其与外界大气压保持平衡，这对于维持鼓膜的正常位置、形状和振动性能有重要意义。鼻咽部炎症导致咽鼓管阻塞后，鼓室内的空气被吸收，可使鼓膜内陷，产生耳鸣从而影响听力。

三、声波传入内耳的途径

声音可以通过空气传导与骨传导两种方式传入内耳。正常情况下以空气传导为主。

（一）空气传导

空气传导指声波经外耳道引起鼓膜振动，再经听骨链和卵圆窗进入耳蜗，这是声波传导的主要途径。此外，鼓膜的振动也可引起鼓室内空气的振动，再经卵圆窗传入耳蜗，这种传导方式在正常情况作用不大，只有听骨链发生运动障碍时，才会发挥一定的传音作用，但这时的听力较正常时大为减弱。

（二）骨传导

骨传导指声波直接引起颅骨的振动，最终引起耳蜗内淋巴的振动。骨传导的敏感性比空气传导低得多，因此在引起正常听觉中的作用甚微。但当鼓膜或中耳病变引起传音性耳聋时，空气传导明显受损，而骨传导却不受影响，甚至相对增强。当耳蜗病变引起感音性耳聋时，空气传导和骨传导将同样受损。因此，临床上可通过检查患者气传导和骨传导受损的情况帮助判断听觉异常的产生部位和原因。

四、内耳 (耳蜗)的功能

内耳虽然是耳朵的一部分,其作用却不完全在于听觉。内耳又称迷路,包括耳蜗和前庭器官。耳蜗的主要作用是把传到耳蜗的机械振动转变为听神经纤维的神经冲动,再上传至听觉中枢,产生听觉。

(一) 耳蜗的结构

耳蜗形似蜷缩在壳中的蜗牛(图 9.4),由一条骨质管腔围绕一个锥形骨轴旋转两周半形成。在耳蜗的横切面上,我们可以看见耳蜗管被分成三个充满液体的小室:前庭阶、中阶和鼓室阶。前庭和鼓室中的液体称为外淋巴,其具有与脑脊液相似的离子成分:低 K^+ 和高 Na^+。中阶内充满内淋巴,其离子浓度与细胞内液相似,为80 mV。这一电位差称作内耳内电位,在增强听觉的传导中具有重要作用。

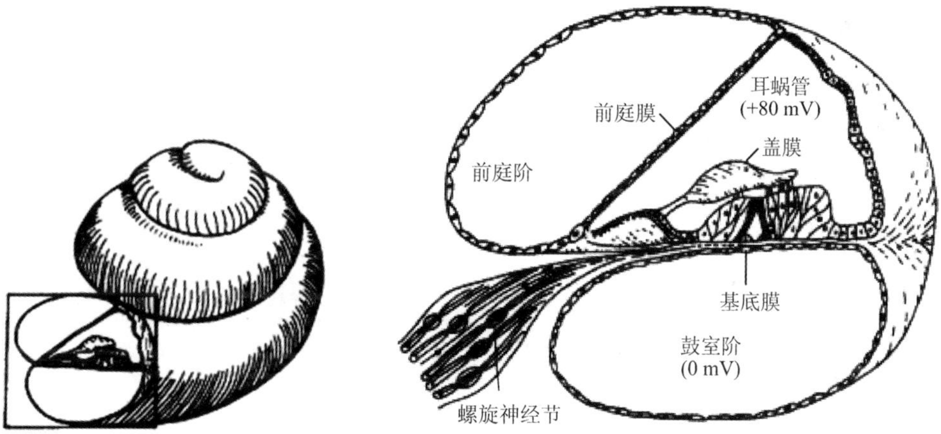

图 9.4　耳蜗

注:左图为外形,右图为横切面。

(二) 耳蜗的感音换能作用

将机械能转化为膜电位极性的听觉感受器细胞位于科蒂氏器官内,科蒂氏器官包括毛细胞、科蒂氏杆和各类支持细胞。听觉细胞是毛细胞,每个毛细胞的顶部伸出约 100 个毛状的静纤毛。这些静纤毛的弯曲是将声音转换成神经信号的关键。无论声波是从卵圆窗还是蜗窗传入内耳,都可以通过内、外淋巴的振动引起基底膜的振动,使毛细胞与盖膜之间发生相错的移行运动,使毛细胞上的静纤毛因弯曲变形而兴奋,将声波振动的机械能转化为膜电位。其电位变化总和达阈电位时,便触发与其相连的蜗神经产生动作电位,传至大脑皮层产生听觉。

(三) 耳蜗对声波的初步分析

行波理论表明,基底膜的振动总是从蜗底开始,向蜗顶推进。由于声波频率总是在变化，声波传播到基底膜的远近和最大振幅出现的部位也不同。高频声波只能推动耳蜗底部基底膜的振动；中频声波振动向前延伸，到基底膜的终端时振幅最大；而低频声波振动推进到基底膜蜗顶处时振幅最大。基底膜不同部位毛细胞的兴奋，通过相应的神经纤维传入大脑皮层的不同部位，即产生不同音调的感觉。

第四节 前庭器官

前庭系统向大脑报告头部的位置和运动，给我们以平衡的感觉，并帮助我们协调头部和眼部的活动，以及调整身体的姿势。当前庭系统发生损伤时，人体会感觉头晕、恶心，会有失衡的感觉及出现眼动的失控等。内耳的前庭器官由前庭和半规管组成。

一、前庭的功能

前庭包括椭圆囊、球囊，内各有一囊斑（图 9.5），囊斑上有感受性的毛细胞，毛细胞的基底部有前庭神经分布。椭圆囊和球囊囊斑的功能是感受头部位置的改变和直线变速运动。当人体头部位置改变或做直线变速运动时，由于惯性和重力的作用，使得内淋巴振动刺激毛细胞兴奋，经前庭神经传入神经中枢，产生头部位置改变或变速运动感觉，并引起姿势反射维持身体平衡。

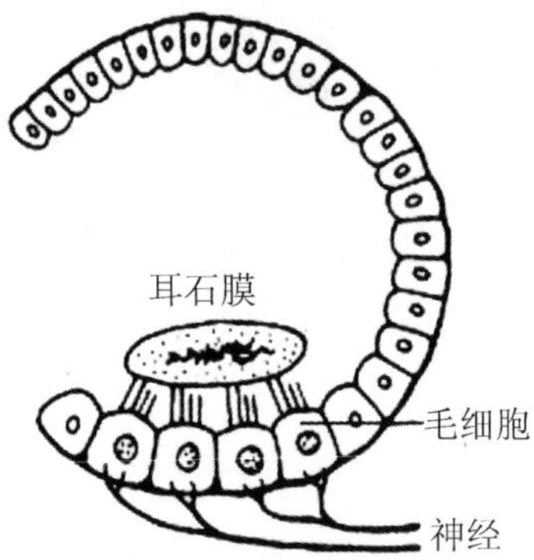

图 9.5 囊斑

二、半规管的功能

半规管检测头部的旋转运动，如点头或摇头等。人两侧内耳中各有 3 条相互垂直的半规管，分别代表空间的 3 个平面。每条半规管的一端都有膨大的壶腹，内有壶腹嵴（图 9.6），其中有感受性毛细胞，毛细胞的底部与前庭神经末梢相连。

壶腹嵴的适宜刺激是旋转变速运动。当头部或身体做旋转变速运动时，由于惯性作用，相应的半规管内淋巴液超前或滞后于半规管的运动，刺激毛细胞兴奋，其神经冲动经前庭神经传入中枢，产生不同的感觉，并引起姿势反射以维持身体的平衡。

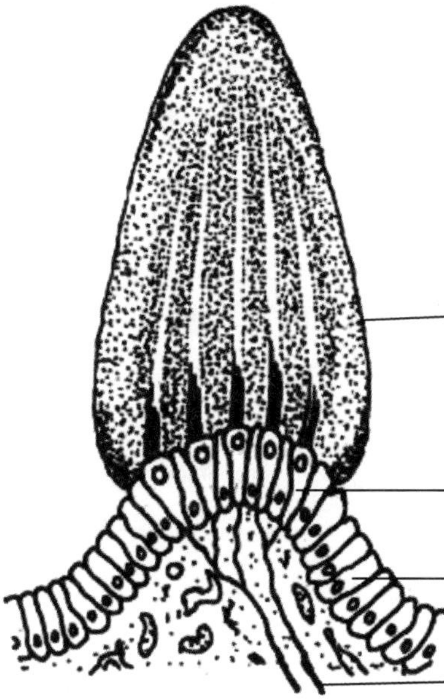

图 9.6　壶腹脊

三、前庭反应

当前庭器官受刺激而兴奋时，冲动传入中枢后，除引起一定的运动觉和位置觉以外，还可以引起各种姿势调节反射、眼震颤和自主性神经功能的改变，这些现象统称为前庭反应。

例如，当人乘车而车速突然加快时，人体颈部肌紧张增强而出现后仰，但车速突然减慢时又会出现相反的情况。这是前庭器官的姿势反射，其意义在于维持机体一定的姿势以保持身体平衡。如果前庭器官受到过久或过强的刺激时，就会引起自主神经系统的功能反应，表现出一系列的内脏反应，引起如恶心、呕吐、皮肤苍白、血压下降、眩晕等症状，称作前庭器官的内脏反应。有部分人这种现象特别明显，常会出现晕车、晕船等症状，这可能是由于前庭器官的功能太过敏感所致。

前庭反应中最特殊的是躯体做旋转运动时引起的一种眼球运动，称为眼震颤。眼震颤主要是由于半规管受刺激引起，临床上通过眼震颤实验判断前庭功能是否正常。

第五节　其他感觉器官的功能

人类的感觉器官除了视觉和听觉以外还有味觉器官、嗅觉器官等。

一、味觉

尽管事物的种类是无限的,味道也是千变万化的,但是我们能辨别的似乎只有几种基本的味道。多数神经科学家认为只有4～5种。4种基本味觉是酸、甜、苦和咸。第5种不大为大家所熟悉,就是谷氨酸所引起的鲜味。

经验告诉我们,我们不仅通过舌头,也通过口腔内的其他区域,如腭、咽及会厌等部位来感受味觉。食物的气味也可以通过咽部进入鼻腔,从而被嗅觉感受器所检测。舌尖和舌根分别对甜味和苦味敏感,而舌头两侧对咸味和酸味敏感。舌头上散落的分布着一些小突起,称乳突。每个乳突包含几百个味蕾,每个味蕾内包含50～150个味觉感受器细胞,他们和位于味蕾部附近的味觉传入神经形成突触。味蕾是味觉的感受器。味觉强度与物质的浓度有关,通常情况下浓度越高所产生的味觉越强。同时,唾液的稀释作用会影响嗅觉的强度。

味觉的灵敏度会随着年龄的增长而下降。通常情况下60岁以上的老人对蔗糖、食盐和硫酸奎宁的检知阈比20～40岁的人高1.5～2.2倍。

二、嗅觉

嗅觉的感受器位于鼻道及鼻中隔后上部的嗅皮层中。嗅上皮由嗅细胞、支持细胞、基底细胞及Bowman腺组成。每个嗅细胞的顶部有6～8条短而细的纤毛,埋在Bowman腺所分泌的黏液中。

空气中的化学物质通过呼吸被嗅上皮细胞分泌的黏液吸收,并扩散到嗅细胞的纤毛,使得感受器细胞去极化产生动作电位,动作电位沿着轴丘传向绣球,进而传向更高级的中枢,从而产生嗅觉。人与动物对气味的敏感度通常用嗅敏度来表示,人们对不同物质的嗅觉阈值不同;同时,同一个人的嗅敏度变动范围也很大。有些疾病也会影响嗅敏度,如感冒、鼻炎等。嗅觉的适应较快,某种气味的突然出现会引起明显的嗅觉,然而,如果这种气味的物质一直存在,由这种物质引起的嗅觉也会逐渐减弱,甚至消失。这就是所谓的"入芝兰之室,久而不闻其香;入鲍鱼之肆,久而不闻其臭"。

课后复习题

一、名词解释

1. 视力
2. 视野

二、单项选择题

1. 以下不属于感受器的特性的是(　　)。

A. 适宜刺激　　B. 换能作用　　C. 编码功能
D. 适应现象　　E. 分析综合

2. 眼的适宜光波的波长是(　　)。
A. 360～780 nm　B. 190～380 nm　C. 380～660 nm
D. 300～760 nm　E. 380～760 nm

3. 人眼在安静状态下,看(　　)以外的物体,无需调节。
A. 3 m　B. 4 m　C. 5 m
D. 6 m　E. 10 m

4. 眼看近物时的调节不包括(　　)。
A. 晶状体变凸　B. 瞳孔缩小　C. 双眼球汇聚
D. 瞳孔放大　E. 以上都对

5. 近视眼的发生,物体成像于(　　)。
A. 视网膜之后　B. 视网膜　C. 视网膜之前
D. 晶状体　E. 感官细胞

6. 老视的发生,主要原因是(　　)。
A. 晶状体弹性增强　B. 晶状体弹性减弱　C. 折光力增强
D. 距离远　E. 都不对

7. 近视眼是由于(　　)。
A. 眼球前后径过短　B. 眼球前后径过长　C. 晶状体弹性减弱
D. 眼的折光不变　E. 角膜的经纬曲率不一致

8. 远视眼是由于(　　)。
A. 眼球前后径过短　B. 眼球前后径过长　C. 晶状体弹性减弱
D. 眼的折光不变　E. 角膜的经纬曲率不一致

9. 散光是由于(　　)。
A. 眼球前后径过短　B. 眼球前后径过长　C. 晶状体弹性减弱
D. 眼的折光不变　E. 角膜的经纬曲率不一致

10. 瞳孔对光反射中枢位于(　　)。
A. 延髓　B. 脑桥　C. 中脑
D. 脊髓　E. 脑干

11. 视觉器官中折光力最大的是(　　)。
A. 角膜　B. 晶状体　C. 玻璃体
D. 瞳孔　E. 房水

12. 夜盲症是由于缺乏(　　)。
A. 维生素 C　B. 维生素 A　C. 维生素 B
D. 维生素 K　E. 维生素 D

13. 正常人的颜色视野,由小到大的顺序是(　　)。
A. 红、绿、蓝、白　B. 绿、蓝、白、红　C. 蓝、白、红、绿
D. 绿、红、蓝、白　E. 红、白、蓝、绿

14. 乘飞机或下降时,做吞咽动作的生理意义是(　　)。
A. 调节基底膜两侧的压力平衡

B. 调节前庭膜两侧的压力平衡
C. 调节中耳与内耳之间的压力平衡
D. 调节鼓室与大气压之间的压力平衡
E. 使鼓室形成负压

15. 前庭器官损害或过度敏感的人,一般的前庭刺激会引起(　　)。
A. 耳鸣、耳聋　B. 呼吸频率减慢　C. 晕车、晕船、眩晕、呕吐
D. 头痛　E. 以上都不会

16. 视锥细胞的功能描述正确的是(　　)。
A. 暗光觉　B. 不能辨别颜色　C. 昼光觉、色觉
D. 光的敏感性高　E. 以上都不对

17. 视杆细胞的功能描述正确的是(　　)。
A. 暗光觉　B. 能辨别颜色　C. 昼光觉、色觉
D. 光的敏感性低　E. 以上都不对

18. 关于视力的叙述,错误的是(　　)。
A. 眼分辨物体两点最小距离的能力　B. 可用视角的大小来判断
C. 正常视力的视角为 1 分角　D. 视角越小视力越好
E. 视角越大视力越好

19. 对近点的描述,正确的是(　　)。
A. 人眼作最大调节所能看清物体的最近距离
B. 近点越小说明晶状体的弹性越差
C. 近点远移,看远物不清楚,看近物正常
C. 近点不随年龄的增长而改变
E. 近点远移可佩戴凹透镜进行矫正

20. 对远点的描述,正确的是(　　)。
A. 人眼作最大调节所能看清物体的最近距离
B. 人眼作最大调节所能看清物体的最远距离
C. 远点近移,看远物清楚,看近物不正常
C. 远点不随年龄的增长而改变
E. 远点近移可佩戴凸透镜进行矫正

三、多项选择题

感受器的生理特征有(　　)。
A. 适宜刺激　B. 换能作用　C. 编码作用
D. 适应现象　E. "全或无"现象

四、填空题

1. 视近物是眼的调节,包括________、________和________。
2. 夜盲症是由于缺乏________。
3. 正常情况下,声波传入内耳的途径有________和________。

参考答案

一、名词解释

1. 也称视敏度，指眼对物体细微结构的分辨能力。或指眼分辨物体两点间最小距离的能力。

2. 指单眼固定注视正前方一点时，所能看到的空间范围。

二、单项选择题

1. E　2. E　3. D　4. D　5. C　6. B　7. B　8. A　9. E
10. C　11. B　12. B　13. D　14. D　15. C　16. C　17. A
18. E　19. A　20. B

三、多项选择题

ABCD

四、填空题

1. 晶状体变凸、瞳孔缩小、双眼球汇聚。
2. VitA。
3. 空气传导、骨传导。

第十章　神经系统的功能

第一节　神经系统功能活动的基本原理

神经系统内主要含有神经细胞和神经胶质细胞两类细胞。神经细胞又称神经元，是构成神经系统最基本的结构和功能单位。神经胶质细胞简称胶质细胞，支持、保护神经元，并为神经元提供营养。

一、神经元与神经胶质细胞

（一）神经元

神经元由胞体和突起两部分构成，突起又分为树突和轴突两种(图 10.1)，习惯上把轴

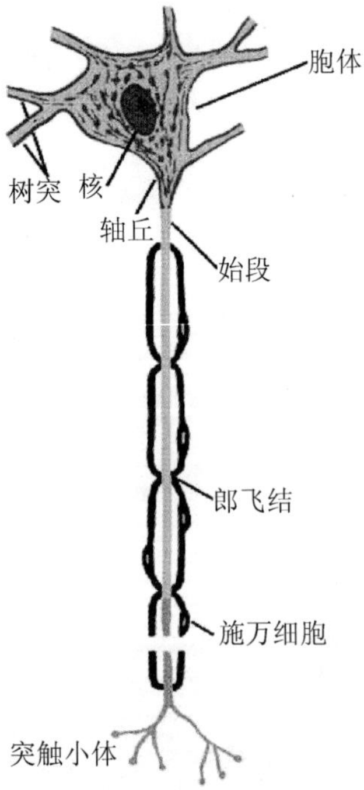

图 10.1　运动神经元结构与功能

突称为神经纤维。神经元的主要功能是接受和传递信息。一般认为,树突和胞体主要功能是接受、处理信息;轴突主要功能是传出信息。神经系统通过大量神经元之间复杂的功能联系,实现对机体功能活动的调节。

1. 神经纤维

根据神经胶质细胞对轴突的包裹方式,分为有髓鞘神经纤维和无髓鞘神经纤维,神经纤维的末端称为神经末梢。

(1) 神经纤维的分类:根据神经纤维上冲动传导的速度及其生理特性,周围神经纤维(包括传入、传出神经)可分为A、B、C三类,其中A类纤维分为α、β、γ和δ类。同时,根据传入纤维直径的大小又可分为Ⅰ、Ⅱ、Ⅲ、Ⅳ四类。一般认为Ⅰ类纤维相当于α类,Ⅱ类相当于β类,Ⅲ类相当于δ类,Ⅳ类相当于C类(表10.1)。

表10.1　周围神经纤维的分类

按电生理学特性分类		来　源	纤维直径(μm)	传导速度(m/s)	按纤维来源和直径分类
A类(有髓纤维)	α	肌梭、腱器官的传入纤维;支配梭外肌的出纤维	12～20	70～120	Ⅰ
	β	皮肤触压传入纤维;肌梭传入纤维	5～12	30～70	Ⅱ
	γ	支配梭内肌的传出纤维	3～6	15～30	
	δ	皮肤痛、温觉传入纤维	2～5	12～30	Ⅲ
B类(有髓纤维)		自主神经节前纤维	1～3	3～15	
C类(无髓纤维)	SC	自主神经节后纤维	0.3～1.3	0.7～2.3	
	drC	背根中传导痛觉的传入纤维	0.4～1.2	0.5～2	Ⅳ

(2) 神经纤维兴奋传导的特征:神经纤维的主要功能是传导神经冲动(即在神经纤维上传播的可兴奋的动作电位),传导特征如下:

① 完整性:即神经纤维结构和功能的完整性。

② 绝缘性:存在于神经干内的各神经纤维,兴奋传导过程中基本互不干扰。

③ 双向性:人为刺激神经纤维上任何一点引起的兴奋可同时向两端传导。

④ 相对不疲劳性:实验表明神经纤维在连续电刺激约12 h后,依然具有传导兴奋的能力。

(3) 神经纤维的传导速度:神经纤维的传导速度与其粗细、有无髓鞘及髓鞘厚度、温度有关。

一般来说,直径越粗,传导速度越快;有髓鞘的神经纤维比无髓鞘纤维传导速度快;在一定范围内温度升高则传导速度加快,温度降低则传导速度减慢。温度过低易发生神经传导阻滞,这是临床上应用低温麻醉的理论基础。神经纤维传导速度在外周神经发生病变或损伤时也会减慢,因此测定传导速度可作为诊断神经疾患和评估预后的辅助手段。

(4) 神经纤维的轴浆运输:物质在轴浆(轴突内的胞浆)内运输的过程,称为轴浆运输,包括顺向和逆向两种运输方式。

顺向运输指通过轴浆流动,物质从胞体运输到其他部位的过程,分为快速轴浆运输(线粒体、递质囊泡和分泌颗粒等囊泡结构的运输，速度为 300～400 mm/天）和慢速轴浆运输（微丝、微管等结构的运输，速度为 1～2 mm/天）两类。逆向运输是指自末梢向胞体的运输，某些嗜神经毒素和病毒（如破伤风毒素、狂犬病病毒）、神经营养因子等入胞后可沿轴突被逆向运至胞体。

2. 神经的营养性作用和神经营养因子

（1）神经的营养性作用：指神经末梢通过释放某些营养性因子，持续地调节被支配组织的代谢活动，影响其结构、生化和生理状态。在神经损伤后，神经的营养性作用会显著表达。

（2）神经营养因子（NT）：指由神经元所支配的组织产生的支持神经元功能的物质，本质上多为多肽和蛋白质。如神经生长因子（NGF），可经逆向轴浆运输运送到胞体合成蛋白，为神经元提供营养。

（二）神经胶质细胞

分布广，数量多；有突起，但无树突和轴突之分；细胞之间呈缝隙连接，但与相邻的细胞不形成化学突触；不产生动作电位。目前认为神经胶质细胞的主要作用是支持、保护神经元，并为神经元提供营养。

二、突触传递

突触是神经元与神经元之间信息传递的接触部位，起信息传递的作用。信息在突触传递的基本方式有化学性突触传递（包括经典突触传递和非突触性化学传递）和电突触传递。

（一）突触传递的分类

1. 经典突触传递

（1）突触的结构：由突触前膜、突触后膜和突触间隙构成（图 10.2）。突触前膜是突触前神经元突触小体的膜，突触小体内含有大量的囊泡，囊泡内含有高浓度的神经递质，可与突触后膜上相应受体结合。前后膜之间存在间隙即突触间隙，其内充满细胞外液。

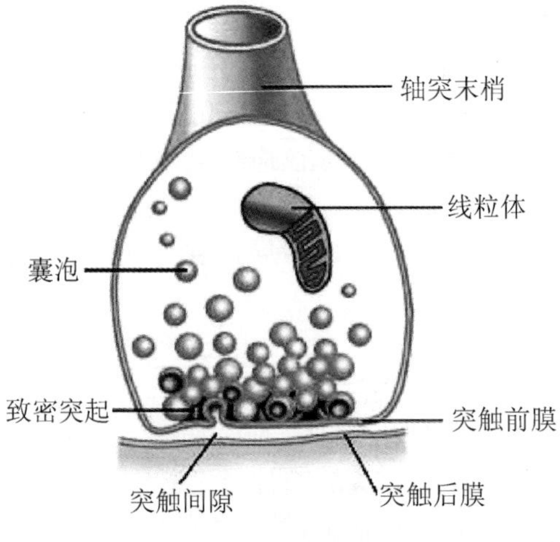

图 10.2　突触的结构

（2）突触的分类：根据神经元相互接触的部位，突触分为轴突-胞体、轴突-轴突和轴突-树突3种类型（图10.3）；按突触传递对突触后神经元的影响，分为兴奋性突触和抑制性突触。

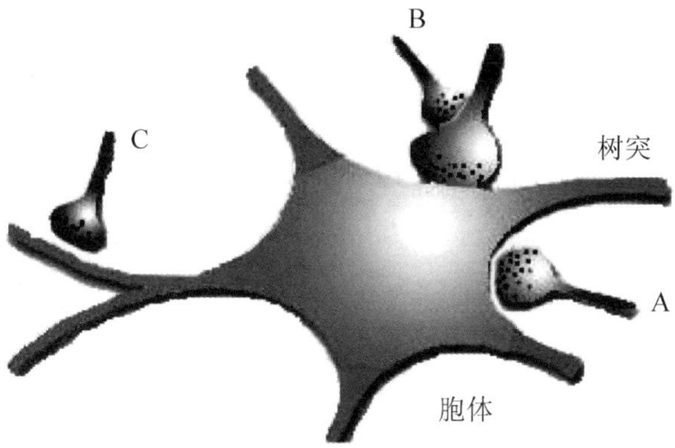

图10.3　突触的分类

注：A为轴突-胞体突触；B为轴突-轴突突触；C为轴突-树突突触。

2. 非突触性化学传递

非突触性化学传递指无特定突触结构的化学信息传递。此类突触不存在突触的对应支配关系，调节范围较广，作用较为弥散。

3. 电突触传递

电突触的结构基础为缝隙连接，通过带电离子和其他小分子物质在两个神经元间进行信息传递。其功能在于促进同类神经元同步活动。

在哺乳动物神经系统内，以化学性突触传递方式最为常见和重要。

（二）化学性突触传递的过程

1. 兴奋性突触

突触前神经元兴奋后冲动传到神经末梢，突触前膜去极化，释放兴奋性递质，作用于突触后膜上的相应受体，使递质门控通道开放，后膜对 Na^+ 和 K^+ 的通透性增大，特别是 Na^+ 的通透性，引起 Na^+ 内流，导致突触后膜的局部去极化。这种局部去极化使突触后神经元的兴奋性提高，称为兴奋性突触后电位（EPSP）。EPSP可通过神经冲动数量增加（时间总和）或参与活动的突触数目增多（空间总和）进行总和，当达到阈电位水平时可诱发动作电位，引起突触后神经元兴奋，把信息传递下去（图10.4）。

2. 抑制性突触

突触前膜释放抑制性递质，作用于突触后膜，使后膜上的递质门控 Cl^- 通道开放，Cl^- 内流，引起外向电流，致突触后膜发生超极化，使突触后神经元兴奋性下降，称为抑制性突触后电位（IPSP）（图10.5）。

在中枢神经系统中，细胞兴奋性高低最终取决于这些局部电位的总和。

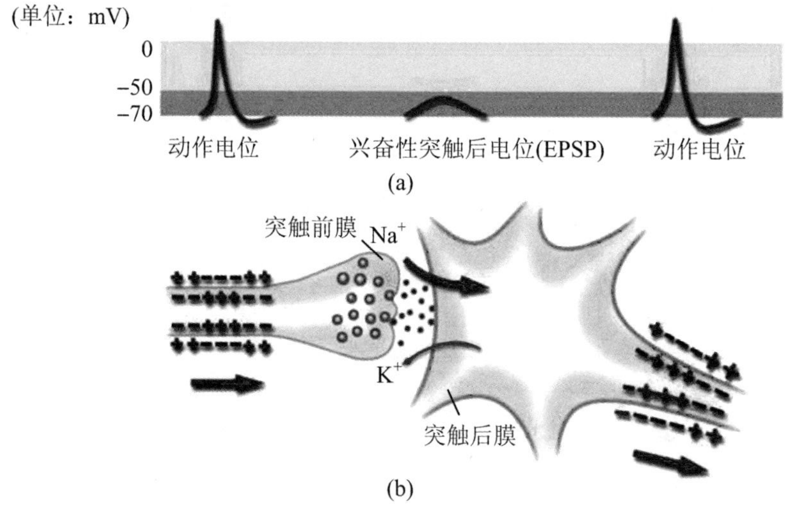

图 10.4　兴奋性突触后电位

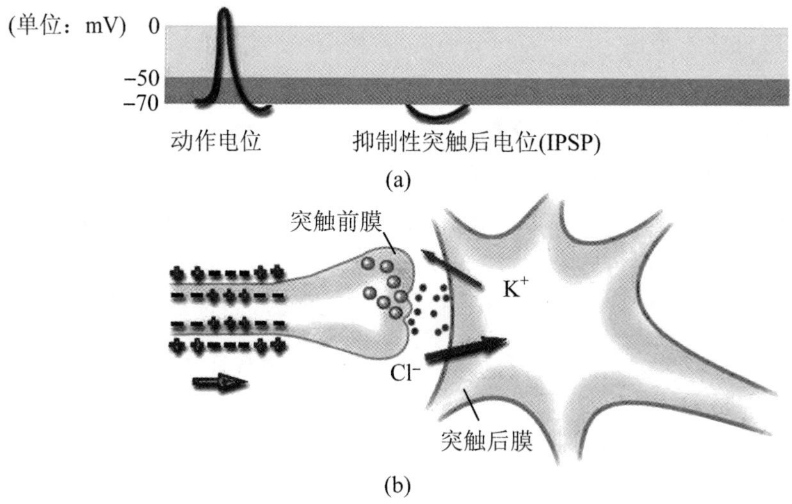

图 10.5　抑制性突触后电位

三、神经递质和受体

(一) 神经递质

神经递质指由神经元合成，经突触前末梢释放，特异性作用于突触后膜受体，并产生突触后电位的信息传递物质。递质是化学性突触传递的物质基础。此外，在神经系统中还有一类化学物质，虽由神经元合成和释放，但不在神经元间直接起信息传递作用，只对递质信息传递起调节作用，称为神经调质。

神经递质根据其存在部位不同，分为中枢神经递质和外周神经递质。

1. 中枢神经递质

即在中枢神经系统内参与突触传递的化学物质。如乙酰胆碱（ACh）、单胺类、氨基酸类和肽类等。

（1）乙酰胆碱：最重要的中枢神经递质之一，分布极为广泛。一般认为是兴奋性递质，其功能与感觉、运动、学习和记忆等活动有关。主要分布于脊髓前角运动神经元、脑干网状结构上行激动系统、纹状体以及边缘系统等。

（2）单胺类：这类递质主要包括多巴胺（DA）、去甲肾上腺素（NE）、肾上腺素（E）、5-羟色胺（5-HT）等。其中，DA 与躯体运动调节有关，多为抑制性作用；NE、E 参与心血管活动的调节；5-HT 主要与镇痛、睡眠、自主神经功能等活动有关。

（3）氨基酸类：这类递质有谷氨酸、门冬氨酸、甘氨酸、γ-氨基丁酸等。前两种为兴奋性氨基酸，后两种为抑制性氨基酸。

（4）肽类：主要有 P 物质和脑啡肽、强啡肽等。

2. 外周神经递质

即由外周传出神经末梢（自主神经系统传出神经和躯体运动神经）所释放的递质，主要包括 ACh、NE 和肽类。神经生理中，常以神经末梢释放的神经递质类型来命名和分类神经纤维。

（1）ACh：凡释放 ACh 作为神经递质的神经纤维，称为胆碱能纤维。胆碱能纤维包括交感神经和副交感神经的全部节前纤维、大多数副交感神经的节后纤维、交感神经的小部分节后纤维（支配汗腺、骨骼肌舒血管神经纤维）以及脊髓前角运动神经纤维。

（2）NE：凡释放 NE 作为神经递质的神经纤维，称为肾上腺素能纤维。交感神经节后纤维中，除上述少量的交感胆碱能纤维外，大部分交感神经节后纤维都是肾上腺素能纤维。

（3）肽类：在自主神经的节后纤维中，还发现释放多肽和嘌呤类物质的第三类纤维，称为肽能纤维。肽能纤维广泛地分布于外周组织，释放多种肽类递质，包括降钙素基因相关肽、血管活性肠肽、脑啡肽、强啡肽、生长抑素等。

（二）受体

受体指位于细胞膜上或细胞内能与某些化学物质（如递质、调质、激素等）特异结合并诱发特定生物学效应的特殊生物分子。与受体结合后产生生物效应的称为受体激动剂，与受体结合后不产生生物效应的称为受体拮抗剂。

1. 胆碱能受体

根据它们的药理特性，分为毒蕈碱受体（M 受体）和烟碱受体（N 受体）。

（1）M 受体：广泛分布于绝大多数副交感神经节后纤维支配的效应器以及部分交感胆碱能纤维支配的效应器（汗腺、骨骼肌血管）的细胞膜上。ACh 与 M 受体结合后，可产生一系列自主神经节后胆碱能纤维兴奋的效应，包括心脏活动的抑制，支气管、消化道平滑肌、膀胱逼尿肌和瞳孔括约肌的收缩，消化腺和汗腺分泌的增加，以及骨骼肌血管的舒张等，这种效应称为毒蕈碱样作用（M 样作用）。阿托品是 M 受体的阻断剂。

（2）N 受体：N 受体分为 N_1 和 N_2 两种亚型。N_1 受体存在于自主神经节突触后膜上，N_2 受体存在于神经-肌接头的终板膜上，ACh 与之结合时可分别引起节后神经元的兴奋和骨骼肌细胞兴奋。ACh 与这两种受体结合所产生的效应称为烟碱样作用（N 样作用）。筒箭毒碱是 N_1 和 N_2 受体的阻断剂。

2. 肾上腺素能受体

肾上腺素能受体是机体内能与儿茶酚胺类物质(包括 E、NE 等)相结合的受体,分为 α 型和 β 型两种。

(1) α 受体:α 受体又分为 α_1 受体和 α_2 受体两种亚型。α_1 受体存在于血管平滑肌上,α_2 受体存在于瞳孔开大肌上,NE 与之结合分别可引起血管收缩和瞳孔开大。

(2) β 受体:β 受体又分成 β_1 受体、β_2 受体和 β_3 受体 3 个亚型。β_1 受体存在于心脏上,β_2 受体存在脂肪组织上,β_3 受体存在于支气管平滑肌、冠状动脉、骨骼肌血管、肝脏上,NE 与之结合分别可引起心脏活动兴奋、脂肪分解、支气管扩张、冠状动脉扩张、骨骼肌血管扩张、肝糖原分解和异生(表 10.2)。

表 10.2 传出神经受体的类型、分布及效应

受体类型		分 布	效 应
胆碱受体:			
M		心肌、血管	心脏抑制、血管扩张
		内脏器官平滑肌	内脏平滑肌收缩、瞳孔缩小
		腺体	腺体分泌
N	N_1	植物神经节	神经节兴奋
	N_2	肾上腺髓质	肾上腺髓质分泌
		骨骼肌收缩	骨骼肌
肾上腺受体:			
α	α_1	血管平滑肌	血管收缩、血压升高
	α_2	瞳孔开大肌	瞳孔开大
		去甲肾上腺素释放减少	突触前膜
β	β_1	心脏	心肌收缩力加强、心率和传导加快
	β_2	脂肪代谢	脂肪分解
	β_3	支气管平滑肌	支气管扩张
		血管(冠脉、骨骼的血管)	血管扩张
		肝脏糖代谢	糖原分解和异生

3. 突触前受体

分布于突触前膜上的受体称突触前受体,当其被激活时可调节突触前神经末梢递质的释放量。

四、反射活动的基本规律

(一) 反射、反射弧和反射中枢

1. 反射与反射弧

反射是指在中枢神经系统的参与下,机体对内、外环境变化作出的规律性应答。反射的结构基础是反射弧,包括感受器、传入神经、反射中枢、传出神经和效应器 5 个部分。

2. 反射中枢

反射中枢指中枢神经系统内调节某一特定生理功能的神经细胞群。

(二) 中枢神经元的联系方式

中枢神经系统的神经元数量极多,它们之间通过突触接触,相互连接成网。神经系统中不同的传递效应就是由神经元之间不同的联系方式产生的。归纳起来,中枢神经元的联系方式主要有以下几种(图 10.6):

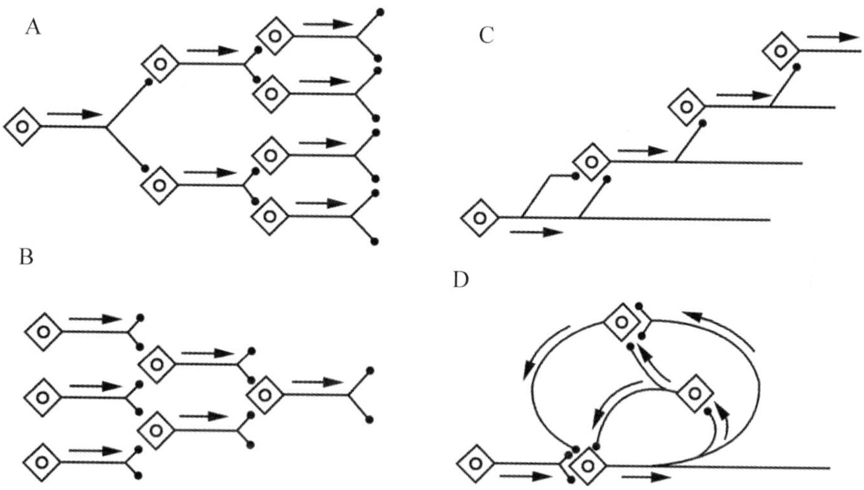

图 10.6　中枢神经元的联系方式

A:辐散式;B:聚合式;C:链锁式;D:环式

1. 辐散式

多见于感觉传导通路。通过某一神经元轴突末梢的分支与其他神经元建立突触联系,称为辐散式联系。可使一个神经元的兴奋引起其他神经元的兴奋或抑制。

2. 聚合式

多见于运动传导通路。通过某一神经元的胞体或树突与其他神经元的轴突末梢建立突触联系,称为聚合式联系。可使许多神经元的作用集中到同一神经元出现总和效应。

3. 链锁式与环式

神经元之间的联系因神经通路中加入了中间神经元,使形式更加复杂化。兴奋通过链锁式联系,扩大了作用的空间范围;兴奋通过环式联系,可对原先发出兴奋的神经元进行反馈调节。

(三) 反射中枢内兴奋传递的特征

1. 单向传递

兴奋通过突触只能从突触前神经元传向突触后神经元。

2. 中枢延搁

兴奋通过中枢部分时,出现传递延搁的现象。

3. 总和

在突触传递中，兴奋的总和包括时间总和与空间总和。突触后神经元能否产生动作电位，取决于局部电位的总和。

4. 兴奋节律的改变

兴奋在传递过程中，突触后神经元的兴奋频率与突触前神经元发放冲动的频率不同。

5. 后发放

在反射活动中，传出神经在传入刺激停止后，仍能持续发放冲动，维持效应器活动，这种现象称为后发放。与兴奋性中间神经元的环状联系有关。

6. 对内环境变化的敏感和易疲劳

突触传递的能力会因突触部位遭受外界环境、理化性质、有毒物质的影响（如缺氧、二氧化碳增多、麻醉剂、某些药物）而发生改变。此外，突触部位是反射弧中最易发生疲劳的环节，高频电刺激突触前神经元会导致突触后神经元放电频率降低。

（四）中枢抑制

反射活动能协调进行的重要原因是中枢既有兴奋又有抑制，两者相辅相成。中枢抑制因依赖于突触传递来实现，也称为突触抑制，包括突触前抑制和突触后抑制。

1. 突触后抑制

突触后抑制是由抑制性中间神经元释放抑制性递质，使突触后神经元产生 IPSP 而引起的抑制。根据抑制性神经元功能与联系方式不同，分为传入侧支性抑制与回返性抑制。

（1）传入侧支性抑制：传入纤维进入中枢后，一方面通过突触联系兴奋某一中枢神经元；另一方面发出侧支兴奋一个抑制性中间神经元，通过后者的活动再抑制另一个中枢神经元，又称交互抑制。其意义在于使互相拮抗的两个中枢活动协调起来。

（2）回返性抑制：某一中枢神经元兴奋时经其轴突侧支兴奋另一个抑制性中间神经元，后者反过来抑制原先发生兴奋的神经元及同一中枢的其他神经元。其意义在于及时终止运动神经元的活动，或使同一中枢内许多神经元的活动同步化。

2. 突触前抑制

突触前抑制指由于兴奋性突触的突触前末梢与另一神经元发生了轴突-轴突式突触联系，致突触前膜发生去极化后兴奋性递质释放数量减少，使后膜 EPSP 减小所造成的传递抑制。多存在于感觉传入系统中，对调节感觉传入活动具有重要意义。

第二节　神经系统的感觉分析功能

感觉是神经系统的重要功能。感觉器和感受器可以感受外界环境的变化，通过换能作用将其转变为神经冲动，通过特定的传入神经（脑神经、脊神经）传到中枢（脊髓、脑干），再由上行传导通路传到丘脑、端脑后信息被整合，并投射到相应的大脑皮层，特定的大脑皮层可以分析形成不同的感觉。

一、脊髓的感觉传导与分析功能

来自各种感受器的传入冲动，大部分经脊神经后根进入脊髓。脊髓是感觉传导通路中的一个重要神经结构。

（一）浅感觉传导通路

浅感觉传导痛觉、温度觉和轻触觉，其传入纤维由后根的外侧进入脊髓，在后角更换神经元后，再发出纤维在中央管前交叉到对侧，分别经脊髓-丘脑侧束（传导痛、温度觉）和脊髓-丘脑前束（传导轻触觉）上行抵达丘脑。

（二）深感觉传导通路

深感觉指肌肉本体感觉和深部压觉，其传入纤维由后根内侧进入脊髓后，即在同侧后索上行，抵达延髓下部薄束核与楔束核，更换神经元后，再发出纤维交叉到对侧，经内侧丘系至丘脑。

因此，浅感觉传导通路是先交叉后上行，而深感觉传导通路是先上行后交叉（图 10.7）。当脊髓出现半离断损伤时，浅感觉障碍出现在离断的对侧，而深感觉障碍发生在离断的同侧，同时出现离断侧的运动障碍，临床上称为脊髓半切综合征。

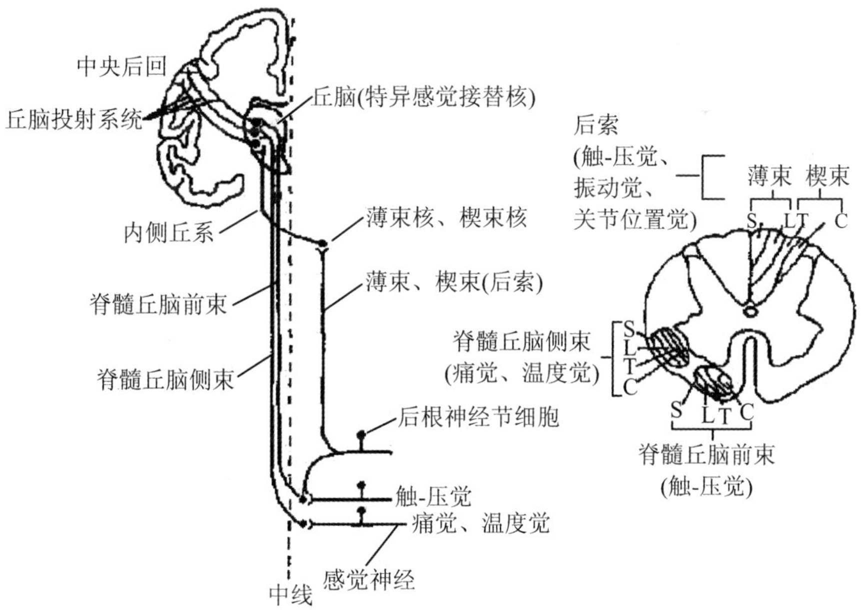

图 10.7　脊髓的感觉传导

二、丘脑及其感觉投射系统

人体除嗅觉以外的各种感觉传导通路都要在丘脑更换神经元，再投射到大脑皮层。因此，丘脑是感觉传导的换元接替站，同时也能对感觉传入进行初步的分析与综合。

(一) 丘脑的核团

丘脑内有很多神经核团(图 10.8),根据其功能特点,可分为 3 大类:

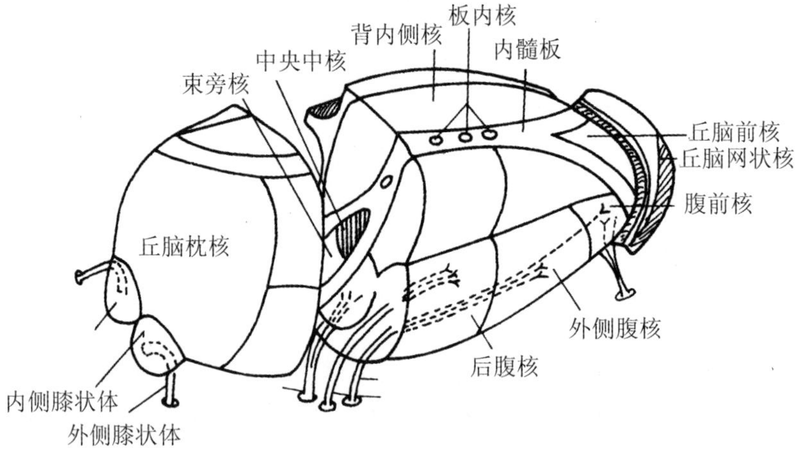

图 10.8 丘脑主要核团

1. 感觉接替核

感觉接替核直接接受感觉投射纤维,换元后投射到大脑皮层的特定感觉区。它们是机体特定感觉(除嗅觉外)传向大脑皮层的换元站,主要包括后腹核和内、外侧膝状体。

2. 联络核

联络核不能直接接受感觉投射纤维,而是接受感觉接替核和其他皮层下中枢来的纤维,换元后投射到大脑皮层的某一特定区域。其功能与各种感觉在丘脑和大脑皮层之间的联系、协调有关。主要包括丘脑枕核、外侧腹核和丘脑前核等。

3. 髓板内核群

髓板内核群指分布于内髓板以内的细胞群,这类细胞群没有直接投射到大脑皮层的纤维,而是通过多突触换元接替后,弥散地投射到整个大脑皮层,起着维持和改变大脑皮层兴奋状态的作用。主要包括中央中核、束旁核和中央外侧核等。

(二) 丘脑的感觉投射系统

根据丘脑核团向大脑皮层投射途径与功能的不同,可把丘脑的感觉投射系统分为以下两类(图 10.9)。

1. 特异投射系统

丘脑的感觉接替核发出投射纤维到达大脑皮层的神经通路称为特异投射系统。丘脑的感觉接替核和大脑皮层的特定区域,具有点对点的投射关系。该投射系统的功能是引起各种特定感觉,并激发大脑皮层发出传出神经冲动。丘脑的联络核也与大脑皮层有特定的对应投射关系,通常也将其归属这一系统。

2. 非特异投射系统

由丘脑的第三类细胞群即髓板内核群弥散地投射到大脑皮层广泛区域的传导通路称为非特异投射系统。这种投射不具有点对点的投射关系,因而不产生特异感觉,其功能是维持和改变大脑皮层的兴奋状态。

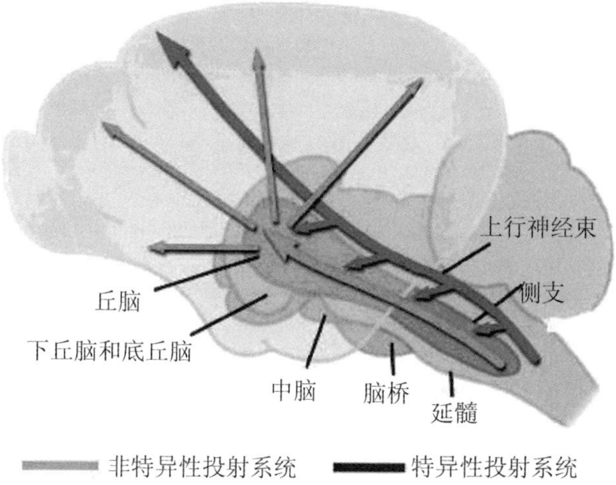

图 10.9　特异投射系统和非特异投射系统

在脑干网状结构内存在一个具有上行唤醒作用的功能系统，称为网状结构上行激动系统。目前认为，这一上行激动系统主要是通过非特异投射系统而发挥作用的。由于该系统经多突触接替，所以易受药物的影响而产生传导阻滞，如巴比妥类催眠药、全身麻醉药乙醚都有可能是阻断了该系统的活动而发挥作用的。

三、大脑皮层的感觉分析功能

各种传入冲动最后都必须到达大脑皮层，通过大脑皮层的分析综合才能产生各种意识感觉。因此，大脑皮层是感觉分析的最高级中枢。不同的感觉在大脑皮层有不同的代表区。

(一) 体表感觉区

体表感觉代表区主要有以下两个。

1. 第一感觉区

大脑皮层的中央后回是第一感觉区，该皮层产生的感觉定位明确、性质清晰。其感觉投射有以下规律：① 交叉投射：一侧体表感觉传入投射到对侧大脑皮层相应区域，但头面部感觉投射是双侧性的。② 倒置投射：投射区域在中央后回的空间安排是倒置的，即下肢代表区在顶部（膝以下的代表区在皮层内侧面），上肢代表区在中间，头面部代表区在底部，但在头面部代表区内部是正立的（图 10.10）。③ 投射区的大小与体表感觉的灵敏度有关：感觉灵敏度高的拇指、食指、口唇的代表区大，而躯干部位的感觉灵敏度低，其皮层的代表区也小。这是因为感觉灵敏部位有大量的感受器，皮层与其联系的神经元数量也必然较多，这种结构特点有利于精细的感觉分析。

2. 第二感觉区

第二感觉区位于中央前回和岛叶之间，面积较小，体表感觉向此区的投射是双侧性的，空间安排呈正立位，对感觉定位不明确、性质不清晰。有人认为，第二感觉区可能接受痛觉投射。人类切除第二感觉区后，并不会产生显著的感觉障碍。

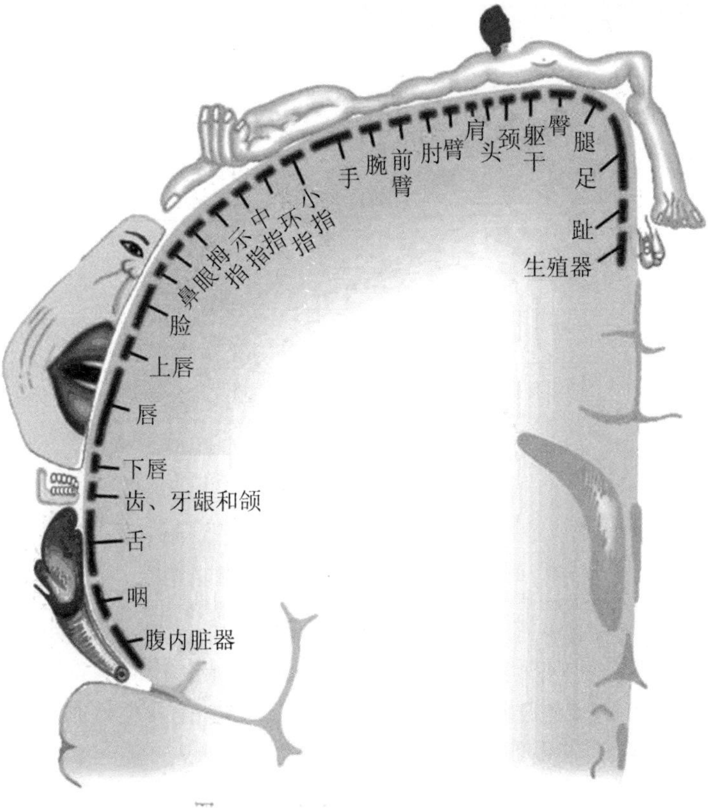

图 10.10 人体大脑皮层体表感觉区

（二）肌肉本体感觉

本体感觉指肌肉、关节等的运动觉与位置觉。中央前回既是运动区，也是肌肉本体感觉代表区。刺激中央前回，可引起受试者试图发动肢体运动的主观感觉。

（三）内脏感觉

内脏感觉代表区混杂在体表感觉区、运动辅助区和边缘系统等皮层部位。内脏感觉代表区较小，且不集中，这可能是内脏感觉性质模糊、定位不准确的原因。

（四）视觉

视觉代表区位于枕叶皮层内侧面的距状裂上、下缘。一侧枕叶皮层受损可造成两眼对侧同向偏盲，双侧枕叶损伤可导致全盲。

（五）听觉

听觉投射区位于颞横回和颞上回，其投射是双侧性的，一侧听皮层接受双侧耳蜗感觉投射，故一侧听皮层受损不会引起全聋。

（六）嗅觉和味觉

嗅觉代表区位于边缘叶的前底部，包括梨状区皮层的前部和杏仁核的一部分。味觉投射区在中央后回头面部感觉区的下侧。

四、痛觉

痛觉是机体受到损伤时产生的一种独立的、复杂的感觉，常伴有精神紧张和不愉快的情绪反应。疼痛可引起机体的警觉，对机体起保护作用。但疼痛不仅使病人深受折磨，还导致机体功能失调，甚至发生疼痛性休克。所以研究疼痛发生的规律及其机制，对临床诊断与解除疼痛具有重要意义。

（一）痛觉感受器

痛觉感受器为一些游离的神经末梢，广泛分布于皮肤、肌肉、关节和内脏等处。任何一种能量形式的刺激，只要达到了一定的强度，都能产生痛觉。感受痛觉的游离神经末梢是一种化学感受器，各种伤害性刺激可引起组织细胞释放致痛物质（如缓激肽、组胺、前列腺素、K^+和H^+等），这些致痛物质使游离神经末梢发生去极化，产生痛觉冲动，最终传入中枢引起痛觉。

（二）皮肤痛觉

伤害性刺激作用于皮肤时，可先后出现快痛与慢痛两种性质的痛觉。快痛是一种尖锐的"刺痛"，其特点是刺激时很快发生，撤除刺激后迅速消失，感觉清晰，定位明确；慢痛一般在刺激作用0.5～1.0 s后才产生，特点是定位不太明确，持续时间较长，为一种强烈而难以忍受的"烧灼痛"，常伴有情绪反应及心血管、呼吸等方面的反应。快痛一般属生理性疼痛，慢痛一般属病理性疼痛。外伤时，上述两种疼痛先后相继出现，皮肤发生炎症时以慢痛为主。此外，深部组织（骨膜、韧带和肌肉）和内脏痛觉，也表现出慢痛的特征。

（三）内脏痛与牵涉痛

1. 内脏痛

内脏痛是指内脏本身或体腔壁浆膜受到刺激时产生的疼痛。内脏痛和皮肤痛相比较，有两个明显特征：① 若定位不准确，则不能分辨刺激的性质，这是内脏痛最为主要的特点；② 发生缓慢，持续时间长，即主要表现为慢痛；③ 对机械性牵拉、缺血、痉挛和炎症等刺激敏感，而对切割、烧灼等刺激则不敏感；④ 常伴有牵涉痛。

2. 牵涉痛

牵涉痛是指某些内脏疾病往往引起体表一定部位发生疼痛或痛觉过敏的现象。由于牵涉痛的体表放射部位比较固定，因而在临床上常提示某些疾病的发生。如心肌缺血时，可出现左肩、左上臂、心前区疼痛；胆囊炎、胆结石时可出现右肩胛部疼痛；阑尾炎初期常感觉上腹部或脐区疼痛（表10.3）。

表 10.3 常见内脏疾病牵涉痛部位

内脏牵涉痛部位	患病内脏
心前区、左臂尺侧	心绞痛、心肌梗死
左上腹	胃病
肩胛间	胰腺炎
转移性右下腹	阑尾炎
右肩胛区	胆囊炎
腹股沟、会阴部放射性阵痛	肾、输尿管结石

第三节 神经系统对躯体运动的调节

运动是人和动物维系生命最基本的功能活动之一。人体所处的各种姿势以及所进行的多种形式的躯体运动，都是以骨骼肌的活动为基础的。在运动过程中，骨骼肌的舒缩活动，不同肌群间的相互配合，均有赖于神经系统的调节，调节的过程实质上是一种复杂的反射活动。一般来说调节姿势和运动的神经结构从低级到高级，可分为脊髓、脑干下行系统和大脑皮层运动区 3 个水平。此外，也接受大脑和基底神经节的调节。

一、脊髓对躯体运动的调节

脊髓作为神经反射最基本的中枢，很多反射在脊髓水平即可完成。但由于脊髓常受高位中枢的控制，故脊髓自身所具有的功能不易表现出来。

（一）脊休克

脊休克指人和动物的脊髓与高位中枢离断后反射活动能力暂时丧失而进入无反应状态的现象。

脊休克主要表现为横断面以下脊髓所支配的躯体与内脏反射均减退以至消失，如肌紧张降低甚至消失，外周血管扩张，血压下降，发汗反射消失，粪、尿潴留等。一些以脊髓为基本中枢的反射在与高位中枢离断后，可逐渐恢复，恢复的速度与动物进化程度有关。需要强调的是，脊休克并非由切断损伤的刺激本身而引起，而是由于离断的脊髓突然失去了高位中枢对脊髓的控制作用所致。因为反射恢复后再次切断脊髓，所以脊休克不会重现。

（二）脊髓对姿势的调节

躯体主要的姿势反射有：对侧伸肌反射、牵张反射等。

1. 屈肌反射和对侧伸肌反射

脊动物在受到伤害性刺激时，受刺激的一侧肢体关节的屈肌收缩而伸肌弛缓，肢体屈曲，称为屈肌反射。该反射具有保护意义，但不属于姿势反射。若加大刺激强度，则可在同侧肢体发生屈曲的基础上出现对侧肢体伸展，这种反射称为对侧伸肌反射。该反射是一种姿势反射，在保持躯体平衡中具有重要意义。

2. 牵张反射

牵张反射是指骨骼肌受外力牵拉时引起受牵拉的同一肌肉收缩的反射活动，有腱反射和肌紧张两种类型。

(1) 腱反射：是指快速牵拉肌腱时发生的牵张反射。如叩击髌骨下方的股四头肌肌腱时，股四头肌会发生一次收缩，称为膝反射。腱反射还包括跟腱反射和肘反射等。临床上常通过检查腱反射来了解神经系统的功能状态，若腱反射减弱或消退常提示反射弧损害或中断。

(2) 肌紧张：是指缓慢持续牵拉肌腱时发生的牵张反射。表现为受牵拉的肌肉发生紧张性收缩，阻力被拉长。如人体取直立姿势时，由于重力的作用，头部将向前倾，胸和腰将不能挺直，髋关节和膝关节也将屈曲，但由于骶棘肌、颈部以及下肢的伸肌群的肌紧张加强，就能抬头、挺胸、伸腰、直腿，从而保持直立的姿势，并能持久地进行且不易疲劳。所以，肌紧张是维持躯体姿势最基本的反射，是姿势反射的基础。

二、脑干对肌紧张的调节

脑干是仅高于脊髓的较低级中枢，它接受包括来自小脑、基底核和大脑皮质等高位中枢的控制，主要经网状脊髓束等传导束下行到脊髓，通过调节肌紧张以保持躯体一定的姿势，并参与躯体运动的协调。

在动物中脑上、下丘之间切断其脑干后，动物出现伸肌的肌紧张亢进，表现为四肢伸直，坚硬如柱，头尾昂起，脊柱挺硬，这一现象称为去大脑僵直(图 10.11)。

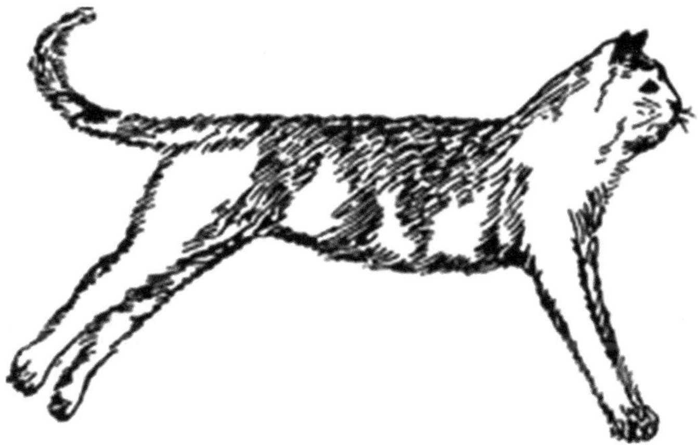

图 10.11　猫去大脑僵直的表现

实验表明,脑干网状结构内存在抑制或加强肌紧张及肌运动的区域,前者称为抑制区,位于延髓网状结构的腹内侧部分;后者称为易化区,包括延髓网状结构的背外侧部分、脑桥被盖、中脑中央灰质及被盖,以及下丘脑和丘脑中线核群等部位(图 10.12)。易化区的活动较抑制区强,在肌紧张的平衡调节中略占优势。人类患脑部某些疾病时,也可出现与动物去大脑僵直相似的现象。这往往提示病变已严重侵犯脑干,是预后不良的信号。

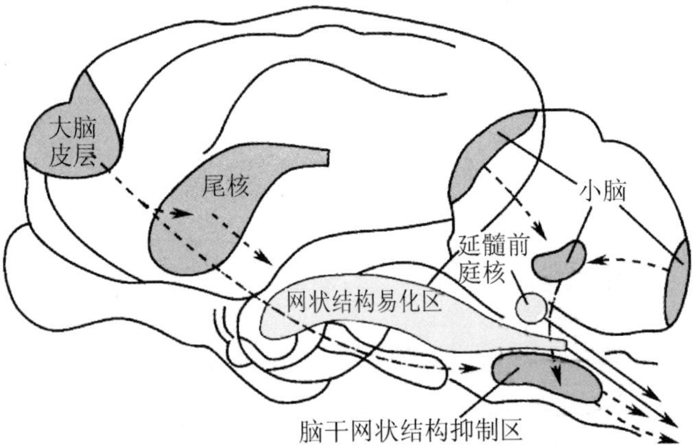

图 10.12　脑干网状结构下行抑制和易化系统

三、小脑对躯体运动的调节

小脑皮层接受来自脊髓、脑干和大脑皮层的传入投射;小脑皮层发出的传出纤维经小脑深部核中转后投向脑干有关核团和大脑皮层。根据小脑的传入、传出纤维的联系,可将小脑分为以下 3 个主要功能部分(图 10.13)。

(一) 前庭小脑

前庭小脑主要由绒球小结叶构成,接受前庭器官的传入,传出纤维最终抵达脊髓前角内侧部分的运动神经元。

前庭小脑的主要功能是控制躯体的平衡和眼球的运动。实验显示,切除绒球小结叶的猴或患肿瘤压迫绒球小结叶的病人,都有步基宽(站立时两脚之间的距离增宽)、站立不稳、步态蹒跚和容易跌倒等症状,但在躯体得到支持物扶持时,仍能协调随意运动。

(二) 脊髓小脑

脊髓小脑由蚓部和半球中间部组成,主要接受来自脊髓和三叉神经的传入,也接受视觉和听觉传入。

脊髓小脑的主要功能是调节进行过程中的运动,协助大脑皮层对随意运动进行适时的控制。脊髓小脑若受损,患者表现为随意运动的力量、方向及限度发生紊乱,出现意向性震颤(表现为精细动作的终末出现震颤)、步态异常、不能进行拮抗肌轮替快复动作(如上臂不断交替进行内旋与外旋)等。以上这些动作协调障碍统称为小脑性共济失调。此外,脊髓小脑还具有调节肌紧张的功能。

（三）皮层小脑

皮层小脑指半球外侧部，它不接受外周感觉的传入，而主要与大脑皮层感觉区、运动区和联络区构成回路。

皮层小脑的主要功能是参与随意运动的设计和程序的编制。当皮层小脑损伤后，除引起远端肢体的肌张力下降和共济失调外，还可引起运动起始的延缓。

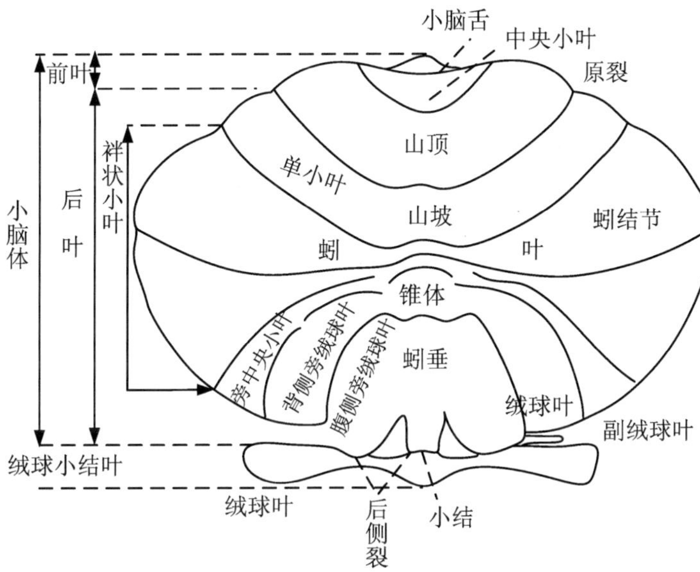

图 10.13　小脑分区

四、基底神经节对躯体运动的调节

（一）基底神经节的组成

基底神经节（亦称基底核）是指皮层下一些核团的总称。与运动调节有关的基底神经节结构主要是纹状体，包括新纹状体（尾核、壳核）和旧纹状体（苍白球）以及丘脑底核和中脑黑质。

（二）基底神经节的功能

基底神经节可能参与运动的设计和程序编制，将抽象的设计转换为随意运动。此外，基底神经节中某些核团还参与自主神经的调节、感觉传入、心理行为和学习记忆等功能活动。

（三）与基底神经节损害有关的疾病

1. 肌紧张过强而运动过少的疾病

该疾病的典型代表是帕金森病，又称震颤麻痹。其主要症状是全身肌紧张增高，肌肉强直，随意运动减少、动作缓慢、面部表情呆板，常伴有静止性震颤。帕金森病的病因是双侧黑质病变，多巴胺能神经元变性受损，使大脑皮层对运动的发动受到抑制，出现运动减少、动作缓慢的症状。临床上给予多巴胺的前体左旋多巴(L-dopa)能明显改善帕金森病人的症状。此外，应用M受体拮抗剂东莨菪碱或安坦等也有一定的作用。

2. 肌紧张不全而运动过多的疾病

该疾病主要有亨廷顿病(舞蹈病)和手足徐动症等。其主要表现为不自主的上肢和头部的舞蹈样动作，伴肌张力降低等症状。其病因是双侧新纹状体病变，新纹状体内GABA能中间神经元变性或遗传性缺损，从而对大脑皮层发动运动产生易化作用，出现运动过多的症状。临床上给予利舍平减少多巴胺来缓解症状。

图10.14为黑质纹状体环路。

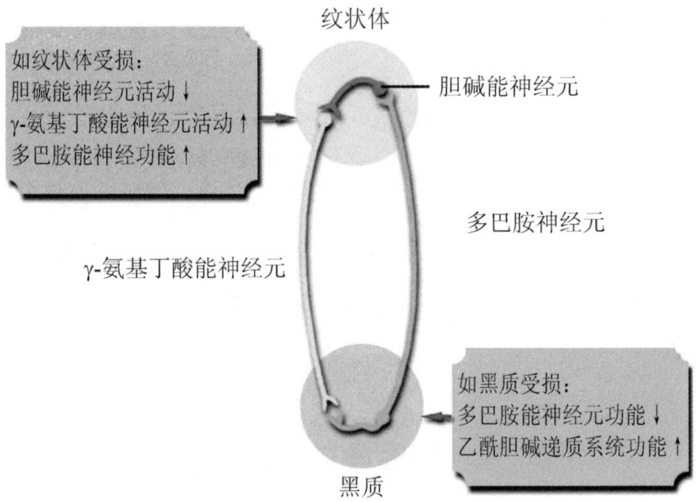

图10.14 黑质纹状体环路

五、大脑皮层对躯体运动的调节

大脑皮层是运动调控的最高级也是最复杂的中枢部位。它接受感觉信息的传入，并根据机体对环境变化的反应，发动随意运动。

(一) 大脑皮层运动区

1. 主要运动区

主要运动区包括中央前回和运动前区，是控制躯体运动最重要的区域。运动区有以下功能特征：① 对躯体运动的调节为交叉性支配，即一侧皮层支配对侧躯体的肌肉。但头面部，除下部面肌和舌肌主要受对侧支配外，其余部分均为双侧性支配。② 功能定位精细，运动区大小与运动精细复杂程度呈正相关。③ 定位呈倒置安排，而头面部代表区的安排是正立的(图10.15)。

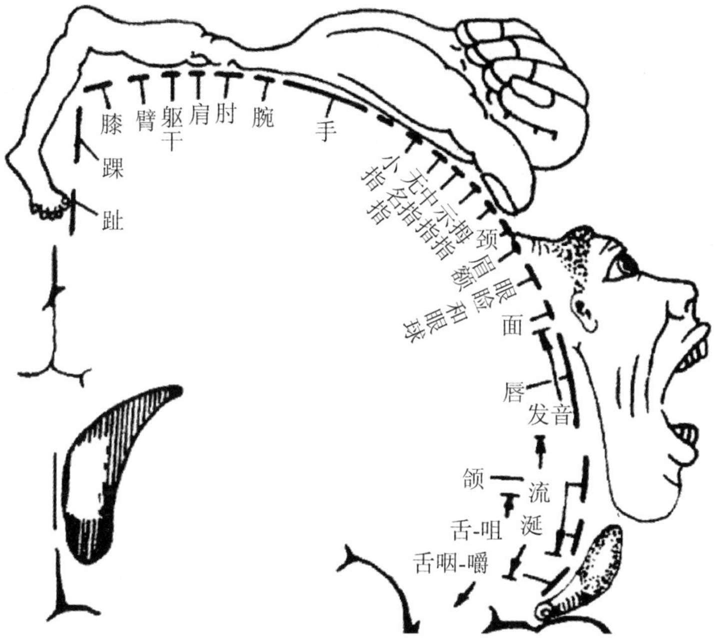

图 10.15　人体大脑皮层运动区

2. 其他运动区

其他运动区包括运动辅助区、第一感觉区、第二感觉区等。

（二）运动传出通路

运动传出通路指由大脑皮层发出纤维经内囊、脑干、脊髓、周围神经至效应器的神经通路（又称下行传出通路），主要包括以下几种（图 10.16）：

1. 皮层脊髓束

由皮层发出，经内囊、脑干下行，到达脊髓前角运动神经元的传导束，可分为皮层脊髓侧束和前束两支。

（1）皮层脊髓侧束：皮层脊髓束中约 80%的纤维在延髓锥体跨过中线，在对侧脊髓外侧索下行而形成。

功能：控制四肢远端肌肉的活动，与精细的、技巧性的运动有关。损伤后可出现巴宾斯基征阳性（即以钝物划足跖外侧时出现跨趾背屈和其他四趾外展呈扇形散开的体征）。

（2）皮层脊髓前束：皮层脊髓束中剩余约 20%的纤维在延髓不跨越中线，在脊髓同侧前索下行而形成。

功能：控制躯干和四肢近端肌肉，尤其是屈肌的活动。与姿势维持和粗略运动有关。

2. 皮层脑干束

由皮层发出，经内囊到达脑干内各脑神经运动神经元的传导束。

3. 其他下行通路

其他下行通路包括顶盖脊髓束、网状脊髓束、前庭脊髓束和红核脊髓束。

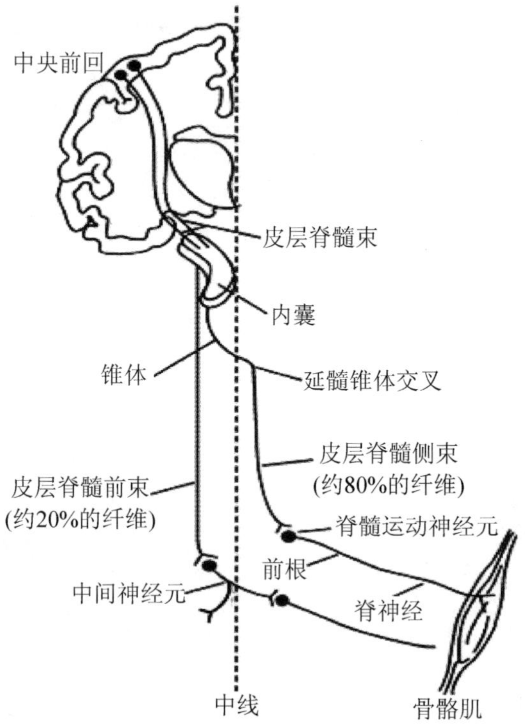

图 10.16 运动传出通路

功能:参与近端肌肉粗略运动和姿势的调节;其中红核脊髓束参与四肢远端肌肉精细运动的调节。

此外,运动传出通路还可分为锥体系和锥体外系两个系统。前者是指皮层脊髓束和皮层脑干束,后者则为锥体系以外所有控制脊髓运动神经元活动的下行通路。它们的功能主要是调节肌紧张、保持运动协调性。

第四节 神经系统对内脏活动及本能行为和情绪的调节

内脏的功能活动能适应内外环境的变化,主要是因为有神经系统和体液的双重调节,尤其是神经系统通过大量的反射活动对其进行精细调节。生理学上把调节内脏功能的神经系统称为内脏神经系统。由于调节内脏活动的神经系统不受意识的控制,具有很强的自主性,故又称为自主神经系统,分为中枢和外周两部分。中枢部分包括从脊髓到大脑的有关神经结构;外周部分包括传入(感觉)神经和传出(运动)神经两部分,但习惯上仅指支配内脏的传出神经部分,并将其分为交感神经和副交感神经两部分。

一、自主神经系统的功能

（一）自主神经系统的结构特征

自主神经对内脏的支配与躯体运动神经不同，交感和副交感神经系统从中枢发出后，在到达效应器之前都要在神经节中更换一次神经元。由脑和脊髓发出到神经节的纤维称为节前纤维，由自主节内神经元发出终止于效应器的纤维称为节后纤维。

交感神经的节前纤维起源于胸、腰段脊髓（$T_1 \sim L_3$）灰质侧角细胞，它们分别在椎旁和椎前神经节换元。其节后纤维分布极为广泛，几乎所有内脏器官、血管、汗腺等都受其支配（图 10.17）。但肾上腺髓质例外，它直接接受交感神经节前纤维的支配，相当于一个交感神

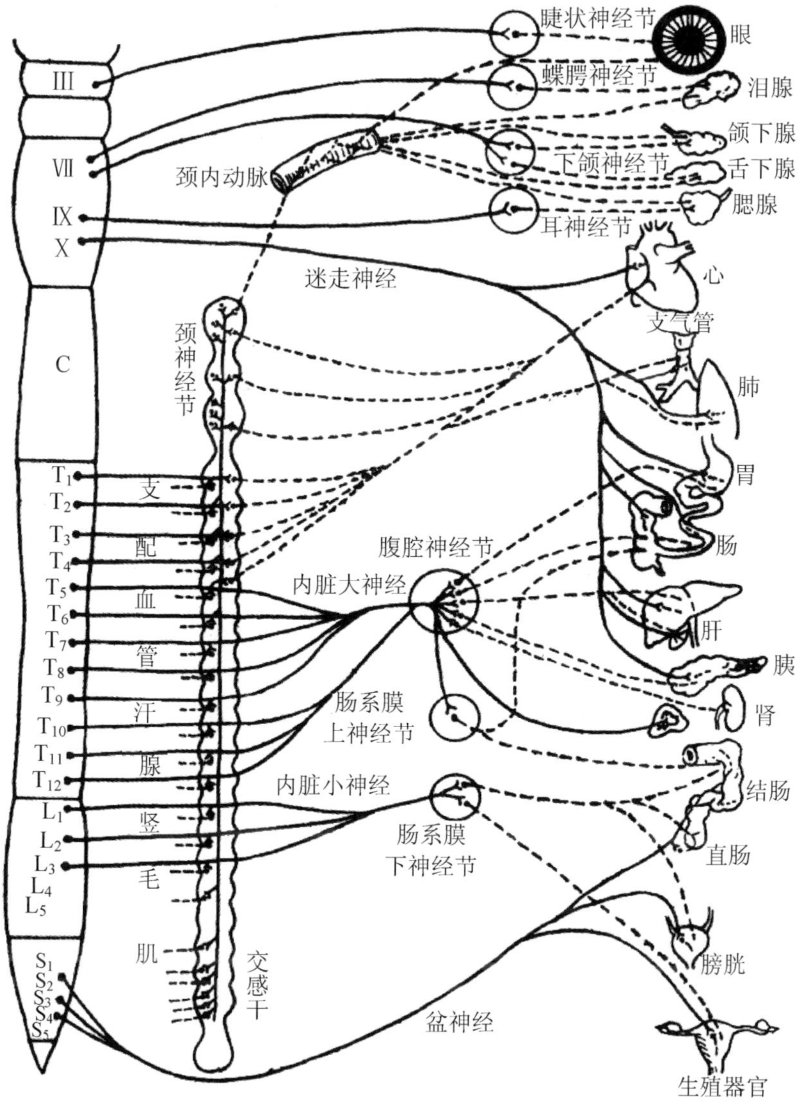

图 10.17　人体自主神经系统分布

经节。交感神经的节前纤维相对较短，而节后纤维相对较长。一根交感神经节前纤维可以和许多节后神经元发生突触联系，故交感神经兴奋时所影响的范围就比较广泛。

副交感神经起源于脑干的第Ⅲ、Ⅶ、Ⅸ、Ⅹ对脑神经核和骶段脊髓（$S_2 \sim S_4$）灰质侧角。副交感神经的分布比较局限，某些器官没有副交感神经的支配，例如皮肤和肌肉的血管、汗腺、竖毛肌、肾上腺髓质和肾等，只受交感神经支配。一根副交感神经的节前纤维只与几个节后神经元形成突触，所以副交感神经兴奋时影响范围较为局限。

（二）自主神经系统的功能特点

自主神经系统的主要功能在于调节心肌、平滑肌和腺体的活动，以维持内环境的相对稳定，并支持躯体行为方面的活动。其功能特点如下：

1. 紧张性作用

自主神经持续发放低频率神经冲动，使效应器经常维持一定的活动状态，称为紧张性作用。各种功能调节都是在紧张性活动的基础上进行的，交感神经和副交感神经都有紧张性。例如切断支配心脏的交感神经，交感紧张性作用消失，兴奋心脏的传出冲动减少，心率减慢；反之，切断支配心脏的迷走神经，心率加快。一般认为，自主神经的紧张性来源于中枢，而中枢的紧张性来源于神经反射和体液因素等多种原因。

2. 双重支配、相互拮抗

除少数器官外，体内大多数组织器官都同时接受交感神经和副交感神经的双重支配，而且二者对内脏活动的调节作用往往是相互拮抗的（表 10.4）。例如，对于心脏，迷走神经具有抑制作用，而交感神经却具有兴奋作用。这种拮抗性能使神经系统从正、反两方面灵敏地调节器官活动，以适应机体需要。有时交感神经和副交感神经对某一器官的作用也会有一致的情况，例如交感神经和副交感神经兴奋时，都能促进唾液分泌。

表 10.4 自主神经的主要功能

器官	交感神经	副交感神经
循环器官	心率加快，心肌收缩力加强，皮肤、腹腔内脏血管收缩，骨骼肌血管可收缩（肾上腺素受体）或舒张（胆碱受体）	心率减慢，心肌收缩力减弱，少数器官（如软脑膜动脉和外生殖器）血管舒张
呼吸器官	支气管平滑肌舒张	支气管平滑肌收缩
消化器官	分泌黏稠唾液，抑制胃肠和胆囊的收缩活动，促进括约肌收缩	分泌稀薄唾液，促进胃液、胰液分泌，促进胃肠运动和胆囊收缩，促进括约肌舒张
泌尿生殖器官	逼尿肌舒张，尿道内括约肌收缩，妊娠子宫平滑肌收缩，非妊娠子宫平滑肌舒张	逼尿肌收缩，尿道内括约肌舒张
眼	瞳孔开大肌收缩，瞳孔开大	瞳孔括约肌收缩，瞳孔缩小；睫状肌收缩，泪腺分泌
皮肤	汗腺分泌，竖毛肌收缩	
内分泌和代谢	促进肾上腺髓质分泌和糖原分解	促进胰岛素分泌

3. 受效应器所处功能状态的影响

自主神经的活动度与效应器当时的功能状态有关。例如，刺激交感神经可引起未孕动物的子宫运动抑制，而对有孕子宫却可加强其运动。胃幽门处于收缩状态时，刺激迷走神经能使之舒张；而幽门处于舒张状态时，刺激迷走神经则使之收缩。

4. 对整体生理功能调节的意义

交感神经的活动比较广泛，常以整个系统来参加反应。在环境急骤变化的情况下，交感神经系统活动明显增强，同时肾上腺髓质分泌也增加，表现出一系列的交感-肾上腺髓质系统活动亢进的现象。例如，在剧烈运动、窒息、失血或寒冷环境等情况下，机体出现心率加快、血管收缩、循环血量和红细胞计数增加、支气管扩张、肝糖原分解加速、血糖浓度升高、儿茶酚胺分泌增加等现象。其主要功能是动员机体许多器官的潜在能力，帮助机体度过紧急情况，以提高机体对环境急变的适应能力。

副交感神经系统的活动相对局限。其整个系统活动的意义主要在于保护机体、休整恢复、促进消化、积蓄能量以及加强排泄和生殖功能等方面。例如，机体在安静时副交感神经活动往往加强，此时心脏活动减弱、瞳孔缩小、消化功能增强以促进营养物质的吸收和能量的补充等。

二、各级中枢对内脏活动的调节

（一）脊髓的内脏调节功能

脊髓作为内脏活动调节的基本中枢，很多反射均可在脊髓水平完成，但脊髓的调节功能并不完善，原因在于这些反射平时受高位中枢的控制。

（二）低位脑干的内脏调节功能

脑干是很多内脏活动的基本中枢，特别是脑干的延髓部分，具有重要的功能。因为心血管运动、呼吸运动等重要生命活动的基本反射中枢都集中在延髓，故延髓有“生命中枢”之称。中脑是瞳孔对光反射的中枢部位，如果瞳孔对光反射消失，表明病变侵害到中脑。此外，脑桥还有呼吸调整中枢和角膜反射中枢。

（三）下丘脑的内脏调节功能

下丘脑被认为是较高级的内脏活动调节中枢，刺激下丘脑能产生自主神经反应，多半为以下几种复杂的生理活动：

1. 体温调节

切除哺乳动物间脑以上水平的大脑皮层，其体温能基本维持相对恒定；若在下丘脑以下部位横切脑干，其体温则不能维持相对恒定。

2. 水平衡调节

动物下丘脑毁损后，会出现烦渴与多尿的情况。说明下丘脑可调节机体水的摄入与排出，维持机体水平衡。下丘脑通过控制视上核和室旁核合成和释放的抗利尿激素，实现对肾排水的调节。

3. 对腺垂体和神经垂体激素分泌的调节

存在于下丘脑内的神经分泌小细胞能合成多种下丘脑调节肽，这些肽类物质经垂体门脉系统到达腺垂体后，可促进或抑制各种腺垂体激素的分泌。同时，下丘脑内还存在着一种能感受血液中激素浓度变化的监察细胞，可反馈调节下丘脑调节肽的分泌。此外，下丘脑视上核和室旁核内的神经分泌大细胞能合成血管升压素和缩宫素，这两类激素经下丘脑-垂体束运送到神经垂体储存，它们的分泌也受下丘脑的调控。

4. 生物节律控制

机体的许多活动按照一定的时间顺序发生周期性变化的现象称为生物节律。人体许多生理活动都具有日节律。日周期是最重要的生物节律，如血细胞数、体温、促肾上腺皮质激素分泌等的日周期变动。日周期的出现可能与下丘脑视交叉上核的调控有关。

5. 其他功能

下丘脑能产生某些行为欲（如食欲、渴觉和性欲等）并能调节机体的本能行为（如摄食、饮水、性行为等），此外还参与睡眠、情绪及情绪生理反应等。

（四）大脑皮层的内脏调节功能

大脑皮层是内脏活动的最高级中枢。与内脏活动有关的皮层结构主要是新皮层和边缘系统的某些区域。

1. 新皮层

与内脏活动密切相关。实验表明，电刺激动物的新皮层，除引起相应部分的躯体运动外，还可引起内脏活动的改变，如呼吸、血管、消化道运动等变化以及竖毛、出汗等现象。

2. 边缘系统

边缘系统是调节内脏活动的高级中枢，它对内脏活动有广泛影响，故有“内脏脑”之称。它对内脏活动的调节作用复杂而多变，刺激相应区域可引起呼吸、心率、血压、消化器官运动、消化腺腺体分泌等生理活动的不同改变。

三、神经系统对本能行为和情绪的调节

本能行为是指动物在进化过程中形成而遗传固定下来的，对个体和种族生存具有重要意义的行为，如摄食、饮水和性行为等。情绪是指人类和动物对客观环境刺激所表达的一种特殊的心理体验和某种固定形式的躯体行为表现，如恐惧、焦虑、发怒、愉快、痛苦、惊讶等。本能行为和情绪活动的进行过程中，常伴有自主神经系统和内分泌系统功能活动的改变，主要受下丘脑和边缘系统的调节，同时，后天学习和社会因素也对其产生重要影响。

（一）本能行为

1. 摄食行为

摄食行为是动物维持个体生存的基本活动。下丘脑外侧区存在摄食中枢，腹内侧核存在饱中枢，二者之间存在交互抑制的关系；杏仁核、隔区可易化饱中枢并抑制摄食中枢的活动。

2. 饮水行为

饮水行为是通过渴觉而引起的。引起渴觉的主要因素是血浆晶体渗透压升高和细胞外液量明显减少；前者经下丘脑前部的脑渗透压感受器而起作用，后者通过肾素-血管紧张素系统介导。

3. 性行为

性行为是动物维持种系生存的基本活动。神经系统中的许多部位参与对性行为的调节，如内侧视前区、杏仁核及基底外侧核等。

（二）情绪

1. 恐惧和发怒

恐惧和发怒是一种本能的防御反应。研究表明，电刺激下丘脑内的腹内侧区可引发动物的防御性行为；电刺激下丘脑外侧区可引起攻击行为；电刺激下丘脑背侧区则出现逃避行为。人类下丘脑发生疾病时也常伴随不正常的情绪活动。此外，与情绪调节有关的脑区还包括边缘系统和中脑等部位。

2. 愉快和痛苦

愉快是一种积极的情绪，通常由那些能够满足机体需要的刺激所引起，如在饥饿时得到美味的食物；而痛苦则是一种消极的情绪，一般由那些伤害躯体和精神的刺激或因渴望得到的需求不能得到满足而产生，如严重创伤、饥饿和寒冷等。

动物实验表明，在动物脑区存在两种相反的情绪体验系统，一种是奖赏系统或趋向系统，它是引起动物自我满足和愉快的脑区，与中脑被盖腹侧区-伏隔核多巴胺能通路有关；另一种则是惩罚系统或回避系统，它是使动物感到嫌恶和痛苦的脑区，主要在下丘脑后部的外侧部分、中脑背侧、内嗅皮层等部位。

（三）情绪生理反应

情绪生理反应是指在情绪活动过程中伴随发生的一系列生理变化，主要包括自主神经系统和内分泌系统功能活动的改变。

1. 自主神经系统功能活动的改变

多表现为交感神经系统活动的相对亢进，如动物发动防御反应时，常出现瞳孔扩大、出汗、心率加快、血压升高、骨骼肌血管舒张、皮肤和小肠血管收缩等交感活动的改变，其意义在于重新分配各器官的血流量，使骨骼肌在格斗或逃跑时获得充足的供血。在某些情况下也可表现为副交感神经系统活动的相对亢进，如食物性刺激可增强消化液分泌和胃肠道运动；性兴奋时生殖器官血管舒张；悲伤时则表现为流泪等。

2. 内分泌系统功能活动的改变

涉及多种激素分泌改变。如在痛苦、恐惧和焦虑等情绪反应中，血中促肾上腺皮质激素、糖皮质激素、肾上腺素、去甲肾上腺素、甲状腺激素、生长激素等浓度升高。情绪波动还可引起性激素分泌紊乱，导致育龄期女性月经失调和性周期紊乱。

(四) 动机和成瘾

1. 动机

动机指激发人们产生某种行为的意念。人类和动物的行为不是偶然发生的，本能行为也都是在一定的欲望驱使下产生的，如摄食、饮水、性行为分别由食欲、渴觉和性欲所驱使。脑内奖赏系统和惩罚系统在行为的激发（动机的产生）和抑制方面具有重要意义，几乎所有的行为都在某种程度上与奖赏或惩罚有一定的关系。一定的行为通常是通过减弱或阻止不愉快的情绪，并且通过奖赏的作用而激励的。例如动物学习走迷宫实验可能就是通过刺激奖赏系统产生有效的动机而进行的。

2. 成瘾

成瘾泛指不能自制并不顾其消极后果，反复将某种物品摄入体内；在药理学中，成瘾特指连续反复多次使用毒品所造成的慢性中毒。目前认为毒品成瘾与脑内奖赏系统的激活有关，它们都能增加脑内多巴胺对伏隔核 D_3受体的作用。

第五节 脑电活动与脑的高级功能

人的大脑皮层高度发达，是人体各种生理功能的最高级调节中枢。它除具有产生感觉、调节躯体运动和自主神经活动的功能外，还有更为复杂的整合功能，如觉醒与睡眠、学习与记忆以及语言与思维等。觉醒与睡眠是脑的重要功能活动之一，除在行为上进行区别判定外，还可根据同时记录哺乳动物和鸟类等动物的脑电图、肌电图或眼电图的方法进行判定。因此在介绍觉醒与睡眠之前，首先介绍脑电活动。

一、大脑皮层的电活动

脑电活动是大脑在活动时，神经元本身的膜电位及其波动、神经冲动的传导和突触传递过程中产生的突触后电位。脑电活动有自发脑电活动和皮层诱发电位两种形式。

(一) 自发脑电活动和脑电图

在无明显刺激情况下，大脑皮层能经常自发地产生节律性的电位变化，称为自发脑电活动。自发脑电活动可用引导电极在头皮表面记录下来，并用特殊电子仪器所描记呈现出的自发脑电活动曲线，称为脑电图(EEG)。

1. 脑电图的波形

正常脑电图的波形不规则，按其频率和波幅的不同，可分为 α、β、θ、δ 等 4 种波形(表 10.5、图 10.18)。

表 10.5　正常脑电图波形特征及临床意义

脑电波	频率	波幅	主要部位	特征	生理意义
α	8～13	20～100	枕叶	清醒、安静、闭目时出现	大脑皮质安静的标志
β	14～30	5～20	额叶、顶叶	兴奋活动时出现	大脑皮质兴奋的标志
θ	4～7	100～150	颞叶、顶叶	困倦时出现	大脑皮质浅抑制的标志
δ	0.5～3	20～200	颞叶、枕叶	熟睡时出现	大脑皮质深抑制的标志

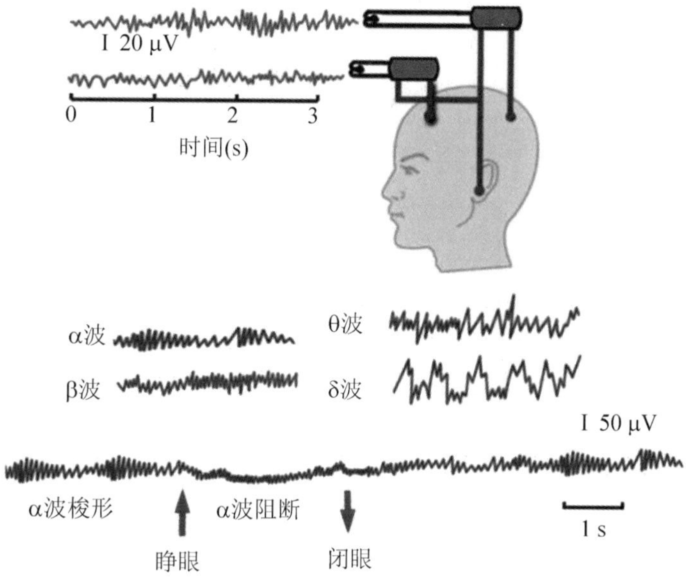

图 10.18　正常脑电图的描记和波形

(1) α 波：成年人 α 波在清醒、安静并闭眼时即出现。当 α 波出现时，可有一阵波幅自小而大又自大而小的变化，形成所谓 α 波的“梭形”波群。每一个梭形波群，持续时间 1～2 s。睁开眼睛或接受其他刺激时，α 波立即消失而呈现快波，这一现象称为“α 波阻断”。如果被试者又安静闭眼，则 α 波又复现。

(2) β 波：β 波在成年人睁眼或大脑皮层处于紧张活动状态时可在额叶和顶叶记录到。因其较 α 波频率高而幅度低，故常称为快波。β 波主要代表大脑皮层处于兴奋状态。

(3) θ 波：θ 波见于成年人困倦时或少年，在颞叶和顶叶可记录到。θ 波是中枢神经系统抑制状态的一种表现。幼儿时期，脑电图频率比成年人慢，一般常出现 θ 波。

(4) δ 波：成年人在睡眠、极度疲劳时或麻醉状态下可出现 δ 波。δ 波在颞叶和枕叶较明显。如果将睡者唤醒，则脑电波即由 δ 波再转成快波。如再入睡，则快波经过 α 波而又转成

δ波。

临床上，癫痫患者或皮层有占位病变(如肿瘤等)的病人，常出现异常的高频高幅脑电波或在高频高幅波后跟随一个慢波的综合波形。因此在临床实际应用中，可利用脑电波改变的特点辅助诊断癫痫或探知肿瘤所在的部位。

2. 脑电波形成的机制

脑电波是大脑在活动时，由大量神经元同步发生的突触后电位经总和后形成的。它记录大脑活动时皮层表面的电位变化，主要来源于锥体细胞顶端树突的突触后电位，该同步电活动易总和，可形成强大电场，从而改变皮层表面的电位。脑电波同步节律的形成还与皮层丘脑非特异性投射系统的活动有关，可促进皮层电活动的同步化。

(二) 皮层诱发电位

皮层诱发电位是指感觉传入系统或脑的某一部位受刺激时(如刺激感受器、感觉神经或感觉传导途径的任何一点)，在皮层某一局限区域引出的电位变化(图 10.19)。常见的皮层诱发电位有躯体感觉诱发电位、听觉诱发电位和视觉诱发电位等。可利用记录诱发电位的方法，了解各种感觉在皮层的投射定位。同时在颅外头皮上也能记录到诱发电位，这对临床上通过测定诱发电位来诊断中枢损伤的部位也具有一定参考价值。

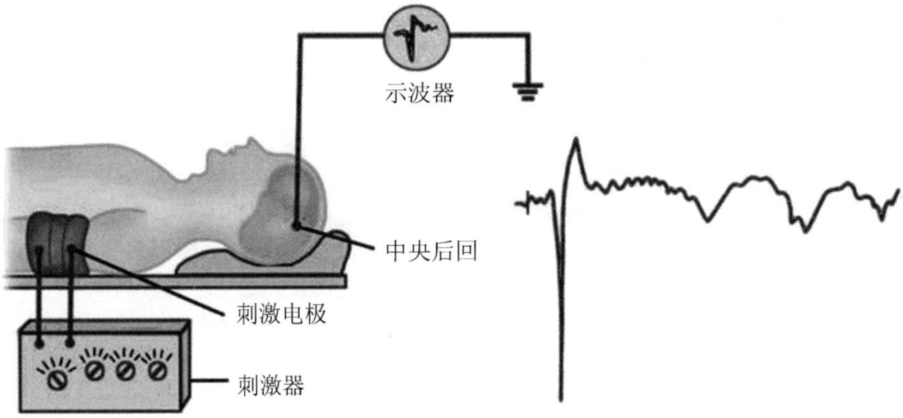

图 10.19 皮层诱发电位的记录与波形

二、觉醒与睡眠

觉醒与睡眠是人体所处的两种不同状态，二者昼夜交替，是人类生存的必要条件。机体在觉醒状态时能迅速适应外界环境变化，进行各种体力和脑力劳动；而在睡眠状态时体力和精力得以恢复。一般情况下，成年人每天需要睡眠 7～9 h，儿童和新生儿睡眠时间较多，婴幼儿可达 18～20 h，而老年人所需睡眠时间则较少。在较强的刺激时，可使机体从睡眠状态中断而转为觉醒。

(一) 觉醒状态的维持

觉醒状态的维持与感觉传入直接有关。实验发现,刺激动物中脑网状结构后动物会被唤醒,且脑电波呈去同步化快波,而切断网状结构后动物会昏睡,脑电波呈同步化慢波,表明脑干网状结构具有上行唤醒作用,故称为网状结构上行激动系统。该系统主要通过感觉的非特异投射系统到达大脑皮层。临床应用的巴比妥类药物可以阻断上行激动系统的活动而起催眠的作用。

(二) 睡眠的时相

睡眠可分为慢波睡眠和异相睡眠两个时相,后者又称为快波睡眠或快速眼球运动睡眠。睡眠过程中两个时相有 4～5 次的交替。两种时相均可直接转为觉醒状态,但在觉醒状态下一般只能进入慢波睡眠。

1. 慢波睡眠

此时相内脑电波呈现同步化慢波,慢波睡眠为正常人所必需。因为在慢波睡眠中,机体的耗氧量下降,代谢降低,生长激素分泌增多,有利于促进机体生长和体力恢复。若成年人持续觉醒 15～16 h,此时极易转为睡眠状态,且慢波睡眠尤其是深度睡眠状态将明显增加。

2. 异相睡眠

此时相内脑电波呈现去同步化快波,睡眠加深,肌紧张进一步减弱,表现出眼球快速运动、躯体抽动、血压升高、心率、呼吸加快等,机体唤醒阈提高。这一时相中常伴有多梦。

现认为异相睡眠有利于幼儿神经系统的成熟,建立新的突触联系,促进学习记忆和精力恢复。

三、学习和记忆

学习和记忆是两个有联系的神经活动过程。学习是指人和动物依赖于经验来改变自身行为以适应环境的神经活动过程;记忆则是将学习到的信息进行储存和“读出”的神经活动过程。

(一) 学习和记忆的形式

1. 学习的形式

学习包括非联合型学习和联合型学习两种。前者不需要在刺激和反应之间形成某种明确的联系,包括习惯化和敏感化。后者是在时间上很接近的两个事件重复地发生,最后在脑内逐渐形成联系,如条件反射的建立和消退。

在动物实验中发现,给狗喂食物可引起唾液分泌,这是非条件反射,喂食物就是非条件刺激。给狗以铃声刺激,不会引起唾液分泌,因为铃声与食物无关。但是,如果每次给食物之前先出现一次铃声,然后再给予食物,这样多次结合以后,当铃声一出现,动物就会分泌唾液。这种情况下铃声成为条件刺激。条件反射就是由条件刺激与非条件刺激在时间上的结合而建立起来的，这个过程称为强化。条件反射建立后，如果多次只给予条件刺激（铃声），而不用非条件刺激（喂食）强化，条件反射（唾液分泌）就会减弱，最后完全消失，这称为条件反射的消退。条件反射的消退是中枢把原先引起兴奋性效应的信号转变为产生抑制性效应的信号，而不是条件反射的简单丧失。

若训练动物学会踩动杠杆而得到食物的操作，然后以灯光或其他信号作为条件刺激来建立条件反射，即在出现某种信号后，动物必须踩杠杆才能得到食物，这种条件反射称为操作式条件反射。得到食物是一种奖赏性刺激，故这种操作式条件反射是一种趋向性条件反射。而若是预先在食物中注入一种不影响食物的色、香、味但动物食用后会发生呕吐或其他不适的药物，则动物在多次强化训练后，再见到信号就不再踩动杠杆。这种由于得到惩罚而产生的抑制性条件反射，称为回避性条件反射。

条件反射是由信号刺激引起的。人脑功能有两个信号系统，对第一信号（即现实具体的信号，如光、声、嗅、味、触等刺激）发生反应的大脑皮层功能系统称为第一信号系统，而对第二信号（即抽象的语词）发生反应的大脑皮层功能系统称为第二信号系统。人类可借助语词来表达想法，进行抽象的思维，而动物只有第一信号系统。故第二信号系统是人类区别于动物的主要特征。

2. 记忆的形式

根据记忆的储存和回忆方式，记忆可分为陈述性记忆和非陈述性记忆，两种记忆形式可以相互转化。陈述性记忆又可分为情景式记忆和语义式记忆。前者是对一件具体事物或一个场面的记忆；而后者则是对文字和语言的记忆。非陈述性记忆则指某些技巧性的动作、习惯性的行为和条件反射等。

根据记忆保留时间的长短又可将记忆分为短时程记忆、中时程记忆和长时程记忆 3 类。短时程记忆的保留时间仅几秒钟到几分钟；中时程记忆的时间略长，保留自几分钟到几天，可转变为长时程记忆；而长时程记忆可保留数年，甚至终生保持记忆（图 10.20）。

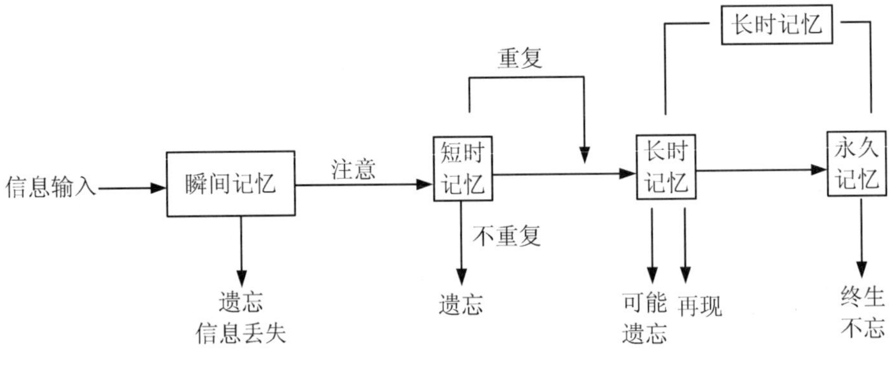

图 10.20 学习与记忆

（二）人类的记忆过程和遗忘

1. 人类的记忆过程

人类的记忆过程可细分为感觉性记忆、第一级记忆、第二级记忆和第三级记忆 4 个阶段。感觉性记忆是指通过感觉系统获得信息后，首先储存在脑的感觉区内的阶段，历时短暂，不超过 1 s。如果在这阶段把那些不连续的、先后传入的信息整合成新的连续的印象，即可转入第一级记忆，信息保留时间平均几秒钟。若通过反复学习和运用，信息在第一级记忆中循环而转入到第二级记忆中。第二级记忆是大而持久的储存系统，可持续数分钟至数年不等，但可由先前的或后来的信息干扰而致遗忘。有些记忆通过长年累月的运用（如自己的名字和每天都在操作的手艺）则不易遗忘，形成第三级记忆。

2. 遗忘

遗忘是指部分或完全失去回忆和再认的能力，是一种正常的生理现象。遗忘在学习后即已开始，最初遗忘的速率很快，以后逐渐减慢。但遗忘并不表示记忆痕迹的消失，复习已经遗忘的内容总比学习新的内容要容易得多。遗忘的产生与条件刺激久不强化所引起的消退抑制和后来的信息干扰等因素有关。

临床上将疾病情况下发生的遗忘称为记忆缺失或遗忘症。

（三）学习和记忆的机制

有关学习和记忆的机制尚未研究清楚，但大量证据显示，学习和记忆在脑内有一定的功能定位。目前认为海马环路结构可能与近期记忆功能有关，而神经元之间的环路联系可能是第一级记忆的基础，长时性记忆则可能与新的突触联系的建立及脑内蛋白质合成有关。

四、大脑皮层的语言中枢和一侧优势

（一）大脑皮层的语言中枢

与语言有关的脑区位于大脑侧沟附近（图 10.21）。研究发现，人类左侧大脑皮层一定区域的损伤可引起各种特殊的语言活动功能障碍。

（1）流畅失语症：因颞上回后端的 Wernicke 区受损所致，表现为两种形式：一种是病人说话正常，有时说话过度，但所说的话中充满了杂乱语和自创词，病人也不能理解别人说话和书写的含义；另一种流畅失语症是有条件的，病人说话相当好，也能很好理解别人的说话，但对部分词不能很好组织或想不起来，这种失语症称为传导失语症。

（2）运动失语症：因中央前回底部前方的 Broca 区受损引起。病人可以看懂文字与听懂别人的谈话，自己却不会说话，不能用语词来口头表达自己的思想，但与发音有关的肌肉并不麻痹。

（3）失写症：因额中回后部接近中央前回的手部代表区损伤所致。病人可以听懂别人说话，看懂文字，自己也会说话，但不会书写，手部的其他运动也不受影响。

（4）感觉失语症：由颞上回后部的损伤所致。病人可以讲话及书写，也能看懂文字，但听不懂别人的谈话；病人并非听不到别人的发声，而是听不懂谈话的含义，好像听到听不懂的外国语一样。

（5）失读症：因角回受损所致。病人看不懂文字的含义，但视觉和其他语言功能（包括书写、说话和听懂别人谈话等)均健全。

可见,语言活动的完整功能与广大皮层区域的活动有关,且各区域的功能密切相关。当大脑皮层的语言中枢受损时,常存在某几种失语症同时存在,严重时可出现上述 4 种语言功能同时障碍。例如角回损伤时,除导致失读症外,还可伴有失写症。

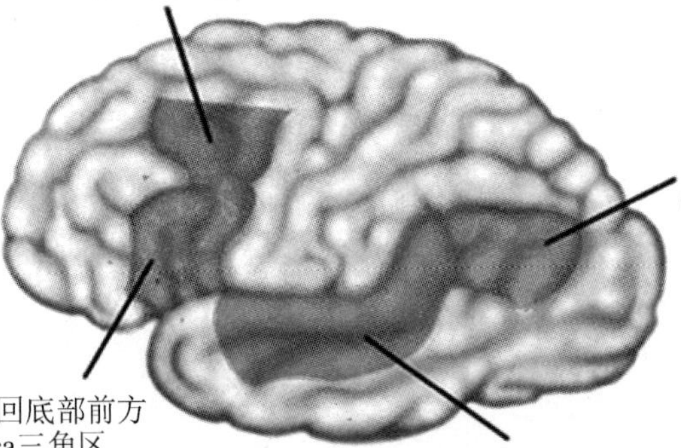

图 10.21　人类大脑皮质语言功能区域

(二) 优势半球

人类两侧大脑半球的功能是不对等的。成年人习惯性使用右手,语言活动功能主要由左侧大脑皮层管理,而与右侧皮层无明显关系。左侧皮层在语言活动功能上占优势,故称为优势半球,这与人类习惯使用右手有关。人类的左侧半球优势自 10～12 岁起逐步建立,若在成年后左侧半球受损,则很难在右侧皮层再建语言中枢。右侧半球也有其特殊的重要功能,它在非语词性的认知功能上占优势,如对空间的辨认、深度知觉、触-压觉认识、图像视觉认识、音乐欣赏分辨等。

课后复习题

一、名词解释

1. 脊休克
2. 牵涉痛

二、单项选择题

1. 关于兴奋性突触传递的叙述,错误的是(　　)。
   A. 突触前轴突末梢去极化
   B. Ca^{2+} 由膜外进入突触小体内
   C. 突触囊泡释放递质,并与突触后膜受体结合
   D. 突触后膜对 Na^+、K^+,特别是对 K^+ 的通透性提高

E. 突触后膜电位达到阈电位时，引起突触后神经元兴奋

2. 关于兴奋在中枢传递特征的叙述，正确的是(　　)。

A. 双向传递　B. 不易疲劳　C. 中枢延搁

D. 不能总和　E. 刺激停止后，传出冲动也立即停止

3. 关于脊休克的下列叙述，错误的是(　　)。

A. 脊髓突然横断后，断面以下的脊髓反射活动暂时丧失

B. 断面以下的脊髓反射、感觉和随意运动均可逐渐恢复

C. 动物进化程度越高，其恢复速度越慢

D. 脊休克的产生，是由于突然失去高位中枢的调控作用

E. 反射恢复后，第二次横切脊髓不再导致休克

4. 下列关于条件反射的叙述，不正确的是(　　)。

A. 形成的基本条件是强化　B. 机体在后天生活过程中形成

C. 建立后可以发生消退　D. 数量有限

E. 使机体具有更大的适应性

5. 大脑皮层处于紧张活动时脑电活动主要表现为(　　)。

A. δ 波　B. κ-复合波　C. α 波

D. β 波　E. θ 波

6. 以下哪项不属于小脑的功能(　　)。

A. 维持身体平衡　B. 协调随意运动　C. 调节肌紧张

D. 调节随意运动　E. 以上都是

7. 化学性突触传递过程是(　　)。

A. 电—化学—电　B. 电—电—化学　C. 化学—电—电

D. 化学—化学—电　E. 化学—电—化学

8. 兴奋性突触后电位时，(　　)通透性增大。

A. K^+　B. Na^+　C. Ca^{2+}

D. Cl^-　E. Na^+和 Cl^-

9. 抑制性突触后电位时，(　　)通透性增大。

A. K^+　B. Na^+　C. Ca^{2+}

D. Cl^-　E. Na^+和 Cl^-

10. 丘脑特异投射系统的主要功能是(　　)。

A. 维持觉醒　B. 调节内脏功能　C. 调节肌紧张

D. 调节随意运动　E. 引起特定的感觉并激发大脑皮层发出神经冲动

11. 丘脑非特异投射系统的主要功能是(　　)。

A. 维持和改变大脑皮层的兴奋状态　B. 引起特定感觉

C. 调节内脏功能　D. 调节随意运动　E. 协调肌紧张

12. 内脏痛的特征不包括(　　)。

A. 缓慢、持久　B. 定位不精确　C. 对机械牵拉不敏感

D. 常可伴有牵涉痛　E. 对切割、烧灼等刺激不敏感

三、填空题

1. 大脑皮层活动的基本形式是__________。
2. 化学性突触由__________、__________、__________组成。
3. 牵张反射包括__________、__________。
4. 调定点学说认为的调定温度值是__________。
5. 特异投射系统的功能是产生__________,并激发神经冲动;非特异投射系统的功能是维持和改变大脑皮质的__________,使机体保持__________状态。

参考答案

一、名词解释

1. 脊髓与高位脑中枢突然离断后,断面以下的脊髓会暂时丧失反射活动能力而进入无反应的状态,这种现象称为脊休克。或者脊休克是指脊髓断裂后,断面以下的部分进入暂时性的无反应状态。

2. 某些内脏疾病引起体表一定部位发生疼痛或痛觉过敏的现象称为牵涉痛。

二、单项选择题

1. D　2. C　3. B　4. D　5. D　6. D　7. A　8. B　9. D
10. E　11. A　12. C

三、填空题

1. 条件反射
2. 突触前膜、突触间隙、突触后膜
3. 腱反射、肌紧张
4. 37℃
5. 特定感觉,兴奋状态,觉醒

第十一章 内 分 泌

内分泌系统是由内分泌腺和散布于某些组织器官中的内分泌细胞组成的信息传递系统。它是除神经系统外机体内又一大调节系统，它以分泌各种激素的体液性调节方式发布调节信息，全面调控与个体生存密切相关的基础功能，如维持组织细胞的新陈代谢，调节生长、发育、生殖等过程。内分泌系统与神经系统功能活动相辅相成，共同调节和维持机体的内环境稳态。

内分泌是指内分泌细胞将所产生的激素直接分泌到体液中，并以体液为媒介对靶细胞产生效应的一种分泌形式。内分泌细胞集中的腺体统称内分泌腺，内分泌腺体的分泌作用过程不需要类似外分泌腺的导管结构，因此也称无管腺。

第一节 激素的概况

激素是由内分泌腺或器官组织的内分泌细胞所分泌，以体液为媒介，在细胞之间递送调节信息的高效能生物活性物质。激素作用的细胞、组织、器官分别称为该激素的靶细胞、靶组织、靶器官。

一、激素的信息传递方式及分类

（一）激素的信息传递方式

随着科学研究发展和人们认识的深化，内分泌和激素的概念也在不断延伸和完善。经典概念认为，激素主要通过内分泌方式经血液循环向远距离的器官或组织细胞传递信息而发挥作用，因此也称远距分泌。但现代研究发现，充当“远程信使”不再是激素传输调节信息的唯一途径，还存在旁分泌、神经分泌、自分泌甚至内在分泌和腔分泌等短距信息传递方式。

（二）激素的分类

激素按化学性质分为两大类。

1. 含氮激素

含氮激素，包括蛋白质类、多肽类（如胃肠激素、甲状旁腺素、胰岛素等）、胺类（如肾上腺素、去甲肾上腺素、甲状腺素等)。含氮类激素除甲状腺素外,均易被消化酶破坏,作为药用时一般不宜口服。

2. 类固醇激素

类固醇激素的共同前体都是胆固醇,故称类固醇激素。类固醇激素主要包括肾上腺皮质和性腺分泌的激素,如皮质醇、醛固酮、睾酮、雌二醇和胆钙化醇等,这些激素不易被消化液分解破坏,用药时可以口服。

人体内分泌系统分泌的激素种类繁多,主要的内分泌腺所分泌的激素及其化学本质见表 11.1。

表 11.1　主要内分泌腺所分泌的激素及其化学本质

内分泌腺	激　素	英文缩写	化学性质
下丘脑	促甲状腺激素释放激素	TRH	肽类
	促肾上腺皮质激素释放激素	CRH	肽类
	促性腺激素释放激素	GnRH	肽类
	生长激素释放激素	GHRH	肽类
	生长激素释放抑制激素	GHPIH	肽类
	催乳素释放因子	PRF	肽类
	催乳素释放抑制因子	PIF	肽类
	促黑素细胞激素释放因子	MRF	肽类
	促黑素细胞激素释放抑制因子	MIF	肽类
垂体:腺垂体	促肾上腺皮质激素	ACTH	肽类
	促甲状腺激素	TSH	蛋白质类
	促卵泡激素	FSH	蛋白质类
	黄体生成素	LH	蛋白质类
	促黑激素	MSH	肽类
	生长激素	GH	蛋白质类
	催乳素		蛋白质类
垂体:神经垂体	血管升压素(抗利尿激素)	PRL	肽类
	催产素	VP(ADH)	肽类
甲状腺	四碘甲腺原氨酸	OXT	胺类
	三碘甲腺原氨酸	T_4	胺类
甲状腺 C 细胞	降钙素	T_3	肽类
甲状旁腺	甲状旁腺激素	CT	蛋白质类
胰岛	胰岛素	PTH	蛋白质类
	胰高血糖素		肽类

续表

内分泌腺	激　素	英文缩写	化学性质
	胰多肽		肽类
肾上腺:皮质	糖皮质激素		类固醇
	盐皮质激素		类固醇
肾上腺:髓质	肾上腺素	E	胺类
	去甲肾上腺素	NE	胺类
睾丸:间质细胞	睾酮		类固醇
睾丸:支持细胞	抑制素		类固醇
卵巢及胎盘	雌二醇	E_2	类固醇
	雌三醇	E_3	类固醇
	黄体酮	P	类固醇
胎盘	绒毛膜促性腺激素	CG	蛋白质类
消化道	促胃液素		肽类
	促胰液素		肽类
消化道及脑	缩胆囊素		肽类
心房	心房钠尿肽		肽类
松果体	褪黑素		胺类
胸腺	胸腺素		肽类
皮肤、食物	胆钙化醇(维生素 D_3)	VD_3	类固醇
肝	25-羟胆钙化醇		类固醇
肾	1,25-二羟胆钙化醇		类固醇

二、激素的作用机制

(一) 靶细胞的激素受体

靶细胞的激素受体可分为膜受体和胞内受体。激素对靶细胞的作用是通过与靶细胞上相应的受体结合来实现的。

(二) 含氮激素作用机制

第二信使学说认为:① 激素作为“第一信使”,与靶细胞上特异的膜受体结合;② 激素与受体结合,激活膜上的腺苷酸环化酶;③ 在Mg^{2+}存在的条件下,腺苷酸环化酶催化三磷酸腺苷(ATP)转变为环-磷酸腺苷(cAMP);④ cAMP 作为“第二信使”,激活依赖 cAMP 的蛋白激酶等功能蛋白质,最终引起生物效应。

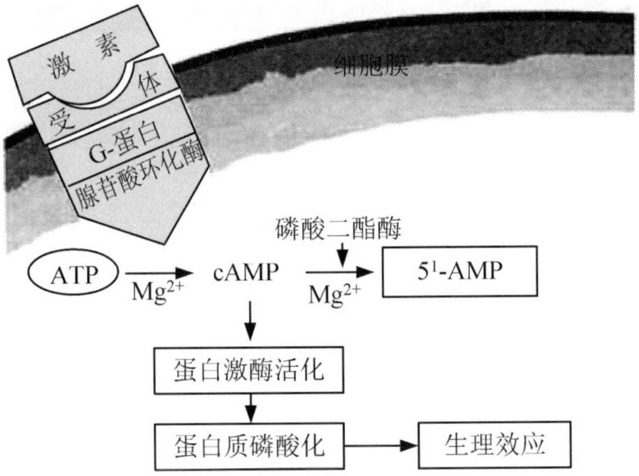

图 11.1 含氮激素作用机制

(三)类固醇激素作用机制

基因表达学说认为:① 激素进入细胞后,先与胞质受体结合形成激素受体复合物,受体蛋白发生构型变化,使激素-胞质受体复合物获得进入细胞核内的能力;② 复合物与核受体结合,转变为激素-核受体复合物,调节基因转录和表达。

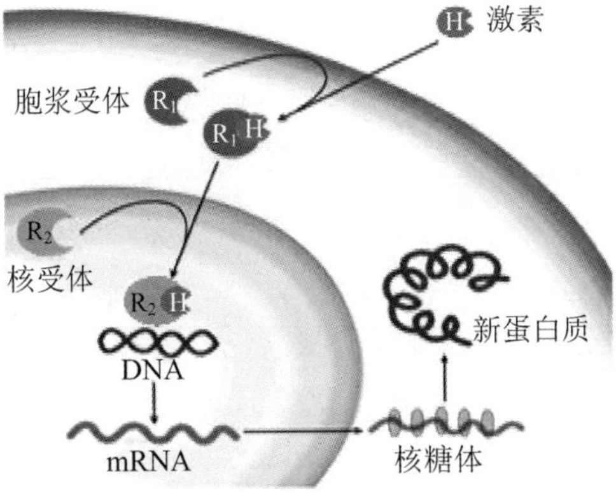

图 11.2 类固醇激素作用机制

(四)激素作用的终止

激素的调节效应只有及时终止,才能保证靶细胞不断接受新信息,适时产生精确的调节功能。激素作用的终止是许多环节综合作用的结果:① 完善的激素分泌调节系统使内分泌细胞能适时终止分泌激素;② 通过控制细胞内某些酶活性的增强等,终止细胞内信号转接;③ 激素被靶细胞内吞处理;④ 激素在肝、肾等脏器和血液循环中被降解;⑤ 激素在信号转导过程中生成一些中间物质,能及时限制自身信号转导过程。

三、激素作用的一般特征

（一）激素作用的特异性

激素只选择性地对能识别它的靶细胞起作用，表现为激素作用的特异性，这主要取决于靶细胞特异性受体与激素的结合能力，即亲和力。尽管多数激素通过血液循环广泛接触各部位的组织、细胞，但某些激素只选择性地作用于特定目标，犹如"靶"，故相应的器官、腺体、组织或细胞，分别称为该激素的靶器官、靶腺、靶组织和靶细胞，以及靶蛋白、靶基因等。

（二）激素的信息传递作用

激素所起的作用是传递信息，犹如"信使"的角色。由内分泌细胞发布的调节信息以分泌激素这种化学的方式传输给靶细胞，其作用旨在启动靶细胞固有的、内在的一系列生物效应，使其靶细胞原有的生理生化过程增加或减少，而不是作为某种反应物直接参与细胞物质与能量代谢的具体环节。

（三）激素作用的高效能

激素是高效能的生物活性物质。在生理状态下，激素的血液浓度很低，一般在纳摩尔（nmol），甚至皮摩尔（pmol）的数量级。激素与受体结合后，通过引发细胞内信号转导程序，经逐级放大，可产生效能极高的生物放大效应。某内分泌腺分泌的激素稍有过多或不足，便会引起代谢或功能的异常，分别称为内分泌腺亢进或功能减退。

（四）激素间的相互作用

激素产生的效应总是彼此关联、相互影响、错综复杂的，这对于生理活动的相对稳定具有重要意义。激素与激素之间的相互作用主要表现为相互协同和相互拮抗。协同作用表现为多种激素联合作用时所产生的效应大于各激素单独作用所产生效应的总和，如生长激素与胰岛素都有促生长效应；生长激素、糖皮质激素、肾上腺素与胰高血糖素等都具有协同的升高血糖作用，而胰岛素与这些生糖激素的作用相反，通过多种途径降低血糖，表现为拮抗作用。激素之间还存在一种特殊的关系，即某激素对特定器官、组织或细胞没有直接作用，但它的存在却是另一种激素发挥生物效应的必要基础，这称为允许作用，如糖皮质激素本身并不能引起血管的收缩，但只有它存在时，去甲肾上腺素才能充分发挥其缩血管作用。

四、激素分泌的调节

激素是实现内分泌系统调节作用的基础，其分泌活动受到严密的调控，可因机体的需要适时、适量分泌，及时启动和终止。激素的分泌除有本身的分泌规律外，如基础分泌、昼夜节律、脉冲式分泌等，还受神经和体液性调节。

(一) 下丘脑-垂体-靶腺轴调节

下丘脑-垂体-靶腺轴调节系统是控制一些激素分泌稳态的调节环路(图 11.3),如下丘脑-垂体-甲状腺轴、下丘脑-垂体-肾上腺皮质轴和下丘脑-垂体-性腺轴等。一般而言,在此系统内高位激素对下位内分泌细胞活动具有促进性调节作用;而下位激素对高位内分泌细胞活动多表现负反馈性调节作用,从而形成具有自主控制能力的反馈环路。此轴系反馈调节是激素分泌维持稳态的基本调节方式。

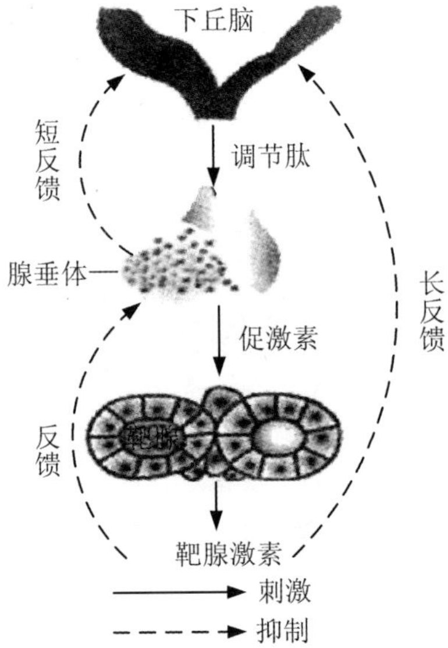

图 11.3 激素的反馈调节

(二) 体液代谢物调节效应

很多激素都参与体内物质代谢过程的调节,而物质代谢引起血液中某些物质的变化又反过来调整相应激素的分泌水平,形成直接的反馈调节。例如,进餐后血中葡萄糖水平升高时可直接刺激胰岛 B 细胞分泌胰岛素,结果使血糖降低;血糖降低则可反过来使胰岛素分泌减少,从而维持血糖水平的稳态。同样,血 K^+ 升高和血 Na^+ 降低都可直接刺激肾上腺皮质球状带细胞分泌醛固酮;血 Ca^{2+} 的变化则直接调节甲状旁腺激素和降钙素的分泌。这种激素作用所致的终末效应对激素分泌的影响,能直接、及时地维持血中某种化学成分浓度的相对稳定。

(三) 神经反射性调节

下丘脑是神经系统与内分泌系统活动相互联络的重要枢纽。下丘脑的上行和下行神经联系通路复杂而又广泛,内、外环境各种形式的刺激都可能经这些神经通路影响下丘脑神经内分泌细胞的分泌活动,实现对内分泌系统以及整体功能活动的高级整合作用。神经活动对激素分泌的调节对于机体具有特殊的意义。如胰岛、肾上腺髓质等腺体和许多散在的内分泌细胞都有神经纤维支配。应激状态下,交感神经系统活动增强,肾上腺髓质分泌的儿茶酚胺类激素增加，可以配合交感神经系统广泛动员整体功能，释放能量增加，适应机体活动的需求；而在夜间睡眠期间，迷走神经活动占优势时又可促进胰岛B细胞分泌胰岛素，有助于机体积蓄能量、休养生息。再如进食期间迷走神经刺激G细胞分泌胃泌素，不仅促进胃液分泌，也有助于相应器官的营养性功能。

第二节 下丘脑与垂体

一、下丘脑与垂体的功能联系

下丘脑在丘脑的前下方，贴靠颅底中部，前以视交叉为界，下连垂体，下丘脑的许多核团兼有内分泌功能，能合成和分泌多种激素，影响和调节垂体的功能(图11.4)。垂体按其结构和功能的不同可分为腺垂体和神经垂体两部分，故下丘脑-垂体功能单位可分为下丘脑-腺垂体系统和下丘脑-神经垂体系统两部分。

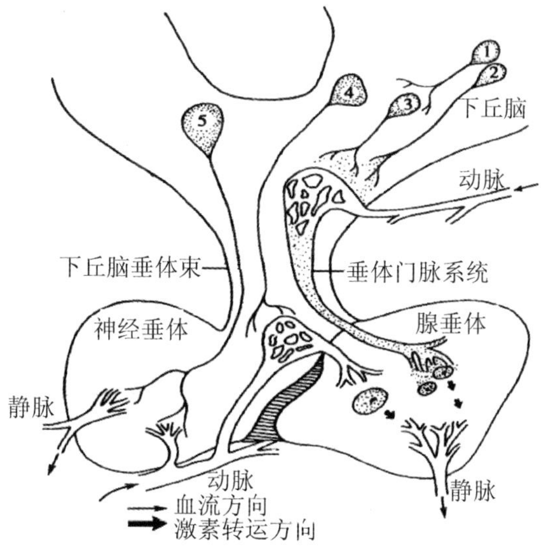

图11.4 下丘脑与垂体的联系

(一) 下丘脑-腺垂体系统

下丘脑与腺垂体之间并没有直接的神经联系，但存在独特的血管网络，即垂体门脉系统。下丘脑的内侧基底部存在一个“促垂体区”，包括正中隆起、弓状核、腹内侧核、视交叉上核和室周核等核团，这些核团的神经元能合成和分泌至少9种具有生物活性的多肽，通过垂体门脉系统运送到腺垂体，调节腺垂体的内分泌活动，因此这些多肽被称为下丘脑调节性多肽(HRP)。目前对已知的9种下丘脑调节性多肽做了较深入的研究，对腺垂体有兴奋作用并已确定化学结构的称为释放激素；没有确定化学结构的称为释放因子。对腺垂体分泌具有抑制作用的，称为释放抑制激素或释放抑制因子。下丘脑调节性多肽的名称及主要作用见表 11.2。

表 11.2 下丘脑调节性多肽及其作用

下丘脑调节性多肽	英文缩写	对腺垂体的调节作用
促甲状腺激素释放激素	TRH	刺激促甲状腺激素和催乳素分泌
促肾上腺皮质激素释放激素	CRH	刺激促肾上腺皮质激素分泌
促性腺激素释放激素	GnRH	刺激黄体生成素和促卵泡激素分泌
生长激素释放激素	GHRH	刺激生成激素分泌
生长激素释放抑制激素	GHPIH	抑制生成激素分泌
促黑激素释放因子	MRF	刺激促黑激素分泌
促黑激素释放抑制因子	MIF	抑制促黑激素分泌
催乳素释放因子	PRF	刺激催乳素分泌
催乳素释放抑制因子	PIF	抑制催乳素分泌

(二) 下丘脑-神经垂体系统

下丘脑视上核和室旁核的神经元能合成抗利尿激素(ADH)和催产素(OXT)，经下丘脑-垂体束的轴浆运输到神经垂体储存，并由神经垂体释放入血。

二、腺垂体激素

腺垂体合成和分泌的激素主要有 7 种，包括促甲状腺激素(TSH)、促肾上腺皮质激素(ACTH)、促卵泡激素(FSH)、黄体生成素(LH)、生长激素(GH)、催乳素(PRL)和促黑激素(MSH)。其中促甲状腺激素、促肾上腺皮质激素、黄体生成素和卵泡刺激素均有各自的靶腺，通过调节靶腺的活动而发挥作用，分别为下丘脑-腺垂体-甲状腺轴、下丘脑-腺垂体-肾上腺皮质轴和下丘脑-腺垂体-性腺轴。腺垂体所分泌的这些激素是通过促进靶腺分泌激素而发挥作用的，所以这些激素也称为"促激素"。

(一) 生成激素(GH)

1. 促进生长

GH 几乎对所有的组织和器官的生长均有促进作用，尤其是对骨骼、肌肉及内脏器官的作用更强。幼年时 GH 分泌不足，可造成侏儒症；幼年时 GH 分泌过多，则造成巨人症；成年后 GH 分泌过多，可致肢端肥大症。

2. 调节代谢

GH 对物质代谢作用广泛，具有促进蛋白质合成、加速脂肪的分解和升高血糖的作用。GH 能促进氨基酸进入细胞，加速 DNA 和 RNA 的合成；增强脂肪酸的氧化分解，使组织的脂肪量减少；生理水平的 GH 可刺激胰岛素分泌，加强糖的利用。但过量的生长激素则可抑制糖的利用，又由于脂肪分解增多提供了能量而减少了糖的利用，故使血糖升高。因此，GH分泌过量可产生垂体性糖尿病。

生长激素的分泌受到下丘脑生长激素释放激素和生长抑素的双重调节，前者促进分泌，后者抑制分泌。

（二）催乳素（PRL）

1. PRL的生理作用

（1）调节乳腺的活动。PRL可促进乳腺发育，发动并维持乳腺泌乳。在女性青春期，乳腺的发育是雌激素、孕激素、PRL 、生长激素、皮质醇、胰岛素和甲状腺激素共同作用的结果。在妊娠期间，PRL、雌激素、孕激素分泌增加，使乳腺进一步发育成熟并具有泌乳的能力，但由于此时血中雌激素与孕激素浓度较高，同PRL竞争受体，PRL并不刺激乳腺分泌乳汁。分娩后，血中雌激素与孕激素浓度显著降低，PRL启动和维持泌乳的作用才得以发挥。

（2）调节性腺的功能。对于女性，PRL与垂体的黄体生成素协同促进卵巢黄体的生成，并使其维持分泌孕激素。高浓度的PRL通过抑制下丘脑促性腺激素释放激素的分泌，导致腺垂体促卵泡激素和黄体生成素的分泌减少，使排卵受到抑制。对于男性，PRL可促进前列腺和精囊腺的生长，促进睾酮的合成。

（3）参与应激反应。在应激状态下，血中PRL浓度升高，并常与促肾上腺皮质激素和生长激素浓度升高同时出现，在刺激停止数小时后恢复正常，是应激反应中腺垂体分泌的3种主要激素。

2. PRL分泌的调节

PRL的分泌同样受下丘脑催乳素释放因子和催乳素释放抑制因子的双重调节。前者促进PRL分泌，后者抑制其分泌，平时以催乳素释放抑制因子的作用为主。

（三）促黑激素(MSH)

MSH的靶细胞为黑素细胞。人的黑素细胞主要分布在皮肤、毛发、眼虹膜、视网膜的色素层和软脑膜。其主要作用是促进黑素细胞内的酪氨酸转化为黑色素，使皮肤与毛发等的颜色变黑。MSH的分泌受下丘脑促黑激素释放因子与促黑激素释放抑制因子的双重调节，前者促进促黑激素分泌，后者抑制其分泌，平时以促黑激素释放抑制因子的作用占优势。

（四）促激素

腺垂体分泌TSH、ACTH、FSH和LH4种促激素，分泌入血后都分别作用于各自的靶腺，再经靶腺激素调节组织细胞的活动。TSH的靶器官是甲状腺；ACTH的靶器官是肾上腺皮质；FSH与LH的靶器官是两性的性腺，对于男性而言，FSH又称配子（精子）生成素，LH又名间质细胞刺激素（ICSH）。

三、神经垂体激素

神经垂体不含腺细胞，不能合成激素，其储存和释放的神经垂体激素，包括血管升压素

(VP)和催产素(OXT),是由下丘脑视上核和室旁核的神经元合成的,经由下丘脑-神经垂体束运输到神经垂体储存,在机体需要时释放入血。

(一) 血管升压素

血管升压素 (VP)也称抗利尿激素 (ADH)。在正常饮水的情况下,血浆中 VP 的浓度很低,仅 1~4 ng/L。生理水平的 VP 可促进肾对水的重吸收,产生抗利尿作用。在机体脱水和失血等情况下,VP 的释放量明显增加,可使血管广泛收缩,血压升高,所以 VP 对维持体液和血压的稳态、保证循环系统的正常进行有着重要意义。此外,VP 还有增强记忆,调制疼痛等作用。

(二) 催产素

催产素的化学结构同血管升压素极为相似,生理作用有一定的重叠,其主要生理作用是在分娩时刺激子宫收缩和在哺乳期促进乳汁排出。临床上可以用催产素诱导分娩及防止产后出血。

第三节 甲状腺内分泌

甲状腺是人体最大的内分泌腺,正常成年人平均重约 20 g,女性的甲状腺稍重。甲状腺构造很特殊,由约 300 万个直径为 15~500 μm的滤泡所组成,其中甲状腺激素主要由滤泡上皮细胞合成和分泌。在甲状腺组织中,还有滤泡旁细胞,可分泌降钙素。

甲状腺激素 (TH)为络氨酸的碘化物,主要有两种形式:四碘甲腺原氨酸 (T_4)和三碘甲腺原氨酸 (T_3)。甲状腺分泌 T_4 较 T_3 多,但 T_3 的生物活性为 T_4 的 3~5 倍,且引起生物效应所需的潜伏期短。

一、甲状腺激素的合成与代谢

甲状腺激素合成的原料为碘和酪氨酸。人体合成 TH 所需的碘 80%~90%来源于食物,其余来自饮水和空气。饮食中的碘化物主要是碘化钠 (NaI)和碘化钾 (KI)。我国人民从食物中摄入的碘量为 100~200 μg/天,低于 50 μg/天就不能保证 TH 的正常合成。甲状腺激素合成的过程包括 3 个步骤,即滤泡聚碘、酪氨酸碘化和碘化酪氨酸的缩合。

(一) 甲状腺腺泡的聚碘和碘的活化

由小肠吸收的碘,以 I^- 形式存在于血液中,甲状腺从血浆中摄取 I^- 的能力很强,I^- 从血液中进入甲状腺滤泡上皮细胞是逆着电化学梯度的主动转运过程,主要依靠滤泡上皮细胞膜上的碘泵完成。由滤泡上皮细胞摄取的 I^- 并不能与络氨酸结合,必须要在过氧化酶的作用下氧化成具有活性的碘,这一过程称碘的活化。

（二）络氨酸碘化

在过氧化酶的作用下，活化后的碘迅速取代甲状腺球蛋白分子中的络氨酸残基上的氢，生成一碘络氨酸（MIT）和二碘络氨酸（DIT），这一过程称为碘化。

（三）碘化酪氨酸的缩合

碘化酪氨酸的缩合或耦联是在过氧化酶的催化下，MIT 与 DIT 缩合成 T_3，而两个 DIT 则缩合成 T_4。

以上 I^- 的活化、络氨酸的碘化以及碘化络氨酸的缩合过程都需要过氧化酶的催化，因此，抑制此酶的活性药物，如硫氧嘧啶类药物，可阻断 T_4 和 T_3 的合成，故可用于治疗甲状腺功能亢进。

二、甲状腺激素的生理作用

（一）调节新陈代谢

1. 增强能量代谢

早年研究发现，基础代谢率（BMR）在甲状腺功能减退时显著降低，而在甲状腺功能亢进时可提高 60%～80%，除脑、肺、性腺、脾、淋巴结和皮肤等器官外，甲状腺激素能显著增加体内大多数组织的耗氧量和产热量。甲亢病人，氧耗量和产热量大量增加，基础代谢率显著升高，体温偏高，烦热多汗；甲状腺功能低下者则相反，基础代谢率降低，基础体温也常偏低。

2. 调节物质代谢

（1）糖代谢。TH 能促进小肠黏膜对糖的吸收，增强糖原分解及糖异生，并加强肾上腺素、胰高血糖素、皮质醇和生长激素的升糖作用，故有升高血糖的作用；此外，也可加强外周组织对糖的利用，有降低血糖的作用。甲亢时，血糖常升高，出现糖尿。

（2）脂类代谢。TH 促进脂肪合成与分解，加速脂肪代谢速率；促进胆固醇的合成与分解，但分解的速度超过合成，故甲亢时血中胆固醇含量低于正常。

（3）蛋白质代谢。生理剂量的 TH 可促进蛋白质的合成，但分泌过多可加速蛋白质分解，尤其是骨骼肌，所以甲亢病人可表现为肌肉无力，体重减轻。而 TH 分泌不足时，蛋白质合成减少，组织间黏蛋白沉积，使水分子滞留皮下，引起黏液性水肿。

（二）促进生长发育的作用

甲状腺激素是胎儿和新生儿脑发育的关键激素，并与生长激素具有协同作用，调控幼年期生长发育。① 通过促进神经细胞的生长、促进长骨骨骺的发育和骨的生长，促进机体的生长发育，特别是在出生后最初的 4 个月内对婴儿脑和长骨的生长发育的作用极大。② 甲状腺激素促进神经元增值、分化、突起和突触的形成，促进胶质细胞生长和髓鞘形成，诱导神经生长因子和某些酶的合成，促进神经元骨架的发育，同时，还可刺激骨化中心的发育成熟，使软骨骨化，促进长骨和牙齿生长。患先天性甲状腺功能减退的婴儿，出生时身高可基本正常，但在出生后数周至 3～4 个月后会表现出严重的不可逆转的智力低下、身材矮小等症状，称为呆小症，也称克汀病。

（三）影响器官系统功能

1. 对中枢神经系统的作用

甲状腺激素不但能促进神经系统的发育和成熟，而且还可提高已分化成熟的中枢神经系统的兴奋性。

2. 对心血管系统的作用

甲状腺激素可使心跳加快和心肌收缩力加强，心输出量及心肌耗氧量增加。由于甲状腺激素使外周组织耗氧增多，故小血管扩张，外周阻力降低。

3. 对消化系统的作用

甲状腺激素可增强消化管的运动和消化液的分泌，促进消化和吸收过程。

三、甲状腺激素分泌的调节

甲状腺功能直接受腺垂体分泌的 TSH 调节，并形成下丘脑-腺垂体-甲状腺轴调节系统，维持血液中甲状腺激素水平的相对稳定和甲状腺正常生长。此外，还存在甲状腺自身调节等调节机制。

（一）下丘脑-腺垂体-甲状腺轴调节系统

在下丘脑-腺垂体-甲状腺轴调节系统中，下丘脑释放的 TRH 通过垂体门脉系统刺激腺垂体分泌 TSH，TSH 刺激甲状腺滤泡增生、甲状腺激素合成与分泌；当血液中游离的 T_3 和 T_4 达到一定水平又产生负反馈效应，抑制 TSH 和 TRH 的分泌，如此形成 TRH-TSH-TH 分泌的反馈自动控制环路(图 11.5)。

血中游离的 T_3 与 T_4 浓度的升降，对腺垂体 TSH 的分泌起经常性的反馈作用。当血中 T_3 与 T_4 浓度增高时，可反馈抑制腺垂体合成分泌 TSH，TSH 合成分泌减少，从而使 T_3 与 T_4 浓度降至正常水平；当血液中的 T_3 与 T_4 浓度降低时，对腺垂体的抑制作用减弱，TSH 合成分泌增加，从而使 T_3 与 T_4 浓度升至正常水平。这种负反馈调节，对维持 T_3 与 T_4 浓度的相对稳定起着重要作用。

（二）甲状腺功能的自身调节

甲状腺根据血碘水平，通过自身调节改变摄取碘与合成甲状腺激素的能力。当饮食中碘含量不足时，甲状腺对碘的转运机制增强，对促甲状腺激素的敏感性提高，使 T_4 和 T_3 的合成与释放不致因碘供应不足而减少。反之，当碘供应过多时，甲状腺对碘的摄取减少，对促甲状腺激素的敏感性降低，甲状腺激素合成不致过多。这种调节是在促甲状腺激素浓度不变或完全缺乏时产生的调节，故称自身调节。若长期缺碘，超过自身调节能力，就会造成 T_3

和 T_4 合成与分泌减少，血液中的 T_3 和 T_4 浓度下降，对腺垂体的负反馈作用减弱，造成 TSH 分泌增多，刺激甲状腺增生、肿大，临床上称为单纯性甲状腺肿或地方性甲状腺肿。

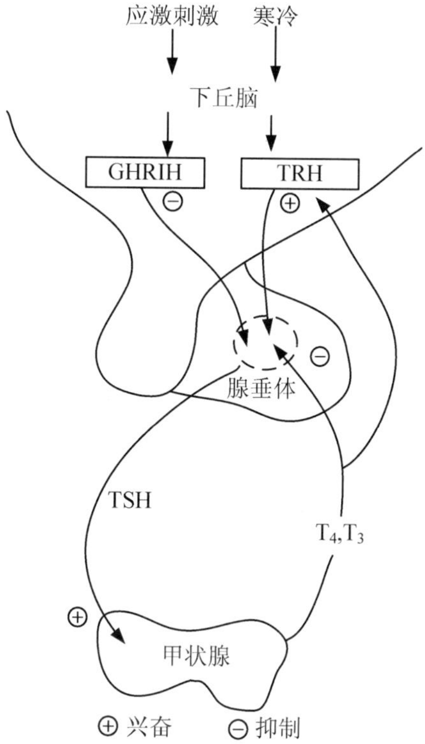

图 11.5　甲状腺功能的调节

（三）甲状腺功能的神经与免疫调节

交感神经促进 TH 的合成和释放，而副交感神经可在 TH 分泌过多时进行抗衡性调节。此外，甲状腺活动还受免疫系统的调节，如 B 淋巴细胞可合成 TSH 受体抗体（TSHR-Ab），表现为类似 TSH 阻断或激活的效应。自身免疫性甲亢 Grave 病患者体内存在激活 TSH 受体的抗体，萎缩性甲状腺炎引起的甲状腺功能低下患者体内存在阻断 TSH 受体的抗体。TSH 受体也可发生突变引起 TSH 受体的自发性激活，从而产生甲亢等病症。

第四节　肾上腺内分泌

肾上腺位于两侧肾的内上方，左右各一，总重量为 8～10 g，分皮质和髓质两部分，它们可以合成和分泌不同种类的激素。

一、肾上腺皮质激素

肾上腺皮质占肾上腺的80%～90%，由外至内可分为3层，即球状带、束状带和网状带。外层球状带细胞分泌盐皮质激素，以醛固酮为典型代表；皮质最厚的中层束状带细胞主要分泌糖皮质激素，以皮质醇为代表；最内层的网状带细胞主要分泌雄激素和少量雌激素。

关于盐皮质激素醛固酮的生理作用和分泌的调节在肾的排泄一章中已经介绍，有关性激素的内容将在生殖一章中介绍，这里着重介绍肾上腺皮质束状带分泌的糖皮质激素。

（一）糖皮质激素的生理作用

1. 对物质代谢的作用

（1）糖代谢：糖皮质激素能促进肝的糖异生，增加肝糖原贮备。同时还能抑制外周组织细胞对糖的利用，因而使血糖升高。

（2）脂肪代谢：糖皮质激素增强脂肪分解和脂肪酸在肝内的氧化，有利于糖异生。但糖皮质激素引起的高血糖可继发引起胰岛素分泌增多，使脂肪沉积增加，但糖皮质激素对不同部位的脂肪细胞代谢存在差异，即促进四肢脂肪的分解，而使腹、面、两肩及背部脂肪合成增加，以致呈现“满月脸”和“水牛背”等向心性肥胖的特殊体征。

（3）蛋白质代谢：糖皮质激素能促进肝外组织的蛋白质分解，特别是肌组织。因此当糖皮质激素分泌过多或长期使用时，可引起肌萎缩无力、生长停滞、皮肤变薄等症状。

（4）水盐代谢：糖皮质激素可增加肾小球的滤过，有利促进水的排出。肾上腺皮质功能低下的患者，排水能力明显降低，严重时可出现“水中毒”。

2. 在应激反应中的作用

当人体突然受到出血、创伤、冷冻、饥饿、疼痛、感染、惊恐等各种有害刺激时，均可出现血中ACTH浓度的急剧增高和糖皮质激素的大量分泌，并产生一系列的非特异性反应，这一现象称为应激反应。通过应激反应，可增强人体对有害刺激的抵抗能力，从而提高机体对环境变化的适应能力，对维持生命活动具有重要作用。此外，大剂量的糖皮质激素还有抗炎症、抗毒、抗过敏和抗休克等药理学作用。

3. 对器官系统功能的影响

（1）对血细胞的影响：糖皮质激素能增强骨髓的造血功能，使血中红细胞和血小板数量增加，同时动员附着在小血管壁的中性粒细胞入血，使血中中性粒细胞增多，抑制淋巴细胞DNA合成，使淋巴细胞减少，促进巨噬细胞系统吞噬嗜酸性粒细胞，使其减少。

（2）对血管的影响：糖皮质激素是维持正常人体血压所必需的因素，这是由于糖皮质激素能使肾上腺素和去甲肾上腺素的降解减慢，并能提高血管平滑肌对去甲肾上腺素的敏感性，使血管保持正常的紧张性。

（3）对胃肠的影响：糖皮质激素能促进胃酸和胃蛋白酶原的分泌，溃疡病患者慎用或禁用。

（4）对中枢神经系统的影响：少量的糖皮质激素能使人体产生欣快感，大剂量使用则出现思维不集中、烦躁不安以及失眠等现象。

（二）糖皮质激素的分泌调节

1. 下丘脑-腺垂体-肾上腺皮质轴的调节

下丘脑分泌的促肾上腺皮质激素释放激素（CRH）通过垂体门脉系统作用于腺垂体，促进促肾上腺皮质激素（ACTH）的合成与分泌（图 11.6）。促肾上腺皮质激素是调节肾上腺皮质活动的主要激素，它促进肾上腺皮质的增生，同时促进肾上腺皮质合成和分泌糖皮质激素。

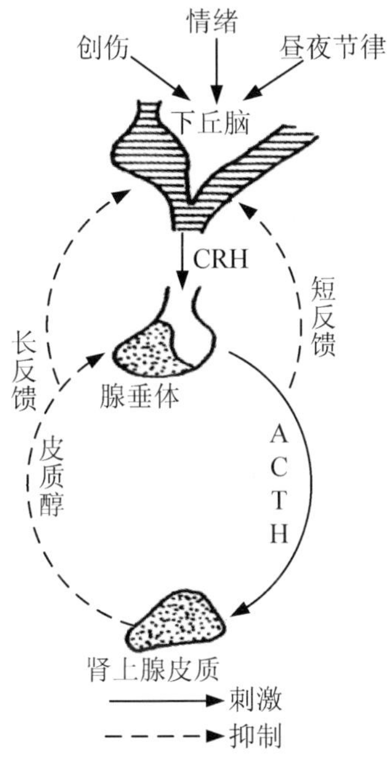

图 11.6　糖皮质激素分泌调节

2. 反馈调节

当血中糖皮质激素浓度过高时，可通过长反馈抑制下丘脑和腺垂体分泌 CRH 和 ACTH。ACTH 也可通过短反馈抑制下丘脑分泌 CRH，从而维持血中糖皮质激素的正常水平。

由于糖皮质激素浓度升高能抑制下丘脑和腺垂体分泌 CRH 和 ACTH，故长期大量使用糖皮质激素时，可使肾上腺皮质逐渐萎缩。若突然停药，使体内糖皮质激素骤然下降，引起医源性肾上腺皮质功能不全，将造成严重后果。所以对长期、大量使用糖皮质激素类药物的病人，要逐渐减量停药，不宜骤停。

二、肾上腺髓质

肾上腺髓质嗜铬细胞主要分泌肾上腺素（E）和去甲肾上腺素（NE），两者都是儿茶酚胺的单胺类化合物，统称为儿茶酚胺。肾上腺髓质中肾上腺素约占80%，去甲肾上腺素约占20%。血中的去甲肾上腺素除由髓质分泌外，主要来自肾上腺素能神经纤维，肾上腺素则主要来自肾上腺髓质。

(一) 肾上腺髓质激素的生理作用

肾上腺髓质激素的作用非常广泛，对代谢、心血管、内脏平滑肌等都有作用。其生理作用已在有关章节中分别介绍过，见表11.3。这里主要讨论其对代谢的作用和在应急反应中的作用。

表11.3 肾上腺素和去甲肾上腺素的主要生理作用

	肾上腺素	去甲肾上腺素
心脏	心率加快，心肌收缩力增强，心排出量增加	心率减慢(减压反射作用)
血管	皮肤、胃肠、肾血管收缩；冠状动脉、骨骼肌血管舒张	冠状动脉舒张(局部体液因素作用)，其他血管收缩
血压	上升(心排出量增加)	明显上升(外周阻力增大)
支气管平滑肌	舒张	稍舒张
代谢	增加	稍增加

1. 对代谢的作用

肾上腺素与去甲肾上腺素均能使肝糖原分解为葡萄糖，释放入血，故均有升高血糖作用。肾上腺素与去甲肾上腺素都能激活脂肪酶，加速脂肪分解，使血中脂肪酸升高。以上作用以肾上腺素的作用最强。此外，两者均能增加组织的耗氧量及产热量。

2. 在应急反应中的作用

肾上腺素与去甲肾上腺素均能提高神经系统的兴奋性，使人体处于警觉状态，反应灵敏，有利于人体应付各种紧急状态。

肾上腺髓质与交感神经系统组成了交感-肾上腺髓质系统，机体在遇到紧急情况时(如运动、失血、创伤、寒冷、恐惧等)，可引起交感神经的广泛兴奋，同时肾上腺髓质激素大量分泌，发生一系列适应性反应，意义在于动员机体，使血液重新分配，心率加快，心输出量增多，血糖升高，为骨骼肌、心肌提供更多的能量，称为"应急反应"。

(二) 肾上腺髓质激素分泌的调节

肾上腺髓质受交感神经节前纤维的支配，因此只要交感神经系统兴奋，即可引起肾上腺髓质分泌。交感神经冲动可提高嗜铬细胞中合成酶系的活性，促进儿茶酚胺类激素的合成。

人在安静状态时，肾上腺髓质激素分泌很少。当人体处于应激情况时(如运动、失血、创伤、寒冷、恐惧等)，可引起交感神经的广泛兴奋，肾上腺髓质大量分泌。

除交感神经外，ACTH和糖皮质激素对肾上腺髓质的分泌也有促进作用。此外，髓质激素本身对髓质的分泌具有负反馈作用。

第五节　胰岛内分泌

人胰腺中散在分布100万～200万个胰岛，但仅占胰腺总体积的1%。胰岛内至少有5种功能不同的细胞：其中，分泌胰高血糖素的A细胞约占胰岛细胞的20%；分泌胰岛素的B细胞数量最多，约占75%；而分泌生长抑素（SS）的D细胞仅约5%。此外，还有极少量其他细胞，如D_1细胞可能分泌血管活性肠肽（VIP）；而F细胞则分泌胰多肽（PP），其数量更少。

一、胰岛素

胰岛素是由51个氨基酸残基组成的小分子蛋白质，其中21肽的A链和30肽的B链间借两个二硫键相连，分子量为5 808。正常人空腹状态下，血清胰岛素浓度为35～145 pmol/L。血液中的胰岛素以与血浆蛋白结合和游离的两种形式存在，两者间保持动态平衡。只有游离形式的胰岛素才具有生物活性。

（一）胰岛素的生理作用

胰岛素是促进代谢、维持血糖浓度相对稳定的主要激素。

1. 调节糖代谢

胰岛素的主要作用是降低血糖。一方面它能促进组织细胞摄取和利用葡萄糖，加速葡萄糖合成肝糖原和肌糖原，促进血糖转化为脂肪，增加血糖的去路。另一方面它还能抑制糖原的分解，抑制糖异生，促进氨基酸合成蛋白质，减少血糖的来源。如胰岛素分泌不足，则组织利用葡萄糖的能力下降，糖原分解加快，血糖升高，当血糖浓度超过肾糖阈时，尿中可排出葡萄糖，引发糖尿病。

2. 调节脂肪代谢

胰岛素能促进肝合成脂肪，并能促进葡萄糖转化为脂肪贮存起来。胰岛素还能抑制脂肪酶的活性，减少脂肪的分解。

胰岛素分泌不足时，将出现脂肪代谢紊乱、脂肪分解代谢加强、血脂升高并生成大量酮体，严重时引起酮血症和酸中毒。血脂的明显升高将引起心脑血管的严重并发症。

3. 调节蛋白质代谢

胰岛素能促进细胞摄取氨基酸、促进核酸和蛋白质的合成，并能抑制蛋白质的分解，因而能促进人体的生长及组织的修复。

（二）胰岛素分泌的调节

1. 血糖浓度的影响

胰岛素的分泌主要受血糖浓度的调节，当血糖浓度升高时，可刺激胰岛分泌胰岛素明显增加，从而使血糖降低。当血糖浓度下降时，胰岛素分泌减少，使血糖回升，从而使血糖浓度维持相对恒定。

2. 激素的影响

体内许多激素都能直接或间接地影响胰岛素的分泌。如胰高血糖素、糖皮质激素、生长素以及甲状腺素可通过升高血糖而促进胰岛素的分泌，而肾上腺素、去甲肾上腺素则能抑制胰岛素的分泌。

3. 神经调节

迷走神经兴奋时，可引起胰岛素分泌增加；交感神经兴奋时，则抑制胰岛素的分泌。

二、胰高血糖素

胰高血糖素是由胰岛 A 细胞分泌的 29 肽，分子量为 3 485。血清胰高血糖素浓度为 50～100 ng/L，半衰期为 5～10 min，主要在肝内降解失活，部分在肾内降解。

(一) 胰高血糖素的生理作用

胰高血糖素是促进分解代谢的激素。它能促进肝糖原分解及糖的异生，使血糖明显升高，还能促进脂肪分解，使酮体增多。胰高血糖素可使氨基酸迅速进入肝细胞，脱去氨基，异生为糖。对蛋白质有促进分解和抑制合成的作用。

(二) 胰高血糖素分泌调节

血糖水平是刺激胰高血糖素分泌的重要因素，血糖浓度降低时胰高血糖素分泌增加；胰岛素和生长抑素可以旁分泌的形式作用于 A 细胞，抑制胰高血糖素的分泌，某些胃肠激素也可调节其分泌；此外，迷走神经抑制其分泌，而交感神经则促进其分泌。

第六节　其他内分泌腺体和激素

一、甲状旁腺素、降钙素和维生素 D_3

(一) 甲状旁腺素

甲状旁腺激素 (PTH)由甲状旁腺主细胞合成和分泌。PTH 是含有 84 个氨基酸残基的直链多肽，正常人血浆中的 PTH 浓度呈昼夜节律，其波动范围为 10～50 ng/L，

1. PTH 的生理作用

PTH 的主要效应是升高血钙和降低血磷，是调节血钙和血磷代谢最主要的激素。

(1) 对肾的作用。PTH作用于肾小管上皮细胞，促进钙、抑制磷的重吸收，减少尿钙、增加尿磷的排出，升高血钙，降低血磷。除此之外，PTH还能激活肾内1α-羟化酶，此酶催化25-羟维生素D_3转变成有高度活性的1,25-二羟维生素D_3，后者可促进小肠和肾小管上皮细胞对钙和磷的吸收。

(2) 对骨的作用。PTH促进骨钙入血，升高血钙。PTH分泌过多可增强溶骨过程，导致骨质疏松。

2. PTH分泌的调节

血钙水平是调节甲状旁腺分泌PTH最主要的因素，血钙水平降低能明显刺激PTH的分泌，长时间低血钙可致甲状旁腺增生，而长时间高血钙可致甲状旁腺萎缩。

（二）降钙素

1. 降钙素的生理作用

降钙素的生理作用是降低血钙和血磷。成年人由于溶骨过程所能提供的钙非常少，因此降钙素对血钙水平影响不大。在儿童时期，由于骨更新速度很快，破骨细胞每天可提供较多的钙进入血液，所以降钙素对儿童血钙调节作用较成人更明显。降钙素还抑制肾小管对钙、磷、钠和氯的重吸收，以及抑制胃酸的分泌。

2. 降钙素分泌的调节

降钙素的分泌主要受血钙浓度的反馈性调节。

（三）维生素D_3

维生素D_3是维生素D族中最为重要的一种。以肝、乳、鱼肝油等食物中含量丰富。人体内维生素D_3除来自食物外，相当一部分是皮肤中的7-脱氢胆固醇经日光照射转化而来的。

1,25-二羟维生素D_3的主要作用是促进小肠上皮细胞对钙的吸收，使血钙升高；同时在骨钙动员和骨盐沉着两方面均有作用，是骨更新重建的重要因素。缺乏维生素D_3，对于儿童可引起佝偻病，对于成人可引起骨软化症。

二、松果体及其激素

松果体也称松果腺，位于丘脑后上部，因形似松果而得名。松果体主要合成吲哚类和多肽类两类激素，前者的代表是褪黑素（MLT），后者的代表则为8-精缩宫素（AVT）。

MLT对神经系统影响广泛，主要有镇静、催眠、镇痛、抗惊厥、抗抑郁等作用。而且MLT能抑制下丘脑-垂体-靶腺轴的活动，特别是对性腺轴作用更明显，因而MLT作用与性激素呈负相关，在性腺发育、性腺激素分泌和生殖周期活动调节中可能起抗衡作用。MLT还参与机体的免疫调节、生物节律的调整（如生物钟扰乱后的重建和“时差”的恢复）等。此外，也可影响心血管、肾、肺、胃肠等功能。

AVT分别可通过抑制下丘脑GnRH和垂体促性腺激素的合成和释放，抑制生殖系统活动。同时也能抑制动物的排卵活动等。

三、胸腺素

胸腺素，是由胸腺分泌的一类促细胞分裂的含28个氨基酸残基的具有生理活性的多肽激素。可诱导造血干细胞发育为T淋巴细胞，具有增强细胞免疫功能和调节免疫平衡等作用。临床上常用的胸腺肽是从小牛胸腺发现并提纯的有非特异性免疫效应的小分子多肽。

四、前列腺素

前列腺素(PG)是存在于动物和人体中的一类不饱和脂肪酸组成的、具有多种生理作用的活性物质。最早发现它存在于人的精液中，当时以为这一物质是由前列腺释放的，因而定名为前列腺素。现已证明精液中的前列腺素主要来自精囊，全身许多组织细胞都能产生前列腺素。

前列腺素在体内由花生四烯酸所合成，结构为一个五环和两条侧链构成的20碳不饱和脂肪酸。按其结构，前列腺素分为A、B、C、D、E、F、G、H、I等类型。不同类型的前列腺素具有不同的功能，如前列腺素E能舒张支气管平滑肌，降低通气阻力；而前列腺素F的作用则相反。前列腺素的半衰期极短(1～2 min)，除前列腺素I_2外，其他的前列腺素经肺和肝迅速降解，故前列腺素不像典型的激素那样，通过循环影响远距离靶向组织的活动，而是在局部产生和释放，对产生前列腺素的细胞本身或对邻近细胞的生理活动发挥调节作用。前列腺素对内分泌、生殖、消化、血液呼吸、心血管、泌尿及神经系统均有作用。

课后复习题

一、名词解释

激素

二、单项选择题

1. 对去甲肾上腺素的缩血管作用具有允许作用的激素是(　　)。

A. 甲状腺激素　　B. 甲状旁腺激素　　C. 糖皮质激素
D. 肾上腺素　　E. 胰岛素

2. 向心性肥胖是由下列哪种激素分泌增多所致(　　)。

A. 甲状腺激素　　B. 甲状旁腺激素　　C. 糖皮质激素
D. 肾上腺素　　E. 胰岛素

3. 能使血糖水平降低的激素是(　　)。

A. 生长激素　　B. 甲状腺激素　　C. 肾上腺素
D. 糖皮质激素　　E. 胰岛素

4. 幼年时甲状腺激素分泌不足可导致(　　)。

A. 侏儒症　　B. 糖尿病　　C. 佝偻病
D. 呆小症　　E. 肢端肥大症

5. 胰岛素分泌不足可导致(　　)。
A. 肢端肥大症　　B. 侏儒症　　C. 糖尿病
D. 佝偻病　　E. 呆小症

6. 下列不属于激素作用的特征的是(　　)。
A. 信息传递　　B. 特征性　　C. 高效性
D. 相互作用　　E. 广泛性

7. 黏液性水肿是下列何种激素缺乏(　　)。
A. 胰岛素　　B. 甲状腺激素　　C. 肾上腺素
D. 降钙素　　E. 糖皮质激素

8. 幼年时维生素 D_3 缺乏可导致(　　)。
A. 呆小症　　B. 糖尿病　　C. 肢端肥大症
D. 侏儒症　　E. 佝偻病

9. 以下激素能“升高血钙,降低血磷”的是(　　)。
A. 甲状腺激素　　B. 胰岛素　　C. 甲状旁腺激素
D. 肾上腺皮质激素　　E. 生长激素

10. 能使血糖水平降低的激素是(　　)。
A. 生长激素　　B. 甲状腺激素　　C. 肾上腺素
D. 糖皮质激素　　E. 胰岛素

三、填空题

幼年时生长激素不足可导致__________,甲状腺激素不足可导致__________。

参考答案

一、名词解释

指内分泌器官或内分泌细胞分泌的传递信息的高效能生物活性物质。

二、单项选择题

1. C　2. C　3. E　4. D　5. C　6. E　7. B　8. E　9. C
10. E

三、填空题

侏儒症、呆小症。

第十二章　生　　殖

生物个体由产生、生长发育至最后衰老、死亡是生命现象发展的自然规律，因此，产生新个体的生殖活动具有延续种系的重要意义。随着生长发育的成熟，到青春期后，生物体具有产生与自己相似子代个体的能力，这种功能称为生殖，在高等动物中，生殖是通过两性生殖器官的活动来实现的。本章主要阐述男、女两性的生殖功能及其调节，同时简单介绍与生殖相关的生理学知识。

第一节　男 性 生 殖

男性的主性器官是睾丸，附属性器官包括附睾、输精管、精囊腺、前列腺、尿道球腺和阴茎等。睾丸实质上主要由 100～200 个睾丸小叶组成，睾丸小叶内有曲细精管与间质细胞，前者是生成精子的部位，后者则具有内分泌功能，可分泌雄激素。

一、睾丸的生精功能

精子是在睾丸小叶的曲细精管生成的。曲细精管上皮由生精细胞和支持细胞构成。在青春期，从紧贴在曲细精管基膜上的原始生精细胞（精原细胞）依次经历初级精母细胞、次级精母细胞、精子细胞各个不同发育阶段(图 12.1)，最终发育为成熟精子，这一过程称为睾丸的生精作用。精原细胞发育成为精子需两个半月左右。

从青春期到老年期，睾丸都有生精能力，但在 45 岁以后，随着曲细精管的萎缩，生精能力将逐渐减弱。精子的生成需要适宜的温度，阴囊内温度较腹腔内低 2℃左右，适合精子的生成。在胚胎发育期间由于某种原因，睾丸未能下降到阴囊内，则称为隐睾症，是男性不育的原因之一。正常男子每次射出精液 3～6 mL，每毫升精液含 2 000 万～4 亿个精子。如精子数量少于每毫升 2 000 万个，则不易使卵子受精。吸烟、酗酒等不良生活习惯也可导致精子活力降低、畸形率增加，甚至少精或无精。

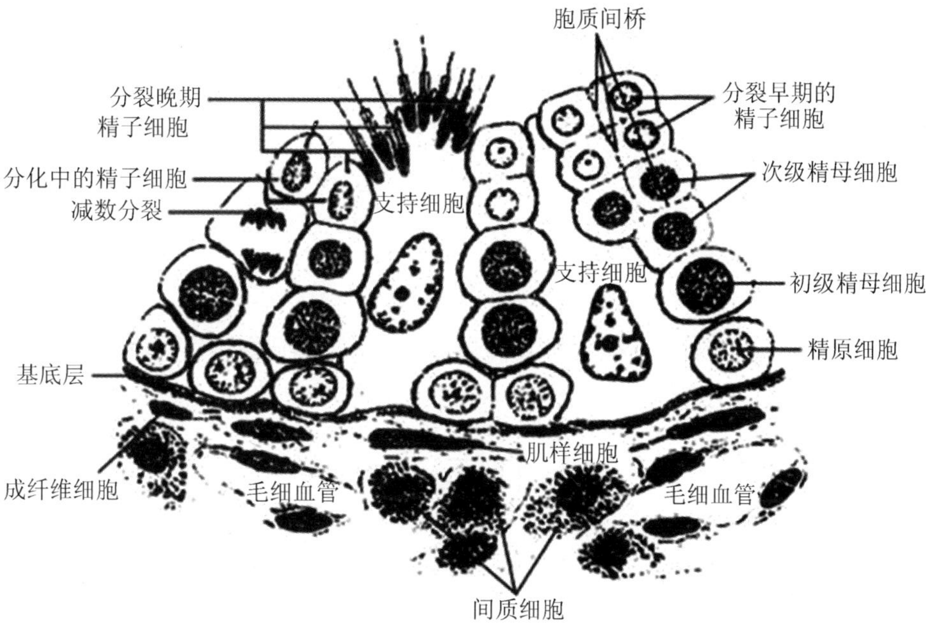

图 12.1　睾丸曲细精管生精过程

二、睾丸的内分泌功能

(一) 雄激素

雄激素由睾丸的间质细胞（也称 Leydig 细胞）分泌，支持细胞分泌抑制素。雄激素主要包括睾酮（T）、脱氢异雄酮（DHEA）、雄烯二酮和雄酮等。在以上这些雄激素中，睾酮的生物活性最强，其余均较弱。

1. 睾酮的生理作用

(1) 影响胚胎分化。雄激素可诱导含 Y 染色体的胚胎向男性分化，促进内生殖器的发育。

(2) 维持生精作用。睾酮自间质细胞分泌后，可进入支持细胞并转变为双氢睾酮，随后进入曲细精管，促进生精细胞的分化和精子的生成过程。

(3) 刺激附性器官的生长和维持性欲。睾酮能刺激附性器官的生长发育，也能促进男性副性征的出现并维持在正常状态。对于人类，若在青春期前切除睾丸，成年时生殖器呈幼稚状态，体貌、体态近似女性，且性欲极低；如成年后切除睾丸，其附属性器官和第二性征也会逐渐退化，性欲显著降低。

(4) 对代谢的影响。睾酮能促进蛋白质的合成，特别是能促进肌肉和生殖器官的蛋白质合成，同时还具有促进骨骼生长与钙、磷沉积以及促进红细胞生成等作用。

2. 抑制素的生理作用

抑制素是由睾丸支持细胞分泌的一种分子量约 32 000 的糖蛋白激素，由 α 和 β 两个亚单位组成，由于β亚单位的差异，可分为抑制素A和抑制素B两种形式。抑制素可选择性地作用于腺垂体，对FSH的合成和分泌具有很强的抑制作用，而生理剂量的抑制素对LH的分泌却无明显影响。

三、睾丸功能的调节

(一) 下丘脑-腺垂体对睾丸活动的调节

下丘脑弓状核等部位的肽能神经元释放的促性腺激素释放激素(GnRH)调节着腺垂体FSH和LH的分泌(图12.2)。

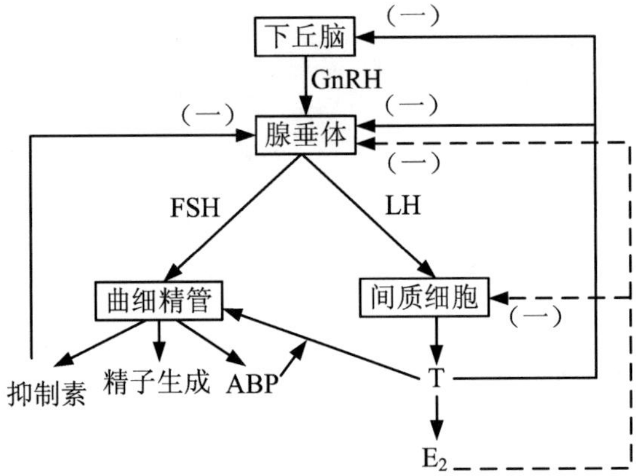

图12.2 下丘脑-腺垂体-睾丸轴系统调控

1. 腺垂体对生精作用的调节

腺垂体分泌的FSH与LH对生精过程均有调节作用，FSH对生精过程有启动作用，而睾酮对生精过程则有维持作用。LH通过刺激睾丸的间质细胞分泌睾酮而间接地对生精作用进行调节。

2. 腺垂体对睾酮分泌的调节

腺垂体分泌的FSH与LH对睾酮分泌均有调节作用。腺垂体分泌的LH可促进间质细胞合成与分泌睾酮。LH可促进间质细胞加速睾酮的合成。同时，LH还可增加间质细胞膜对钙离子的通透性，使细胞内钙离子的浓度增加，促进睾酮的分泌。腺垂体分泌的FSH具有增强LH刺激睾酮分泌的作用。

(二) 睾丸激素对下丘脑－腺垂体的反馈调节

睾酮可作用于下丘脑和腺垂体，通过负反馈机制抑制GnRH和LH的分泌。FSH可促进抑制素的分泌，而抑制素又可对腺垂体FSH的合成和分泌起选择性的抑制作用。

(三) 睾丸内的局部调节

睾丸内部的支持细胞与生精细胞、间质细胞之间存在复杂的局部调节机制，同时睾丸内还存在旁分泌和自分泌方式，另外，睾丸的温度也可影响生精功能。

第二节　女性生殖

女性生殖包括卵巢的功能及妊娠、分娩等生理过程。卵巢是女性的主性器官，此外还有输卵管、子宫、阴道及外阴等附性器官。卵巢是女性生殖系统的中心，具有产生成熟卵子的生卵作用和内分泌功能。

一、卵巢的生卵功能

卵巢的生卵作用是成熟女性最基本的生殖功能。在卵巢内有许多发育不同阶段的卵泡。青春期开始后，卵巢在腺垂体促性腺激素的作用下，生卵功能出现月周期性变化，一般分为3个阶段，即卵泡期、排卵期和黄体期，卵泡期和黄体期又分别称为排卵前期和排卵后期。

（一）卵泡期

卵泡期是卵泡发育并成熟的阶段。原始卵泡在发育过程中，历经初级卵泡、次级卵泡的不同发育阶段，最终成为成熟卵泡。新生儿期卵巢内约有200万个未发育的原始卵泡，到青春期进一步减少到30万～40万个，在人的一生中，只有400～500个原始卵泡能够发育成熟。从青春期开始，每个月有15～20个卵泡继续生长发育，使卵巢内同时存在多个处于不同发育阶段的卵泡，但通常每个月只有1个可发育成优势卵泡，并排出其中的卵细胞，其余的则先后退化形成闭锁卵泡（图12.3）。成熟卵泡在促黄体生成素（LH）分泌高峰的作用下，向卵巢表面移动，卵泡壁破裂，出现排卵孔，卵细胞与透明带、放射冠及卵泡液排出，此过程称为排卵。排出的卵细胞即被输卵管伞捕捉送入输卵管中。

（二）黄体期

排卵后便进入黄体期，残余的卵泡壁内陷，血液进入卵泡腔，凝固形成血体。随着血液被吸收，颗粒细胞与内膜细胞增殖、黄体化，形成外观为黄色的黄体。若卵子受精成功，胚胎分泌人绒毛膜促性腺激素（HCG）使黄体继续发育为妊娠黄体，一直持续到妊娠3～4个月后，自动退化为白体。若排出的卵子未能受精，则在排卵后第9～10天黄体便开始变性，并逐渐被结缔组织所取代，成为白体而萎缩、溶解。

二、卵巢的内分泌功能

卵巢主要分泌雌激素和孕激素，此外还分泌抑制素、少量的雄激素及多种肽类激素。卵泡期主要由颗粒细胞和内膜细胞分泌雌激素，而黄体期则由黄体细胞分泌孕激素和雌激素。

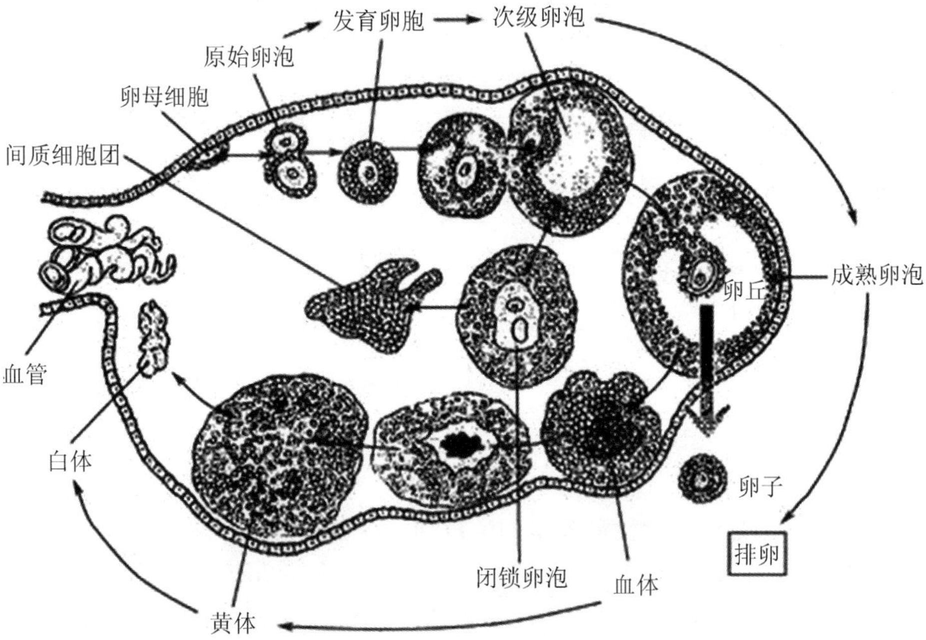

图 12.3 卵巢生卵过程

(一) 雌激素

人类的雌激素包括雌二醇(E_2)、雌酮和雌三醇(E_3),以雌二醇的分泌量最高,活性最强,雌酮的活性仅为雌二醇的 10%,雌三醇活性最低。雌激素的生理作用主要有以下几个方面。

1. 促进女性生殖器官的发育

雌激素可协同卵泡刺激素(FSH)促进卵泡发育,诱发 LH 分泌出现高峰,是卵泡发育、成熟、排卵不可缺少的调节因素。雌激素也能促进子宫发育,使子宫内膜发生增生期变化,增加子宫颈黏液的分泌,促进输卵管上皮增生、分泌及输卵管运动,有利于精子与卵子的运行。此外,雌激素还可使阴道黏膜上皮细胞增生、角化,糖原含量增加,使阴道分泌物呈酸性而增强阴道的抗菌能力。

2. 促进女性第二性征和性欲的产生

雌激素可促进乳房的发育,刺激乳腺导管和结缔组织的增生,产生乳晕;也可促使脂肪沉积于乳房、臀部等部位,毛发分布呈女性特征,音调较高,出现并维持女性第二性征。

3. 对代谢的影响

雌激素可广泛影响代谢过程,对蛋白质、脂肪、骨和水盐代谢都能产生影响。还可促进生殖器官的细胞增殖分化,加速蛋白质合成,促进生长发育,降低血浆低密度脂蛋白而增加高密度脂蛋白含量,有一定的抗动脉硬化作用。增强成骨细胞活动和钙磷沉积,促进骨的成熟及骨骺愈合。高浓度的雌激素可因使醛固酮分泌增多而导致水、钠潴留等。

（二）孕激素

孕激素主要是孕酮(P)，由卵巢的黄体分泌，又称黄体酮。孕激素的生理作用主要在雌激素作用的基础上发挥的。主要表现在以下几个方面：

1. 调节腺垂体激素的分泌

排卵前，孕酮可协同雌激素诱发 LH 分泌出现高峰，而排卵后则对腺垂体促性腺激素的分泌起负反馈抑制作用。

2. 影响生殖器官的生长发育和功能活动

孕酮可使处于增生期的子宫内膜进一步增厚，并进入分泌期，从而为受精卵的生存和着床提供适宜的环境。此外，孕酮还具有降低子宫肌细胞膜的兴奋性、抑制母体对胎儿的排斥反应以及降低子宫肌对缩宫素的敏感性等作用，有利于安宫保胎。

3. 促进乳腺腺泡的发育

在雌激素作用的基础上，孕酮可促进乳腺腺泡的发育和成熟，并与缩宫素等激素一起，为分娩后泌乳作准备。

4. 升高女性基础体温

女性的基础体温在卵泡期较低，排卵日最低，排卵后可升高 0.5℃左右，直至下次月经来临。临床上常将基础体温的变化作为判断排卵的标志之一。在女性绝经期后或卵巢摘除后，基础体温的特征性变化消失。排卵影响基础体温的机制可能与孕酮对体温中枢的协同作用有关。

三、卵巢功能的调节

卵巢的周期性活动受下丘脑-腺垂体的调节，而卵巢分泌激素的周期性变化又使子宫内膜发生周期性变化，同时对下丘脑-腺垂体进行反馈调节(图 12.4)。

女性在青春期前，下丘脑 GnRH 神经元尚未发育成熟，下丘脑对卵巢激素的反馈抑制作用比较敏感，GnRH 的分泌很少，使腺垂体促性腺激素及卵巢激素处于低水平状态。10～12 岁的女性，其肾上腺皮质开始活动，雌激素水平有所升高，第二性征开始出现。月经初潮是青春期到来的标志之一，意味着性成熟的开始。进入青春期时，下丘脑 GnRH 神经元已发育成熟，对性激素的负反馈抑制作用的敏感性逐渐下降，GnRH 分泌增加，FSH 和 LH 分泌也相应增加，卵巢开始出现周期性变化，并逐步建立起周期性的正、负反馈机制，形成下丘脑-腺垂体-卵巢轴。通过三者的相互配合活动，使正常女性的生殖器官在形态与功能方面发生月周期性变化。

四、月经周期

在青春期，随着卵巢功能的周期性变化，在卵巢分泌激素的影响下，子宫内膜发生周期性剥落，产生流血的现象，称为月经，因此，女性卵巢周期在子宫表现为子宫周期，又称月经周期。非灵长类哺乳动物也有类似周期，但不表现为月经，而主要是某些行为的改变（如求偶行为），故称为动情周期。

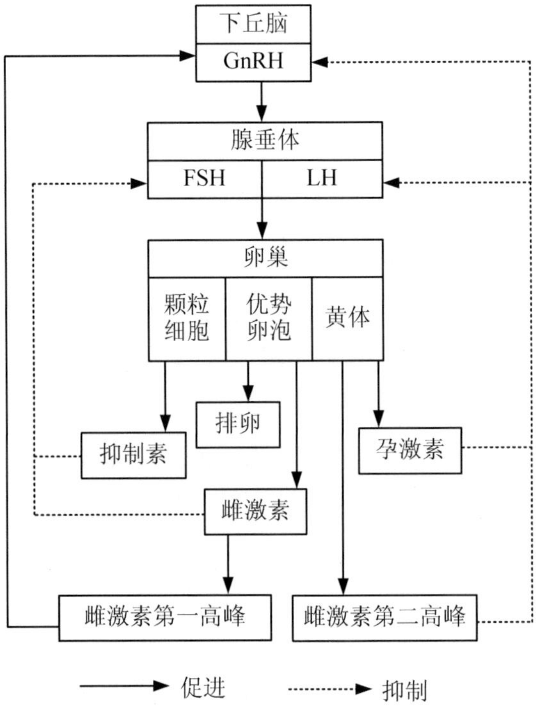

图 12.4　下丘脑-腺垂体对卵巢活动的调节

人类的月经周期一般为 28 天左右，月经期持续 3～5 天，第 6～14 天为增生期，排卵日发生在第 14 天，第 15～28 天为分泌期。前两期处于卵巢周期的卵泡期，而分泌期则与黄体期相对应(图 12.5)。为方便起见，一般以流血的第一天作为月经周期的开始时间。

(一) 增生期(卵泡期)

增生期是指月经开始至排卵的阶段，约 14 天。增生期开始，血中雌激素与孕激素均处于低水平，对 FSH 及 LH 分泌的反馈抑制作用较弱，使血中 FSH 和 LH 浓度先后升高。在 FSH 及 LH 的作用下，排卵前一周左右，卵泡合成的雌激素明显增多，在雌激素的作用下，子宫内膜增生变厚，血管、腺体增生，但不表现分泌。排卵前一天雌激素分泌达到高峰，通过正反馈作用使 GnRH 分泌进一步增多，进而 FSH 和 LH 分泌增加，尤其是 LH，产生了 LH 峰，时至增生期末，卵巢内有一个卵泡发育成熟并诱发排卵。

(二) 分泌期(黄体期)

分泌期是指排卵开始至下次月经出现的阶段，历时 14 天。成熟卵泡排出卵子后，塌陷卵泡的颗粒细胞立即黄体化，并分泌大量孕激素和雌激素，血中雌激素和孕激素浓度明显升高。下丘脑和腺垂体因而受到反馈抑制，血中 GnRH、FSH 及 LH 的浓度也相应下降。此时，子宫内膜因受孕激素和雌激素的刺激发生相应变化：内膜细胞增大，糖原含量增加，分泌腺由直变弯，处于分泌期，为接受受精卵和妊娠做准备。

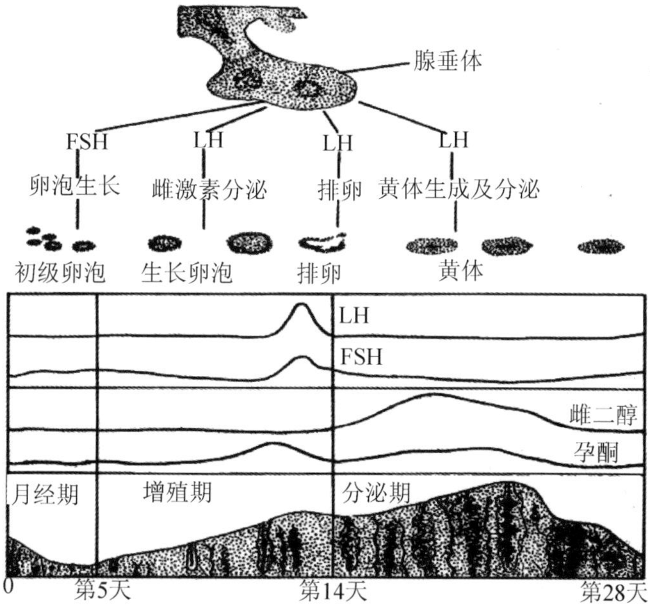

图 12.5 月经周期形成机制

若不受孕则黄体退化（月经黄体的寿命为 14 天），使孕激素和雌激素的浓度下降，引起子宫内膜血管发生痉挛性收缩，发生子宫内膜脱落、流血而形成月经。同时，雌激素和孕激素分泌的减少，使垂体的 FSH 及 LH 分泌增强，又开始另一月经周期。

如果怀孕，胎盘分泌绒毛膜促性腺激素，使月经黄体变成妊娠黄体，继续维持黄体分泌雌、孕激素的功能。

（三）月经期

从月经开始到出血停止的时间，一般 4～5 天。此时期由于黄体萎缩退化，体内雌激素和孕激素浓度水平急剧下降，子宫内膜失去了这两种激素的支持，使子宫内膜功能层的螺旋小动脉痉挛，导致内膜脱落、出血形成月经。月经的出血量一般为 50～100 mL。需要强调的是，月经期应该要特别注意卫生，以免因子宫内膜脱落形成的创面而引发感染。

第三节 妊娠与避孕

妊娠是指子代新个体的产生和孕育的过程，包括受精、着床、妊娠的维持及胎儿的生长。分娩是成熟胎儿及其附属物从母体子宫产出体外的过程。

一、妊娠

(一) 受精

受精是指精子穿入卵子并与卵子相互融合的过程(图 12.6)。首先,精子经过子宫颈、子宫腔、输卵管到达输卵管壶腹部,并与卵子相遇,然后精子头部钻入卵细胞,使各带 23 条染色体的雄性原核与雌性原核相结合,组成含有 23 对染色体、携带双亲遗传特征的受精卵。

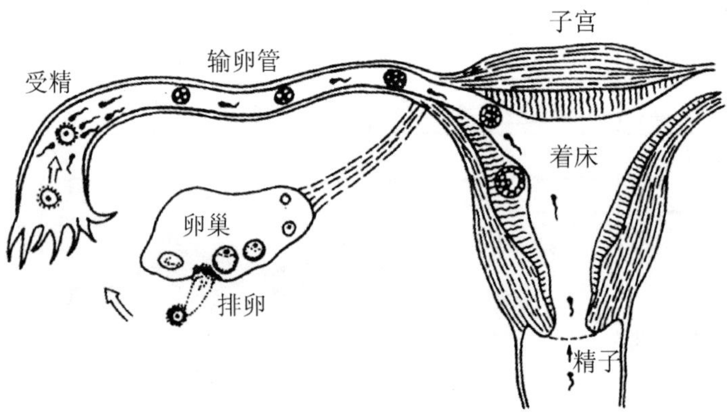

图 12.6 排卵、受精与着床

1. 精子的运行

精子的运行依靠自身的运动,并需要子宫颈、子宫体及输卵管等几道生理屏障的配合,过程复杂。精子的运行受激素的调节,排卵前期的雌激素、精液中的前列腺素均有利于精子的运行;黄体期的孕酮阻止精子的运行。

2. 精子获能

精子必须在雌性生殖道停留一段时间,才能获得使卵子受精的能力称为精子获能。

3. 顶体反应

精子与卵子接触后,精子的顶体外膜与精子头部细胞末节融合、破裂,形成许多小孔,释放出顶体酶,使卵子外围的放射冠及透明带溶解,这一过程称为顶体反应。

(二) 着床

着床是指胚泡植入子宫内膜的过程,包括定位、粘着和穿透 3 个阶段。成功的着床有赖于胚泡与母体相互识别、胚泡发育与母体子宫内膜变化的同步、母体排斥反应的抑制和母体接受性等条件的完善,并受到母体和胚泡激素的调控。子宫仅在一个极短的关键时期才允许胚泡着床,这个时期称为子宫的敏感期或接受期。在子宫处于接受期时,子宫内膜发生多种变化,母体的雌激素和孕激素及绒毛膜促性腺激素、蛋白水解酶等均参与着床反应。近年来发现,受精后 24 h 的受精卵可产生早孕因子,其与着床后的子宫内膜所产生的多种肽类或蛋白质类活性物质均可抑制母体对胚泡的排斥反应，维持胚胎的生长发育。但对着床的机制与调控，目前仍有许多问题尚不十分清楚。

（三）妊娠的维持与激素调节

1. 人绒毛膜促性腺激素（HCG）

人绒毛膜促性腺激素是由胎盘绒毛组织的合体滋养层细胞分泌的一种糖蛋白激素。妊娠早期绒毛组织形成后，合体滋养层即分泌大量的 HCG，到妊娠 5～8 周达到高峰，20 周左右降至较低水平，并一直维持到妊娠末期，所以测定母体中 HCG 的浓度（血中或尿中）是诊断早期妊娠的一个指标。

2. 其他蛋白质激素和肽类激素

包括胎盘人绒毛膜生长激素、绒毛膜促甲状腺激素、ACTH、THR、GnRH 及内啡肽等。人绒毛膜生长素是合体滋养层分泌的单链多肽，具有生长激素的作用，可调节母体对胎儿的糖、脂肪和蛋白质代谢，促进胎儿生长。

3. 类固醇激素

胎盘能分泌大量的孕激素和雌激素。孕激素由胎盘的合体滋养层细胞分泌。胎盘内有活性很高的 3β-羟脱氢酶，可将母体和胎儿提供的孕烯雌酮转变成孕酮。在妊娠期间，母体血中的孕酮浓度逐渐升高。第 6 周开始分泌，妊娠末达到高峰。雌激素主要是雌三醇，由胎儿和胎盘共同参与合成，检测孕妇尿中的雌三醇可以反映胎儿在子宫体内的情况。

二、避孕

避孕是应用科学的原理阻止精子与卵子相遇，使女方暂时不能受孕的方法。各种避孕方法有不同的优、缺点，要根据男女双方的年龄、健康情况、子女的多少、生活习惯等的不同，因人因地选择不同的方法：① 避孕药；② 工具避孕；③ 其他方法：如安全期避孕法、体外排精避孕法、压缩尿道避孕法，这些避孕方法及效果均不理想，不宜推广。免疫避孕、超声避孕、微波避孕及温热避孕法正在研究中。

课后复习题

单项选择题

1. 排卵发生在（　　）。

A. 月经期　　B. 增生期　　C. 增生末期
D. 分泌期　　E. 分泌末期

2. 能刺激 RBC 生成增多的激素是（　　）。

A. 雌激素　　B. 催产素　　C. 孕激素
D. 睾酮　　E. 促黄体生成激素

3. 精子的发育过程正确的是(　　)。
A. 精原细胞→初级精母细胞→次级精母细胞→精子细胞→精子
B. 初级精母细胞→精原细胞→次级精母细胞→精子细胞→精子
C. 精原细胞→初级精母细胞→精子细胞→次级精母细胞→精子
D. 精原细胞→精子细胞→初级精母细胞→次级精母细胞→精子
E. 精原细胞→次级精母细胞→精子细胞→初级精母细胞→精子

4. 关于女性体温的叙述,错误的是(　　)。
A. 与孕激素有关　　B. 月经期较低　　C. 排卵日最低
D. 比同龄男子体温略低　　E. 随月经期而发生变动

参考答案

单项选择题

1. C　2. D　3. A　4. D

参 考 文 献

[1] 高明灿，田仁. 生理学[M]. 2 版. 北京：高等教育出版社，2013.
[2] 唐四元. 生理学[M]. 3 版. 北京：人民卫生出版社，2012.
[3] 朱大年，王庭槐. 生理学[M]. 8 版. 北京：人民卫生出版社，2013.
[4] 彭波. 生理学[M]. 北京：人民卫生出版社，2015.